Charles DARWIN

LA DESCENDANCE DE L'HOMME

Les facultés mentales de l'homme et celles des animaux inférieurs

avec une introduction de Serge NICOLAS suivie de l'étude de Charles DARWIN sur l'esquisse biographique d'un bébé

www.librairieharmattan.com
diffusion.harmattan@wanadoo.fr
harmattan1@wanadoo.fr

ISBN : 2-296-00535-7
EAN : 9782296005358

Charles DARWIN

LA DESCENDANCE DE L'HOMME

Les facultés mentales de l'homme et celles des animaux inférieurs

(1871)

avec une introduction de Serge NICOLAS suivie de l'étude de Charles DARWIN sur l'esquisse biographique d'un bébé

Collection **Encyclopédie Psychologique**

dirigée par Serge Nicolas

La psychologie est aujourd'hui la science fondamentale de l'homme moral. Son histoire a réellement commencé à être écrite au cours du XIXe siècle par des pionniers dont les œuvres sont encore souvent citées mais bien trop rarement lues et étudiées. L'objectif de cette encyclopédie est de rendre accessible au plus grand nombre ces écrits d'un autre siècle qui ont contribué à l'autonomie de la psychologie en tant que discipline scientifique. Cette collection, rassemblant les textes majeurs des plus grands psychologues, est orientée vers la réédition des ouvrages classiques de psychologie qu'il est difficile de se procurer aujourd'hui.

Dernières parutions

Serge NICOLAS, Les facultés de l'âme, 2005.
Pierre JANET, L'amour et la haine (1924-1925), 2005.
A. BINET, La psychologie du raisonnement (1886), 2005.
Th. RIBOT, L'hérédité psychologique (1873), 2005.
Hippolyte BERNHEIM, De la suggestion et de ses applications (1886), 2005.
H. TAINE, De l'intelligence (1870, 2 volumes), 2005.
P. A. TISSIÉ, Les aliénés voyageurs (1886), 2005.
Th. RIBOT, La psychologie des sentiments (1896), 2005.
Abbé FARIA, De la cause du sommeil lucide (1819), 2005.
W. PREYER, L'âme de l'enfant (1882), 2005.
Morton PRINCE, La dissociation d'une personnalité (1906), 2005.
J. G SPURZHEIM, Observations sur la phrénologie (1818), 2005.
F. A. MESMER, Précis historique relatif au magnétisme (1881), 2005.
A. BINET, L'âme et le corps (1905), 2005.
Pierre JANET, L'automatisme psychologique (1889), 2005.
W. WUNDT, Principes de psychologie physiologique (1880, 2 v.), 2005.
S. NICOLAS & B. ANDRIEU (Eds.), La mesure de l'intelligence, 2005
Pierre JANET, Obsessions et psychasthénie (tome 1, vol I) (1903), 2005.
Pierre JANET, Obsessions et psychasthénie (tome 2, vol I) (1903), 2005.
F. RAYMOND & P. JANET, Obsessions et psychasthénie (vol II) (1903), 2005.
Théodore FLOURNOY, Métaphysique et psychologie (1890), 2005.
Théodule RIBOT, La vie inconsciente (1914), 2005.
A. BINET & Ch. FÉRÉ, Le magnétisme animal (1887), 2006.
P. J. G. CABANIS, Rapports du physique et du moral (1802, 2 v.), 2006.
P. PINEL, L'aliénation mentale ou la manie (1800), 2006.
J. P. F. DELEUZE, Défense du magnétisme animal (1818), 2006.
A. BAIN, Les sens et l'intelligence (1855), 2006.
A. BAIN, Les émotions et la volonté (1859), 2006.

INTRODUCTION DE L'ÉDITEUR

La psychologie de Charles Darwin

Si Charles Darwin[1] (1809-1882) ne peut être classé comme un psychologue, il a tout de même, en tant que biologiste évolutionniste, révolutionné la psychologie naissante. Sa théorie de l'évolution a marqué de son empreinte la psychologie américaine à ses débuts. Les psychologues fonctionnalistes[2] américains se sont réclamés de lui en maintes occasions, tels James Mark Baldwin[3] et Frank Angell[4]. Mais il faut remarquer que ce n'est pas tant son ouvrage sur *L'origine des espèces*[5] (1859) qui doit être cité comme un livre de référence en psychologie mais plutôt son ouvrage sur *La descendance de l'homme*[6] (1871). Si l'œuvre de Darwin[7] est à l'origine de la psychologie

---

[1] Pour une biographie : Bowlby, J. (1995). *Charles Darwin : Une nouvelle biographie*. Paris : PUF. – Pour une analyse de l'œuvre : Becquemont, D. (1992). *Darwin, darwinisme, évolutionnisme*. Paris : Kimé ; Gayon, J. (1992). *Darwin et l'après Darwin : une histoire du concept de sélection*. Paris : Kimé ; Tort, P. (2000). *Darwin et la science de l'évolution*. Paris : Gallimard ; Tort, P. (2005). *Darwin et le darwinisme*. Paris : PUF.

[2] Voir Nicolas, S. (2001). *Histoire de la psychologie*. Paris : Dunod.

[3] Baldwin, J. M. (1895). *Mental development in the child and the race*. New York : Macmillan. Traduction française à paraître chez L'Harmattan dans « *L'encyclopédie psychologique* » en 2006.

[4] Angell, J. R. (1909). The influence of Darwin on psychology. *Psychological Review*, *16*, 152-169.

[5] Darwin, Ch. (1859). *On the origin of species by means of natural selection, or the preservation of favoured races in the struggle for life*. London : Murray. – Pour une traduction française : Darwin, Ch. (1992). *L'origine des espèces au moyen de la sélection naturelle ou la préservation des races favorisées dans la lutte pour la vie* (trad. D. Becquemont). Paris : Flammarion.

[6] Darwin, Ch. (1871). *The descent of man, and selection in relation to sex*. London : Murray. – Pour une traduction française : Darwin, Ch. (1872). *La descendance de l'homme et la sélection sexuelle* (trad. E. Barbier). Paris : C. Reinwald.

[7] Pour une vue d'ensemble des travaux de Darwin et de ses successeurs sur l'esprit : Cf., Richards, R. J. (1987). *Darwin and the emergence of evolutionary theories of mind and behavior*. Chicago : The University of Chicago Press.

comparative[8] et de la psychologie développementale[9], les contributions les plus spécifiques à la psychologie peuvent être regroupées en deux chapitres : 1° l'évolution de l'intelligence ; 2° l'expression des émotions. C'est dans son livre sur la descendance de l'homme qu'il va aborder l'étude de la première question ; l'étude de la seconde question sera traitée dans un ouvrage à part : *L'expression des émotions*[10] (1872).

La théorie de l'évolution selon Charles Darwin : un résumé

Charles Darwin était venu à la notion d'évolution des espèces en 1837 après les observations faites lors de son voyage au tour du monde (1831-1836) à bord du Beagle. Mais ce n'est qu'en 1859 qu'il publie « De l'origine des espèces au moyen de la sélection naturelle ». Pour fonder sa théorie Darwin s'est concentré : 1° sur le problème du nombre relativement constant des membres d'une même espèce malgré leur pouvoir reproducteur important et, 2° sur l'origine de la diversité des espèces. La population reste relativement stable pour une espèce donnée car il doit y avoir une lutte féroce pour l'existence à cause de la limitation des ressources naturelles. La survie, à l'issue de cette lutte pour l'existence, n'est pas due au hasard ; elle dépend en partie de la constitution héréditaire des individus qui survivent en interaction avec l'environnement. Au cours des générations successives, ce processus de sélection naturelle conduit à un changement graduel des populations, c'est-à-dire à un phénomène d'évolution, et à la production d'une nouvelle espèce.

Il est habituel d'établir une comparaison entre les conceptions de Darwin et celles de son prédécesseur français Lamarck[11] (1744-1829).

---

[8] Avec les travaux de G. Romanes : cf., Schwartz, J. S. (1995). Georges John Romanes's defense of darwinism : the correspondence of Charles Darwin and his chief disciple. *Journal of the History of Biology*, *28*, 281-316.

[9] Avec les travaux de Hall, Dewey, Baldwin, etc. : cf., Vidal, F. (1983). Darwinism and developmental psychology. *Journal of the History of the Behavioral Sciences*, *19*, 81-94.

[10] Darwin, Ch. (1872). *The expression of emotions*. London : Murray (traduction française en 1890 par S. Pozzi & R. Benoit, *L'expression des émotions chez l'homme et les animaux*. Paris : C. Reinwald). À l'origine, l'ouvrage sur la descendance de l'homme (1871) aurait dû contenir un chapitre sur l'expression des émotions chez l'homme et chez l'animal, mais ce chapitre fut si important en longueur que Darwin décida de le publier sous forme d'ouvrage l'année suivante. La similitude des émotions ressenties était un argument supplémentaire en faveur de l'évolution ; la thèse qu'il défendra dans ce nouveau livre sera celle de l'universalité des expressions faciales.

[11] Pour une biographie : Delange, Y. (2002). *Jean-Baptiste Lamarck*. Paris : Actes Sud. – Pour une analyse de l'œuvre : Bonnefoy, J. (2003). *Les conceptions philosophiques et*

Les deux savants étaient des évolutionnistes, ils n'admettaient pas l'existence d'un monde statique (créationnisme), mais ils se séparaient sur l'origine des variations et sur les mécanismes adaptatifs qu'il fallait avancer pour rendre compte de cette évolution. Pour Lamarck[12], les variations sont provoquées par l'environnement alors que pour Darwin elles existent déjà dans les populations. Ainsi l'adaptation intervient, selon Darwin, après la sélection naturelle. En fait pour Lamarck, l'adaptation est le résultat de processus physiologiques (combiné à l'hérédité des caractères acquis) permettant l'acquisition de nouveaux organes et de nouvelles facultés, alors que pour Darwin, l'adaptation est le résultat de la sélection naturelle.

L'ouvrage de Darwin sur l'origine des espèces traduit en français en 1862 ne dit rien des origines humaines et de la comparaison entre l'homme et l'animal. Ce n'est pas que Darwin n'ait souvent pensé à cette question, depuis 1838 déjà, mais il n'en avait pas réellement parlé pour ne pas susciter un motif majeur de refus de sa théorie de la sélection naturelle. Le jeune naturaliste allemand Ernst Haeckel (1834-1919) n'avait pas craint d'aller jusqu'au bout[13], et de faire descendre l'homme par variation successive de quelque forme inférieure dont les singes seraient dérivés comme une branche latérale. D'autres naturalistes étaient arrivés à la même conclusion. Il s'est fait un grand bruit autour de ces débats qui ont soulevé bien des passions à cette époque. Darwin ne disait mot. Mais qui ne dit mot consent. En 1871, il juge enfin que le moment est venu de quitter cette réserve. Il avoue qu'il a longtemps ajourné la publication de ses recherches sur l'origine de l'homme de peur d'irriter les préjugés que devait rencontrer sa doctrine chez quelques savants. Les Français[14], mis à part Auguste Laugel[15], seront dans un premier temps

---

religieuses de Lamarck. Paris : P. Téqui ; Corsi, P. (2001). *Lamarck : Genèse et enjeux du transformisme*. Paris : CNRS ; Laurent, G. (2001). *La naissance du transformisme*. Paris : Vuibert ; Szyfman, L. (1982). *Lamarck et son époque*. Paris : Masson.

[12] La conception transformiste de Lamarck peut être résumée schématiquement de la manière suivante : 1° Un changement important dans l'environnement d'une espèce nécessite un ajustement des comportements pour satisfaire les besoins. 2° Ces nouvelles activités conduisent les animaux à utiliser leurs organes plus fréquemment ou à créer, par l'effort de sentiments intérieurs, de nouveaux organes (la fonction crée l'organe qui se transmet à la descendance).

[13] Haeckel, E. (1868). *Natürliche Schöpfungsgeschichte*. Berlin : Georg Reimer.

[14] Voir : Conry, Y. (1974). *L'introduction du darwinisme en France au XIXe siècle*. Paris : Vrin.

[15] Laugel, A. (1860). Nouvelle théorie d'histoire naturelle. L'origine des espèces de Charles Darwin. *Revue des Deux Mondes*, 30e année, seconde période, 1er avril, 644-671.

assez méprisants[16] vis-à-vis de cette nouvelle théorie. Mais avec le temps l'œuvre de Darwin va progressivement s'imposer malgré les résistances. La *Revue des deux mondes*[17] donnera dès la parution de *L'origine de l'homme* un long article sur l'ouvrage dont des extraits importants paraîtront dans la *Revue scientifique*[18].

« La descendance de l'homme » (1871)

L'ouvrage, paru le 24 février 1871, s'appuie sur la théorie de la sélection naturelle ; il en est le développement logique. Il a d'abord voulu montrer que l'homme descend d'une forme moins organisée que lui, « d'un mammifère velu, pourvu d'une queue et d'oreilles pointues, qui probablement vivait sur les arbres et habitait l'ancien monde » (p. 666). En remontant plus loin encore, « nous entrevoyons que l'ancêtre de tous les vertébrés a dû être un animal aquatique, pourvu de branchies, ayant les deux sexes réunis sur le même individu, et les organes les plus essentiels du corps (tel que le cerveau et le cœur) imparfaitement ou même non développés. Cet animal paraît avoir ressemblé, plus qu'à tout autre forme connue, aux larves de nos Ascidies marines actuelles » (p. 667). Les bases sur lesquelles reposent cette conclusion sont, pour Darwin, inébranlables car la similitude étroite qui existe entre l'homme et les animaux inférieurs pendant le développement embryonnaire, ainsi que dans d'innombrables points de structure et de constitution sont des faits incontestables. Le grand principe de l'évolution ressort clairement de la comparaison de ces groupes de faits avec d'autres, tels que les affinités mutuelles des membres d'un même groupe, leur distribution géographique dans les temps passés et présents, et leur succession géologique.

Ensuite Darwin a voulu montrer le mode de développement de l'homme. Il se présente constamment chez l'homme des différences individuelles dans toutes les parties du corps et dans les facultés mentales. Ces différences ou variations paraissent être provoquées par les mêmes

[16] L'exemple le plus emblématique : Flourens, P. M. (1864). *Examen du livre de M. Darwin sur l'origine des espèces*. Paris. – voir aussi la revue de la littérature établie par Laugel, A. (1868). Darwin et ses critiques. *Revue des Deux Mondes*, *74*, 38ᵉ année, seconde période, 130-156.

[17] Radau, R. (1871). L'origine de l'homme d'après Darwin. *Revue des Deux Mondes*, *95*, 1er octobre, XLIᵉ année, 675-690.

[18] Darwin, Ch. (1871). Les facultés mentales de l'homme et celles des animaux inférieurs. *Revue Scientifique*, 2ᵉ série, 1re année, n° 7, 12 août, pp. 147-157 ; n° 12, 16 septembre, pp. 266-276.

causes générales, et obéir aux mêmes lois que chez les animaux inférieurs. La population humaine augmente plus rapidement que ne s'accroissent ses moyens de subsistance ; il est par conséquent exposé parfois à une lutte rigoureuse pour l'existence ; en conséquence la sélection naturelle a dû agir sur tout ce qui est de son domaine. Sans doute l'homme, comme tous les autres animaux, présente des conformations qui ne lui sont plus utiles actuellement. De sorte que la cause de chaque variation légère et de chaque monstruosité dépend plus de la nature ou de la constitution de l'organisme que de l'effet de l'environnement. Depuis que l'homme a atteint le rang d'être humain, il s'est divisé en races distinctes ou sous-espèces. Toutes les races se ressemblent par tant de détails de conformation et par tant de particularités mentales, qu'on ne peut les expliquer que comme provenant par hérédité d'un ancêtre commun.

Il y a une difficulté à vaincre avant d'adopter pleinement la conclusion sur l'origine de l'homme, c'est la hauteur du niveau intellectuel et moral auquel s'est élevé l'être humain. Mais quiconque admet le principe général de l'évolution doit reconnaître que, chez les animaux supérieurs, les facultés mentales sont, à un degré très inférieur, de même nature que celles de l'espèce humaine et susceptibles de développement. L'intervalle qui sépare les facultés intellectuelles de l'un des singes supérieurs de celles du poisson, ou les facultés intellectuelles d'une fourmi de celles d'un insecte parasite, est immense. Le développement de ces facultés chez les animaux n'offre pas de difficulté spéciale ; car, chez nos animaux domestiques, elles sont certainement variables, et ces variations sont héréditaires. Il est incontestable que la haute importance de ces facultés pour les animaux à l'état de nature constitue une condition favorable pour que la sélection naturelle puisse les perfectionner. La même conclusion peut s'appliquer à l'homme ; l'intelligence a dû avoir pour lui, même à une époque fort reculée, une très grande importance, en lui permettant de se servir d'un langage, d'inventer et de fabriquer des armes, des outils, des pièges, etc. Ces moyens, venant s'ajouter à ses habitudes sociables, l'ont mis à même, il y a bien longtemps, de s'assurer la domination sur tous les autres animaux. Le développement intellectuel a dû faire un pas immense en avant quand, après un progrès antérieur déjà considérable, le langage, moitié art, moitié instinct, a commencé à se former ; car l'usage continu du langage agissant sur le cerveau avec des effets héréditaires, ces effets ont dû à leur tour pousser au perfectionnement du langage. La grosseur du cerveau de l'homme, relativement aux dimensions de son corps et comparé à celui des animaux inférieurs, provient surtout, sans doute, de l'emploi précoce de quelque simple forme de langage nécessaire à la pensée. Les aptitudes intellectuelles les plus élevées de l'homme, comme le raisonnement, l'abstraction, la conscience de soi, etc., sont la conséquence de l'amélioration continue des autres facultés mentales.

Le développement des qualités morales est un problème plus intéressant et plus difficile. Leur base se trouve dans les instincts sociaux, expression qui comprend les liens de la famille. Ces instincts ont une nature fort complexe, et, chez les animaux inférieurs, ils déterminent des tendances spéciales vers certains actes définis ; mais les plus importants de ces instincts sont, pour Darwin, l'amour et le sentiment spécial de la sympathie. Les animaux doués d'instincts sociaux se plaisent dans la société les uns des autres, s'avertissent du danger, et se défendent ou s'entraident d'une foule de manières. Ces instincts ne s'étendent pas à tous les individus de l'espèce, mais seulement à ceux de la même tribu. Comme ils sont fort avantageux à l'espèce, il est probable qu'ils ont été acquis par sélection naturelle. Un être moral est celui qui peut se rappeler ses actions passées et apprécier leurs motifs, qui peut approuver les unes et désapprouver les autres. Le fait que l'homme est l'être unique auquel on puisse avec certitude reconnaître cette faculté, constitue la plus grande de toutes les distinctions qu'on puisse faire entre lui et les animaux. Darwin a cherché à montrer dans ce chapitre que le sens moral résulte premièrement de la nature des instincts sociaux toujours présents et persistants ; deuxièmement de l'influence qu'ont sur lui l'approbation et le blâme de ses semblables ; troisièmement de l'immense développement de ses facultés mentales et de la vivacité avec laquelle les événements passés viennent se retracer à lui, et par ces derniers points il diffère complètement des autres animaux. Cette disposition d'esprit entraîne l'homme à regarder malgré lui en arrière et en avant, et à comparer les impressions des événements et des actes passés. Aussi, lorsqu'un désir, lorsqu'une passion temporaire l'emporte sur ses instincts sociaux, il réfléchit, il compare les impressions maintenant affaiblies de ces impulsions passées avec l'instinct social toujours présent, et il éprouve alors ce sentiment de mécontentement que laissent après eux tous les instincts auxquels on n'a pas obéi. Il prend en conséquence la résolution d'agir différemment à l'avenir, - c'est là ce qui constitue la conscience.

Tout instinct qui est constamment le plus fort ou le plus persistant éveille un sentiment que nous exprimons en disant qu'il faut lui obéir. Un chien d'arrêt, s'il était capable de réfléchir sur sa conduite passée, pourrait se dire : J'aurais dû (c'est ce que nous disons de lui) tomber en arrêt devant ce lièvre, au lieu de céder à la tentation momentanée de lui donner la chasse. Le désir d'aider les membres de leur communauté d'une manière générale, mais, plus ordinairement, le désir de réaliser certains actes définis entraîne les animaux sociables. L'homme obéit à ce même désir général d'aider ses semblables, mais il n'a que peu ou point d'instincts spéciaux. Il diffère aussi des animaux inférieurs en ce qu'il peut exprimer ses désirs par des paroles qui deviennent l'intermédiaire entre l'aide requise et accordée. Le motif qui le porte à secourir ses semblables se trouve aussi fort modifié chez l'homme. Cependant, chez les nations moins civilisées, la raison est souvent sujette à errer et à faire entrer dans le même domaine des coutumes mauvaises et des superstitions absurdes dont l'accomplissement est regardé par conséquent comme une haute vertu et dont l'infraction constitue un crime.

On pense généralement que les facultés morales ont plus de valeur que les facultés intellectuelles. Mais ne perdons pas de vue que l'activité de l'esprit à rappeler nettement des impressions passées, est une des bases fondamentales, bien que secondaire, de la conscience. Ce fait constitue l'argument le plus puissant qu'on puisse invoquer pour démontrer la nécessité de développer et de stimuler, de toutes les manières possibles, les facultés intellectuelles de chaque être humain. Sans doute, un homme à l'esprit engourdi peut avoir une conscience sensible et accomplir de bonnes actions, si ses affections et ses sympathies sociales sont bien développées. Mais tout ce qui pourra rendre l'imagination de l'homme plus active, tout ce qui pourra contribuer à fortifier chez lui l'habitude de se rappeler les impressions passées et de les comparer les unes aux autres tendra à donner plus de sensibilité à sa conscience et à compenser, jusqu'à un certain point, des affections et des sympathies sociales assez faibles. La nature morale de l'homme a atteint le niveau le plus élevé auquel elle soit encore arrivée, non seulement par les progrès de la raison et, par conséquent, d'une juste opinion publique, mais encore et surtout par la nature plus sensible des sympathies et leur plus grande diffusion par l'habitude, par l'exemple, par l'instruction et par la réflexion. Il n'est pas improbable que les tendances vertueuses puissent par une longue pratique devenir héréditaires. Chez les races les plus civilisées, la conviction de l'existence d'une divinité omnisciente a exercé une puissante influence sur le progrès de la morale. L'homme finit par ne plus se laisser guider uniquement par la louange ou par le blâme de ses semblables, bien que peu échappent à cette influence ; mais il trouve sa règle de conduite la plus sûre dans ses convictions habituelles, contrôlées par la raison. Sa conscience devient alors son juge et son conseiller suprême. Néanmoins les bases ou l'origine du sens moral reposent dans les instincts sociaux, y compris la sympathie, instincts que la sélection naturelle a sans doute primitivement développés chez l'homme, comme chez les animaux inférieurs. On a souvent affirmé que la croyance en Dieu est non seulement la plus grande, mais la plus complète de toutes les distinctions à établir entre l'homme et les animaux. Il est toutefois impossible de soutenir, selon Darwin, que cette croyance soit innée ou instinctive chez l'homme. D'autre part la croyance à des agents spirituels pénétrant partout paraît être universelle, et provient, selon toute apparence, des progrès importants faits par les facultés du raisonnement, surtout de ceux de l'imagination, de la curiosité et de l'étonnement.

Une des nouveautés de ce livre est de mettre en avant l'importance de la sélection sexuelle (son ouvrage de 1859 avait mis en avant la sélection naturelle). La croyance à la puissance de la sélection sexuelle repose surtout sur les considérations suivantes. Les caractères que nous pouvons supposer, avec le plus de raison, produits par elle sont limités à un seul sexe ; ce qui suffit pour rendre probable qu'ils ont quelques rapports avec l'acte reproducteur. Ces caractères, dans une foule de cas, ne se développent complètement qu'à l'état adulte, souvent pendant une saison seulement, laquelle est toujours la saison des amours. Les mâles (sauf quelques exceptions) sont les plus empressés auprès des femelles, ils sont mieux armés, et plus séduisants sous divers rapports. Il faut observer que les mâles déploient leurs attraits avec le plus grand soin en présence des femelles, et qu'ils ne le font que rarement ou jamais en dehors de la saison des amours. On ne peut supposer que tout cet étalage se fasse sans but. Enfin, nous trouvons chez quelques quadrupèdes et chez différents oiseaux les preuves certaines que les individus d'un sexe peuvent éprouver une forte antipathie ou une forte préférence pour certains individus de l'autre sexe. D'après ces faits, et en n'oubliant pas les résultats marqués que donne la sélection inconsciente exercée par l'homme, il paraît à Darwin presque certain que si les individus d'un sexe préféraient, pendant une longue série de générations, s'accoupler avec certains individus de l'autre sexe, doués d'un caractère particulier, leurs descendants se modifieraient lentement, mais sûrement, de la même manière. L'auteur n'a pas cherché à dissimuler que, excepté les cas où les mâles sont plus nombreux que les femelles, et ceux où prévaut la polygamie, nous ne pouvons affirmer comment les mâles les plus séduisants réussissent à laisser plus de descendants pour hériter de leurs avantages d'ornementation ou autres moyens de séduction que les mâles moins bien doués sous ce rapport ; mais Darwin a démontré que cela devait probablement résulter de ce que les femelles, - surtout les plus vigoureuses comme étant les premières prêtes à reproduire, - préfèrent non seulement les mâles les plus attrayants, mais en même temps les vainqueurs les plus vigoureux. Si Darwin était convaincu de la supériorité des mâles sur les femelles, il pensait aussi à l'existence d'une échelle de civilisation dont le sommet était occupé par les hommes blancs. Qu'on ne s'y trompe pas, Darwin n'est pas un sexiste ni un raciste (même s'il a préparé le terrain aux eugénistes), mais un homme convaincu de l'existence d'hommes supérieurs. Il arrive ainsi à établir une hiérarchie : 1° animaux inférieurs ; 2° animaux supérieurs ; 3° hommes inférieurs ; 4° hommes supérieurs. Entre les animaux et les hommes il n'existe qu'une différence de degré ; l'homme est ainsi présenté comme l'aboutissement d'une descendance qui accumule toute l'hérédité animale à la fois physique et morale. La différence entre l'esprit d'un enfant et celui d'un adulte ou entre l'esprit de l'homme et celui des animaux n'est que de degré et non d'espèce : « nous pouvons établir une gradation parfaite entre l'état mental du plus complet idiot, qui est bien inférieur à l'animal, et les facultés intellectuelles d'un Newton. » (p. 137)

Nous proposons dans la suite la traduction de lapremière partie de l'ouvrage de Darwin dans sa dernière édition accompagnée de la reproduction de l'article de Darwin sur la psychologie de l'enfant.

Serge NICOLAS
Professeur en histoire de la psychologie et en psychologie expérimentale
Université de Paris V - René Descartes
Directeur de *L'Année psychologique*
Institut de psychologie
Laboratoire de Psychologie Expérimentale UMR CNRS 8581 et EPHE
71, avenue Edouard Vaillant
92774 Boulogne-Billancourt Cedex, France

ESQUISSE BIOGRAPHIQUE D'UN PETIT ENFANT[19] (1876)

L'intéressante étude de M. Taine sur le développement intellectuel d'un petit enfant, publiée par la *Revue Philosophique* et dont la traduction a paru dans le dernier numéro de *Mind* (Vol. 2, pp. 252-259) m'a conduit à parcourir un journal que j'ai tenu il y a trente-sept ans sur un de mes petits enfants. J'avais pu faire les observations les plus minutieuses, et j'avais eu soin de les écrire sur-le-champ. Le principal objet de mes observations a été l'expression, et je me suis déjà servi de mes notes dans le livre que j'ai publié sur ce sujet ; mais j'ai aussi porté mon attention sur plusieurs autres points, et peut-être mes observations, comparées à celles de M. Taine, et à celles qui, sans doute, seront faites à l'avenir, offriront-elles quelque intérêt. Je suis sûr, d'après ce que j'ai pu observer chez mes propres enfants, que la période de développement des différentes facultés varie beaucoup suivant les enfants.

Pendant les sept premiers jours, mon petit enfant accomplissait déjà plusieurs actions réflexes, telles que celle d'éternuer, d'avoir le hoquet, de bâiller, de s'étirer, et naturellement de téter et de crier. Le septième jour, je lui ai touché la plante du pied avec un morceau de papier : il a retiré vivement son pied, et en même temps il a recourbé ses orteils comme le fait un enfant beaucoup plus âgé lorsqu'on le chatouille. La perfection de ces mouvements réflexes montre que l'extrême imperfection de ceux qui sont produits par la volonté ne tient pas à l'état des muscles ou des centres de coordination, mais à celui du siège de la volonté. Dès ce

[19] Darwin, Ch. (1876). A biographical sketch of an infant. *Mind*, *2*, 285-294. (trad. franç. Les débuts de l'intelligence : Esquisse biographique d'un petit enfant. *Revue Scientifique*, *13*, série 2, 25-29). Cet article de Darwin a été publié à la suite de l'observation de Taine sur l'acquisition du langage chez les enfants et dans l'espèce humaine (*Revue philosophique*, 1876, *1*, 357-395) ; on trouvera ce texte de Taine reproduit dans : Taine, H. (2005). De l'intelligence (vol. I). Paris : L'Harmattan, pp. LXII-LXXXI.

moment, et quoique mon enfant fût encore si jeune, j'ai cru voir très clairement que, si l'on posait sur sa figure une main douce (286) et chaude, il manifestait aussitôt le désir de téter. Cette action doit être considérée comme réflexe ou instinctive, car il est impossible d'admettre que l'expérience, ou une association d'idées quelconque entre l'attouchement de la main et celle du sein de sa mère, aient pu si tôt entrer en jeu. Pendant la première quinzaine, il tressaillait souvent, et clignait des yeux en entendant du bruit, et j'ai observé le même fait chez plusieurs de mes autres enfants. Il était âgé de 66 jours, lorsqu'il m'arriva d'éternuer : il tressaillit violemment, fronça le sourcil, eut l'air effrayé, et pleura assez fort. Pendant une heure entière il resta dans un état qui, chez une personne plus âgée, serait appelé nerveux, car le moindre bruit le faisait tressaillir. Quelques jours auparavant, il avait eu un brusque soubresaut en apercevant tout à coup un objet nouveau ; mais pendant bien longtemps ensuite les sons eurent pour effet de le faire tressaillir et cligner des yeux, bien plus fréquemment que la vue des objets : par exemple, lorsque l'enfant avait 114 jours, je secouai près de son visage une boîte en carton contenant des fruits confits, et il tressaillit, tandis que le même mouvement, imprimé à la même boîte vide ou à tout autre objet aussi près ou même bien plus près de son visage, ne produisait aucun effet. De tous ces faits, nous pouvons conclure que le clignement des yeux, qui sert évidemment à protéger ces organes, n'était pas dû à l'expérience. Mais, malgré sa sensibilité aux sons en général, même à l'âge de 124 jours, il ne savait pas encore reconnaître facilement la direction d'un son, de manière à tourner les yeux vers sa source.

Passons maintenant à la vue. Les yeux de cet enfant se fixèrent sur une bougie allumée dès le neuvième jour, et jusqu'au quarante-cinquième, aucun autre objet ne parut les attirer au même degré ; mais le quarante-neuvième, son attention se porta sur un gland de couleur voyante, comme je le vis à la fixité de son regard et à la soudaine immobilité de ses bras. Je fus surpris de voir avec quelle lenteur il acquit la faculté de suivre des yeux un objet que l'on balançait avec une certaine vitesse ; même à l'âge de sept mois et demi, il n'y était pas encore complètement arrivé. À trente-deux jours, il reconnaissait le sein de sa mère à une distance de 75 à 100 millimètres, comme le montraient le mouvement de ses lèvres et la fixité de ses yeux ; mais je doute fort que la vue y fût pour quelque chose ; quant au toucher, il n'y avait assurément nulle part. Était-il guidé par l'odorat, ou la sensation de chaleur, ou par l'influence de la position dans laquelle on le tenait, c'est ce que je ne saurais dire.

Pendant assez longtemps, les mouvements de membres et du corps restèrent vagues et indécis, s'exécutant le plus souvent par soubresauts ; je ferai cependant une exception à cette règle : de très bonne heure, certainement bien avant que l'enfant n'eût quarante jours, il savait porter les mains à sa bouche. À soixante dix-sept jours, il saisissait de la main droite le biberon qui servait en partie à le nourrir, soit que sa nourrice le portât sur son bras droit ou sur son bras gauche, et il me fallut une semaine entière (287) pour le décider à prendre le biberon de la main gauche : ainsi, la main droite était en avance d'une semaine sur la gauche. Et cependant l'enfant fut plus tard gaucher, tendance sans doute héréditaire chez lui, puisque son grand-père, sa mère et un de ses frères avaient été ou étaient encore gauchers. Lorsqu'il eut quatre-vingts à quatre-vingt-dix jours, il se mit à fourrer dans sa bouche toutes sortes d'objets, et au bout de deux ou trois semaines, il s'acquitta de ce mouvement avec une certaine adresse ; cependant il lui arrivait souvent de se toucher d'abord le nez avec l'objet, et de le faire ensuite glisser jusqu'à la bouche. Quand il me prenait le doigt, et qu'il le portait à sa bouche, sa main l'empêchait de sucer ce doigt ; mais le cent quatorzième jour, après avoir accompli ce mouvement, il fit glisser sa main de manière à pouvoir mettre dans sa bouche le bout de mon doigt. Cette action fut répétée plusieurs fois : évidemment ce n'était pas un effet du hasard, mais bien un acte raisonné. Les mouvements volontaires des mains et des bras étaient donc de beaucoup en avance sur ceux du corps et des jambes, quoique les mouvements sans but de ces dernières eussent été, dès les premiers jours, habituellement alternatifs comme ceux que l'on fait en marchant. À quatre mois, il regardait souvent ses mains et les objets qui étaient près de lui, et en même temps ses yeux se tournaient tellement en dedans qu'il louchait souvent d'une façon effrayante. Quinze jours après - il avait alors cent trente-deux jours - j'observai qu'il essayait de saisir, souvent sans succès, les objets qui étaient placés aussi près de sa figure que ses mains ; mais il ne faisait aucun effort pour atteindre ceux qui étaient plus éloignés. je pense qu'il était sans doute conduit à agir ainsi par suite de la convergence de ses yeux qui l'excitait à avancer les bras. Quoique cet enfant ait ainsi commencé de très bonne heure à se servir de ses mains, il ne montra dans la suite aucune aptitude spéciale à cet égard, car à l'âge de deux ans et quatre mois il tenait les crayons, les plumes et les autres objets avec bien moins d'adresse, et s'en servait beaucoup plus mal que sa sœur qui n'avait alors que quatorze mois, et qui montrait une grande adresse naturelle.

Colère. - Il me serait difficile d'indiquer l'époque exacte où l'enfant commença à éprouver de la colère ; dès le huitième jour, il fronçait le sourcil et contractait son visage avant de se mettre à pleurer ; mais ces mouvements venaient peut-être de la souffrance, et non de la colère. Vers l'âge de dix semaines, on lui donna du lait un peu froid, et tout le temps qu'il le but, il eut un léger froncement de sourcil, qui lui donnait l'air d'une grande personne mécontente d'avoir été forcée de faire une chose qu'elle n'aime pas. Lorsqu'il eut près de quatre mois, et peut-être beaucoup plus tôt, il devint évident, d'après la manière dont le sang lui montait au visage et lui faisait rougir jusqu'à la peau de la tête, qu'il se mettait facilement dans une violente colère. La moindre cause suffisait ; ainsi, un peu après sept mois, il se mit un jour à pousser des cris de rage parce qu'un citron lui glissait des mains sans qu'il pût le saisir. À onze mois, lorsqu'on (288) lui donnait un jouet dont il ne voulait pas, il le repoussait et le battait ; je présume que cette dernière action était un signe instinctif de colère, comme l'est le mouvement des mâchoires d'un jeune crocodile au sortir de l'œuf, et n'indiquait nullement qu'il crût pouvoir faire mal au jouet. À deux ans et trois mois, il avait pris l'habitude de jeter des livres, des bâtons ou d'autres objets à tous ceux qui lui avaient déplu ; et j'ai observé la même chose chez plusieurs de mes autres fils. D'un autre côté, je n'ai jamais vu trace de telles dispositions chez mes filles ; et ceci me fait croire que les garçons acquièrent par hérédité une tendance à jeter les objets.

Crainte. - Ce sentiment est probablement un des premiers qu'acquièrent les enfants tout petits, car à peine ont-ils quelques semaines, que le moindre bruit inattendu les fait tressaillir et pleurer. Avant que l'enfant dont je viens de parler n'eût quatre mois et demi, j'avais pris l'habitude de faire tout près de lui une foule de bruits étranges et assez forts, qu'il accueillait comme d'excellentes plaisanteries ; mais à cette époque je fis un jour entendre auprès de lui un ronflement bruyant, que je n'avais jamais produit auparavant ; il prit aussitôt l'air grave et fondit en pleurs. Deux ou trois jours après, je fis le même bruit sans y penser, et le résultat fut le même. Vers le même temps (le cent trente-septième jour), je m'approchai de lui à reculons, et restai tout à coup immobile : l'enfant prit l'air très grave et paru fort surpris ; il allait se mettre à pleurer si je m'étais retourné ; tout aussitôt, son visage s'éclairait d'un sourire. On sait quelles vives souffrances les enfants plus âgés ressentent de craintes vagues et mal définies, comme lorsqu'ils se trouvent dans l'obscurité ou qu'ils ont à traverser un coin sombre dans une grande salle. Par exemple, lorsque l'enfant dont il s'agit n'avait encore que deux ans et trois mois, je le menai au jardin zoologique, et il eut grand plaisir à regarder tous les animaux qui ressemblaient à ceux qu'il connaissait - chevreuils, antilopes, et tous les oiseaux, même les autruches - ; mais il eut grand peur des animaux de grande taille qu'il vit enfermés dans des cages. Dans la suite, il disait souvent qu'il aimerait à retourner au Jardin zoologique, mais non à voir les "bêtes dans les maisons" ; et il nous fut impossible de nous expliquer cette frayeur. Ne sommes-nous pas en droit de supposer que les craintes vagues, mais très réelles des enfants, lorsqu'elles sont tout à fait indépendantes de l'expérience, sont les effets héréditaires de dangers réels et de superstitions abjectes qui datent de l'époque de la vie sauvage ? cette aptitude à se montrer au début de la vie pour disparaître ensuite est absolument conforme à ce que nous savons sur la transmission des caractères bien développés chez les ascendants.

Sensations de plaisir. - On peut supposer que les enfants éprouvent une sensation de plaisir en tétant, et l'expression de leurs yeux semble montrer qu'il en est ainsi. L'enfant dont il est question souriait à quarante-cinq jours ; un autre de mes enfants à quarante-six jours ; et c'était de vrais sourires, indiquant le plaisir, car leurs yeux brillaient et leurs paupières se fermaient à demi. C'était surtout en regardant leur mère qu'ils souriaient ; ils y étaient donc probablement excités par quelque cause intellectuelle, (289) mais l'enfant que j'étudie souriait alors fréquemment, et continua pendant un certain temps à le faire sous l'empire de quelque sensation de plaisir intérieure, et lorsque rien n'avait pu l'exciter ou le réjouir en aucune manière. À cent dix jours, on l'amusait beaucoup en lui jetant sur la figure un tablier que l'on retirait ensuite tout à coup. Un jour que je jouai ainsi avec lui, je mis subitement le tablier sur ma figure, que j'approchai ensuite de la sienne. Il fit alors entendre un léger bruit comme un commencement d'éclat de rire. Cette fois la principale cause du plaisir était la surprise, comme cela arrive très souvent chez les grandes personnes quand elles rient de quelque saillie. Je crois me rappeler que trois ou quatre semaines avant l'époque où il s'amusait en voyant une figure se découvrir subitement, si on lui pinçait légèrement le nez et les joues, il prenait cela comme une bonne plaisanterie. Je fus surpris d'abord de voir un enfant qui n'avait guère plus de trois mois comprendre déjà la plaisanterie ; mais nous devons nous rappeler combien les petits chats et les petits chiens sont encore jeunes lorsqu'ils commencent à jouer. À quatre mois, il montra d'une manière certaine qu'il aimait à entendre jouer du piano ; ceci était, selon toute apparence, le premier éveil du sentiment de l'esthétique, à moins que l'on n'appelle ainsi l'attraction que les couleurs brillantes exerçaient sur lui depuis longtemps.

Affection. - Ce sentiment a probablement pris naissance chez l'enfant presque au début de la vie, puisqu'à moins de deux mois, il souriait aux personnes qui le soignaient ; mais ce n'est guère qu'à quatre mois que le bébé a montré par des signes certains qu'il reconnaissait et distinguait les personnes. À près de cinq mois, il exprimait clairement le désir d'aller dans les bras de sa nourrice. Mais ce n'est qu'à l'âge d'un peu plus d'un an qu'il a commencé à exprimer son affection par des actes spontanés ; par exemple, en embrassant à plusieurs reprises sa nourrice qui venait de faire une courte absence. Quant à la sympathie, ce sentiment qui touche de si près à l'affection, elle s'était manifestée chez l'enfant dès l'âge de six mois et onze jours : toutes les fois que la nourrice faisait semblant de pleurer, il prenait un air de tristesse bien caractérisé par l'abaissement des coins de sa petite bouche. En me voyant caresser une grande poupée, et à l'âge de quinze mois et demi, un jour que je pesais sa petite sœur, il manifesta clairement sa jalousie. Comme ce sentiment est très fort chez les chiens, il est probable qu'il se manifesterait chez les enfants avant l'âge que je viens d'indiquer, si on leur en fournissait quelque occasion.

Association des idées, raison, etc. - J'ai déjà dit quelle a été, chez l'enfant, la première action dans laquelle j'ai constaté une sorte de raisonnement pratique ; je veux parler du mouvement par lequel il a fait glisser sa main le long de mon doigt pour pouvoir introduire l'extrémité de celui-ci dans sa bouche ; cet acte est du cent quatorzième jour. À quatre mois et demi, il lui arriva souvent de sourire en voyant dans un miroir mon image et la sienne, sans doute parce qu'il les prenait pour des objets réels ; mais il fit preuve de discernement lorsqu'il se montra surpris d'entendre ma voix derrière lui. Comme tous les enfants, il aimait beaucoup à se regarder au miroir, et en moins de deux mois il comprit parfaitement que ce n'était là (290) qu'une image, car si je faisais quelque grimace sans prononcer un mot, il se retournait brusquement pour me regarder. Cependant, à l'âge de sept mois, se trouvant dans le jardin, il m'aperçut dans ma chambre, de l'autre côté d'une glace sans tain, et sembla se demander si c'était moi ou mon image. Un autre de mes enfants, une petite fille, à l'âge d'un an était loin d'être aussi avancée, et sembla tout étonnée de voir dans un miroir l'image d'une personne qui s'approchait d'elle par derrière. Les singes des espèces supérieures auxquels j'ai quelquefois présenté un petit miroir, se comportaient tout autrement : ils mettaient leurs mains derrière le miroir, ce qui était une preuve d'intelligence; mais loin de prendre plaisir à se voir, ils se fâchaient et ne voulaient plus regarder.

L'enfant venait d'atteindre cinq mois, lorsque les premières associations d'idées indépendantes de toutes leçons se fixèrent dans son esprit ; par exemple, dès qu'on lui mettait son chapeau et son manteau, il devenait de fort mauvaise humeur, si on ne le sortait pas sur-le-champ. À l'âge de sept mois il fit un grand pas : il associa l'idée de sa nourriture avec son nom, de sorte que je prononçais ce nom, il la cherchait partout des yeux. Un autre enfant s'amusait souvent à faire aller sa tête de droite à gauche ; nous l'imitions en l'encourageant, et en lui disant : "remue la tête" ; et quand il eut sept mois, il répétait quelquefois cette action, dès que nous le lui disions sans faire aucun signe. De sept à onze mois, le premier des deux enfants dont je viens de parler apprit à associer un grand nombre d'objets et d'actions avec des mots ; ainsi, quand on lui demandait un baiser, il avançait les lèvres et restait immobile ; quand il voyait le coffre à charbon ou un peu d'eau répandue, il secouait la tête et disait "Ah"! d'un ton fâché, parce qu'on lui avait appris à considérer ces objets comme sales. J'ajouterai qu'à neuf mois moins quelques jours il associait son nom à son image vue dans la glace, et, quand il entendait ce nom, il se tournait vers le miroir, même lorsqu'il en était à une certaine distance. À neuf mois et quelques jours il apprit tout seul que, lorsqu'une main ou tout autre objet projetait son ombre sur une muraille en face de lui, il fallait chercher cet objet derrière lui. Il n'avait pas encore un an, qu'il suffisait de répéter une petite phrase deux ou trois fois, à de courts intervalles, pour graver dans son esprit une idée qu'il y associait. Chez l'enfant décrit par M. Taine (pp. 254-256) l'association des idées semble ne s'être manifestée que beaucoup plus tard, à moins que les premiers faits n'aient échappé à l'observateur. L'aptitude à acquérir les associations dues à l'instruction et celles qui se produisent spontanément m'a semblé être la différence certainement la plus marquée qui existe entre l'esprit d'un petit enfant et celui du chien adulte le plus intelligent que j'aie jamais connu. Quelle différence entre l'intelligence d'un petit enfant et celle du brochet cité par M. le professeur Möbius (*Die Bewegungen der Thiere, etc.,* 1873, p. 11). Il raconte que cet animal s'obstina, pendant trois mois entiers, à se lancer, (291) avec tant de force qu'il en était tout étourdi, contre une paroi de verre qui le séparait de quelques goujons ; et ensuite, quand il eut enfin compris qu'il était dangereux d'attaquer ces petits poissons, on le mit dans l'aquarium avec ces mêmes goujons, et il n'eut pas l'esprit de leur donner un seul coup de dent !

La curiosité, comme le remarque M. Taine, se manifeste de bonne heure chez les enfants, et a une très grande importance pour le développement de leur intelligence ; mais je n'ai pas fait d'observations spéciales à ce sujet. L'imitation joue aussi un grand rôle. Mon petit enfant n'avait encore que quatre mois, quand il me sembla qu'il tâchait d'imiter les sons ; mais je puis m'être trompé, car ce n'est qu'à l'âge de dix mois qu'il me parut le faire d'une manière indubitable. À onze mois et demi, il imitait facilement toutes sortes d'actions ; ainsi il secouait la tête et disait "Ah!" toutes les fois qu'il voyait quelque objet malpropre ; ou bien encore, il posait lentement l'index d'une de ses mains sur la paume de l'autre, lorsqu'on lui répétait une petite chanson d'enfant. C'était une chose amusante de voir son air de satisfaction toutes les fois qu'il venait d'accomplir quelque exploit de ce genre.

Je ne sais si je dois citer comme indice de la force de la mémoire chez un petit enfant, que celui qui nous occupe, lorsqu'à l'âge de trois ans et vingt-trois jours on lui montra une gravure représentant son grand-père, dont il s'était séparé depuis six mois, le reconnut à l'instant, et rappelle toute une série de petits événements qui s'étaient passés pendant qu'il était chez son grand-père, et dont personne n'avait certainement dit un mot depuis.

Sens moral. - C'est vers l'âge de treize mois que je constatai chez mon petit enfant l'éveil du sens moral. "Doddy (c'était son petit nom), lui dis-je un jour, ne veut pas donner un baiser à pauvre papa. Doddy, méchant." Ces mots le mirent sans doute mal à l'aise ; et, quand je me fus rassis, il finit par avancer les lèvres pour indiquer qu'il voulait bien m'embrasser ; puis il agita sa main d'un air fâché, jusqu'à ce que je fusse venu recevoir son baiser. Une petite scène presque pareille se passa quelques jours après, et la réconciliation sembla lui causer tant de plaisir, qu'il lui arriva plusieurs fois ensuite de faire semblant d'être fâché et de me donner une tape, pour avoir ensuite le plaisir de me donner un baiser.

N'avons-nous pas là un commencement de l'art dramatique, dont le goût est si fortement prononcé chez la plupart des jeunes enfants ? Vers la même époque, il me devint facile de le prendre par les sentiments, et d'en obtenir tout ce que je voulais. À l'âge de deux ans et trois mois, il donna un jour à sa petite sœur sa dernière bouchée de pain d'épice, puis, tout fier de ce sacrifice, il s'écria : "Oh! Doddy bon, Doddy bon!" Deux mois plus tard, il devint extrêmement sensible au ridicule, et alla souvent jusqu'à soupçonner les gens qu'il voyait rire et causer ensemble de se moquer de lui. Un peu plus tard, à l'âge de deux ans et sept mois et demi, je le rencontrai (292) au moment où il sortait de la salle à manger, et je remarquai que ses yeux brillaient plus qu'à l'ordinaire et qu'il y avait dans toute son attitude quelque chose d'affecté et d'étrange ; j'entrai donc dans la salle à manger pour voir ce dont il s'agissait, et je reconnus que le petit drôle avait pris du sucre en poudre, chose qu'il savait être défendue. Comme il n'avait jamais subi la moindre punition, son attitude ne pouvait certainement être due à la crainte, et je crois qu'il faut l'attribuer à la lutte entre le plaisir de manger le sucre et un commencement de remords. Quinze jours après, je le rencontrai encore à la porte de la même pièce ; il regardait son tablier qu'il tenait relevé avec soin, et cette fois encore son attitude était si étrange, que je résolus de m'assurer de ce qu'il pouvait y avoir dans ce tablier, quoi qu'il dît qu'il n'y avait rien, et qu'il m'eût ordonné à plusieurs reprises de m'en aller. Le tablier était tout tâché de jus de conserves ; il y avait donc là un mensonge prémédité. Comme nous élevions cet enfant uniquement par la douceur, il devint bientôt aussi sincère, aussi franc et aussi tendre qu'on pouvait le désirer.

Audace et timidité. - Il est impossible de s'être occupé de très jeunes enfants sans avoir été frappé de l'audace avec laquelle ils regardent les visages qui leur sont nouveaux, fixement et sans jamais baisser les yeux ; une grande personne ne regarde ainsi qu'un animal ou un objet inanimé. Cela vient, je crois, de ce que les jeunes enfants ne pensent nullement à eux-mêmes, et par conséquent ne sont pas du tout timides, bien qu'ils aient quelquefois peur des étrangers. J'ai vu le premier symptôme de timidité se manifester chez mon enfant lorsqu'il avait près de deux ans et trois mois : j'étais rentré chez moi après dix jours d'absence, et la timidité de l'enfant se montra par une sorte d'affection à ne pas rencontrer mon regard ; mais bientôt il vint se mettre sur mes genoux, et quand il m'eut embrassé, toute trace de timidité disparut.

Moyens de communication. - Les cris d'un enfant sont naturellement instinctifs, mais servent à montrer qu'il souffre. Au bout de quelque temps, la nature des cris change selon qu'ils sont produits par la faim ou la souffrance. J'ai constaté ce fait chez mon enfant à l'âge de onze semaines, et plus tôt, je crois, chez un autre. En outre, il sembla apprendre bientôt à pleurer quand il le voulait, ou à contracter ses traits selon l'occasion, de manière à faire voir qu'il désirait quelque chose. À l'âge de quarante-six jours, il commença à faire de petits bruits dénués de sens comme pour s'amuser, et il sut bientôt les varier. Le cent treizième jour, je constatai l'ébauche d'un sourire ; ce fait s'était produit beaucoup plus tôt chez un autre enfant. Je crus reconnaître à la même époque, comme je l'ai déjà dit, qu'il commençait à essayer d'imiter les sons, ce qu'il fit certainement bien plus tard. À l'âge de cinq mois et demi, il forma le son articulé "da", mais sans y attacher de sens. Quand il eut un peu plus d'un an, il exprima ses désirs (293) par des gestes ; il lui arriva par exemple de ramasser un morceau de papier et de me le donner en me montrant le feu, parce qu'il avait souvent vu brûler du papier, chose qui l'amusait fort. À l'âge d'un an, il fit l'effort d'inventer un mot pour désigner sa nourriture et l'appela "*mum*", mais je ne sais ce qui l'amena à adopter cette syllabe. À partir de ce moment, au lieu de se mettre à pleurer quand il avait faim, il se servait de ce mot comme si c'eût été un verbe signifiant : "donnez-moi à manger". Ce mot correspond donc au *ham* dont se servait le petit enfant de M. Taine à l'âge de quatorze mois. Du reste, ce *mum*, dans la bouche de mon enfant, devenait aussi un substantif d'un sens assez étendu; ainsi, il nommait le sucre *shu-mum*, et un peu plus tard, lorsqu'on lui eut appris le mot "noir", il appelait la réglisse *noir-shu-mum*, - noir-sucre-nourriture.

Je fus tout particulièrement frappé de ce qu'en se servant du mot *mum* pour demander à manger, il lui donnait en terminant une intonation très marquée. Il donnait aussi au "Ah" dont il se servait d'abord surtout lorsqu'il reconnaissait une personne, ou qu'il se voyait dans une glace, un son exclamatif, comme nous le faisons pour exprimer la surprise. J'ai noté que l'emploi de ces intonations semble lui être venu d'instinct, et je regrette de n'avoir pas fait d'observation sur ce point. Cependant, je trouve dans mes notes que plus tard, entre dix-huit et vingt et un mois, lorsqu'il refusait net de faire une chose, il donnait à sa voix un ton de défi, comme s'il eût voulu dire "Je ne le ferai certainement pas" ; de même, son *hum* d'approbation signifiait "oui, bien sûr". M. Taine insiste aussi beaucoup sur l'expression bien marquée des sons que sa petite fille formait avant d'avoir appris à parler. l'intonation interrogative que mon enfant donnait au mot *mum* lorsqu'il demandait à manger est tout à fait curieuse ; car, si l'on essaye de se servir ainsi d'un seul mot ou d'une phrase courte, on reconnaîtra que la voix monte beaucoup à la fin. Je ne m'étais pas aperçu à cette époque que ce fait est d'accord avec l'opinion soutenue par moi dans un autre ouvrage, d'après laquelle, avant d'avoir un langage articulé, l'homme aurait produit des notes formant une gamme vraiment musicale, comme le fait le singe anthropoïde nommé Hylobate.

En résumé, un petit enfant fait comprendre ses besoins d'abord par des cris instinctifs, qui, au bout d'un certain temps sont modifiés en partie involontairement, et en partie, je crois, volontairement comme moyen de communication, - par l'expression inconsciente de ses traits - par des gestes et par des différences d'intonation bien marqués, - enfin par des mots vagues inventés par lui-même, puis par d'autres plus précis, imités de ceux qu'il entend ; et ces derniers, il les acquiert avec une vitesse merveilleuse. Un petit enfant comprend jusqu'à un certain point, et (294) très tôt, ce me semble, l'intention ou les sentiments des personnes qui le soignent, d'après l'expression de leurs traits. Cela n'est pour ainsi dire pas douteux pour le sourire ; et il m'a semblé que l'enfant dont je viens de donner la biographie comprenait une expression de pitié, lorsqu'il n'avait guère plus de cinq mois. À six mois et onze jours, il manifestait certainement de la sympathie lorsque sa nourrice faisait semblant de pleurer. À près d'un an, lorsqu'il était content de quelque petit exploit, il étudiait évidemment l'expression de la physionomie de ceux qui l'entouraient. C'était probablement à cause de différences d'expression, et non pas seulement de la forme des traits, que certains visages lui plaisaient beaucoup plus que d'autres, dès l'âge de six mois. Avant d'avoir un an, il comprenait les intonations et les gestes, ainsi que plusieurs mots et quelques phrases courtes. Il y eut un mot, le nom de sa nourrice, qu'il comprit juste cinq mois avant d'avoir inventé son mot *mum* ; et cela ne doit point nous étonner, puisque nous savons que les animaux inférieurs s'habituent facilement à comprendre certains mots.

LA DESCENDANCE
DE
L'HOMME

PAR

Charles DARWIN, M. A., F. R. S., etc.

Traduit par EDMOND BARBIER

D'APRÈS LA SECONDE ÉDITION ANGLAISE REVUE ET AUGMENTÉE PAR L'AUTEUR

PRÉFACE PAR CARL VOGT

PRÉFACE DE CH. DARWIN

A LA DEUXIÈME ÉDITION ANGLAISE

Depuis la publication de la première édition de cet ouvrage en 1871, j'ai pu y faire des corrections importantes. Après l'épreuve du feu, par laquelle ce livre a passé, je me suis appliqué à profiter des critiques qui me semblaient avoir quelque fondement. Un grand nombre de correspondants m'ont également communiqué une foule si étonnante d'observations et de faits nouveaux, que je ne pouvais en signaler que les plus importants. La liste de ces nouvelles observations et des corrections les plus importantes qui sont entrées dans la présente édition se trouve ci-après. De nouveaux dessins faits d'après nature par M. T. W. Wood ont également remplacé quatre figures de la première édition et quelques nouvelles gravures y ont été ajoutées.

J'appelle l'attention du lecteur sur les observations qui m'ont été communiquées par M. le professeur Huxley. Ces observations se trouvent en Supplément à la fin de la 1re partie (page 219), et traitent *des différences du cerveau de l'homme, comparé aux cerveaux des singes supérieurs*. Ces observations ont d'autant plus d'à-propos que depuis quelques années diverses publications populaires ont grandement exagéré l'importance de cette question.

A cette occasion, je dois faire observer que mes critiques prétendent assez souvent que j'attribuais exclusivement à la sélection naturelle tous les changements de structure corporelle et de puissance mentale, qu'on appelle communément changements spontanés; j'ai cependant déjà constaté, dès la première édition de l'*Origine des Espèces*, qu'on doit tenir grand compte de l'usage ou du non-usage héréditaires, aussi bien des parties du corps que des facultés mentales. Une autre part dans ces changements a été attribuée par moi aux modifications dans la manière de vivre. Encore faut-il admettre quelques cas de réversion occasionnelle de structure, et tenir compte de ce que j'ai appelé « Croissance corrélative », voulant indiquer par là que différentes parties de l'organisation sont, d'une manière encore inexpliquée, dans une telle connexion, que si l'une de ces parties varie, l'autre varie encore davantage, et si ces changements ont été accumulés par l'hérédité, d'autres parties peuvent être modifiées également.

D'autres de mes critiques insinuent que, ne pouvant expliquer certains changements dans l'homme par la sélection naturelle, j'inventai la sélection sexuelle. Pourtant, dans la première édition de l'*Origine des Espèces*, j'avais déjà donné une esquisse claire de ce principe, en remarquant qu'il s'appliquait également à l'homme.

La sélection sexuelle a été traitée avec plus d'étendue dans le présent ouvrage, par la raison que l'occasion s'en présentait pour la première fois. J'ai été frappé de la ressemblance de la plupart des critiques à moitié favorables, de la sélection *sexuelle*, avec celles qu'avait rencontrées la sélection *naturelle*, prétendant, par exemple, que ces principes pouvaient bien expliquer quelques faits isolés, mais ne pouvaient certainement pas être employés avec l'extension que je leur ai donnée. Ma conviction sur le pouvoir de la sélection sexuelle n'a cependant pas été ébranlée, quoiqu'il soit probable, et même certain, qu'avec le temps un certain nombre de mes conclusions pourront être trouvées erronées, chose tout à fait explicable, puisqu'il s'agit d'un sujet traité pour la première fois. Lorsque les naturalistes se seront familiarisés avec l'idée de la sélection sexuelle, je crois qu'elle sera acceptée plus largement, comme elle a d'ailleurs été admise déjà par plusieurs des juges les plus autorisés.

CH. DARWIN.

Septembre 1874.

TABLE

DES PRINCIPALES ADDITIONS ET CORRECTIONS DE LA PRÉSENTE ÉDITION

1re ÉDITION. — VOL. I.	ÉDITION ACTUELLE.	
Pages.	Pages.	
21	11-12-13	Révision de la discussion sur les parties rudimentaires de l'oreille humaine.
24-25	16	Cas d'hommes nés avec un corps velu.
26	18	Mantegazza sur la dernière molaire de l'homme.
29	20	Rudiments d'une queue chez l'homme.
32	22	Bianconi, sur les structures homologues, expliquées par l'adaptation de principes mécaniques.
42	72	Intelligence d'un babouin.
43	74	Sens d'humeur folâtre chez le chien.
44-45	74-75	D'autres faits d'imitation chez l'homme et les animaux.
48	78	Facultés de raisonnement chez les animaux inférieurs.
52	84	Acquisitions d'expérience chez les animaux.
56	87	Pouvoir d'abstraction chez les animaux.
61	93	Pouvoir de former des concepts relativement au langage.
68	98	Jouissances excitées par certains sons, couleurs ou formes extérieures.
85	110	Fidélité chez l'éléphant.
85	111	Galton, sur le sentiment grégaire chez les bestiaux.
87	112	Affection de parenté.
98	120-121	Persistance d'animosité et de haine.
99	122	Nature et force des sentiments de honte, de regret ou de remords.
102	126	Suicide parmi les sauvages.
106	129	Motifs de conduite.
122	27	La sélection appliquée à l'homme.
133	34	Ressemblances entre les idiots et les animaux.
136	37	Division de l'os malaire.
134	35	Mamelles et doigts supplémentaires.
139	40	D'autres cas de muscles propres aux animaux qu'on trouve aussi chez l'homme.

1re ÉDITION. — VOL. I.	ÉDITION ACTUELLE.	
Pages.	Pages.	
160	55	Broca, sur la capacité du crâne diminuée par la conservation des individus inférieurs.
164	58	Belt, avantages que l'homme tire de sa nudité.
165	59	Disparition de la queue chez l'homme et certains singes.
187	146	Formes nuisibles de la sélection chez les nations civilisées.
199	155	Indolence de l'homme sans le combat pour l'existence.
213	165	Gorille se couvrant de ses mains contre la pluie.

PRÉFACE DE CARL VOGT

POUR LA PREMIÈRE ÉDITION

Mon ami, M. Reinwald, me demande une préface pour le nouveau livre de M. Darwin dont j'ai vu naître la première édition de la traduction française.

M. Darwin me fait l'honneur de citer, à la première page de son œuvre, une phrase prononcée dans un discours que j'avais adressé, en avril 1869, à l'Institut national genevois.

Je ne crois pouvoir répondre mieux à la demande de mon éditeur et ami, qu'en mettant ici, et à la place d'une préface, la plus grande partie de ce discours qui a reçu une approbation si flatteuse de la part d'un maître tel que M. Darwin :

Dans toutes les sciences naturelles, nous pouvons signaler une double tendance des efforts faits pour les pousser plus loin et pour leur faire porter les fruits que la société est en droit d'attendre d'elles. D'un côté, la recherche minutieuse, secondée par l'installation d'expériences aussi dégagées que possible d'erreurs et de perturbations ; de l'autre côté, le rattachement des résultats obtenus à certains principes généraux dont la portée devient d'autant plus grande qu'ils engagent à de nouvelles recherches dans des branches de la science en apparence entièrement étrangères à celle dont ils découlent en premier lieu. Enfin, au fond de ce mouvement qui domine dans les sciences et par conséquent aussi dans la société (car on ne peut plus nier aujourd'hui que ce soient les sciences qui marchent à la tête de l'humanité entière), au fond de ce mouvement, dis-je, s'aperçoit ce besoin d'affranchissement de la pensée, ce combat incessant contre l'autorité et la croyance transmise, héritée et autoritaire, qui, sous mille formes diverses, agite le monde et tient les esprits en éveil.

Aussi voyez-vous ce courant de liberté, d'affranchissement et d'indépendance au fond de toutes les questions qui surgissent les unes à côté des autres dans le monde politique, religieux, social, littéraire et scientifique ; — ici, vous le voyez paraître comme tendance au *self-government*, là comme critique des textes dits sacrés ; les uns cherchent à établir, pour les conditions d'existence de la société et des diverses classes qui la composent, des lois semblables à celles qui gouvernent le monde physique, tandis que les autres soumettent à l'épreuve des faits et des expériences les opinions et les assertions de leurs devanciers, pour les trouver, le plus souvent, contraires à ce qu'enseignent les recherches nouvelles. Partout se forment deux camps, l'un de résistance, l'autre d'attaque; partout nous assistons à des luttes opiniâtres, mais dans lesquelles triomphera sans doute la raison humaine, dégagée de préjugés et d'erreurs implantées dans le cerveau par héritage et par l'enseignement pendant l'enfance. Ces luttes, toujours profitables à l'humanité, mettent en plein jour les liaisons qui existent entre les différentes branches des connaissances humaines; aucune ne saurait plus prétendre à un domaine absolu, et souvent les armes offensives et défensives doivent être cherchées dans un arsenal établi en apparence bien loin du camp dans lequel on s'est enrôlé primitivement. En même temps, la somme de nos connaissances acquises s'accroît avec une telle rapidité, que l'organisation humaine la plus amplement douée ne suffit plus pour embrasser au complet, même une branche isolée. Aussi me permettrez-vous de restreindre mon sujet et de rechercher seulement, dans le petit domaine dont je me suis plus spécialement occupé, les manifestations de cette tendance générale que je viens de signaler.

Comment se manifeste dans l'étude des sciences biologiques s'occupant des êtres organisés et ayant vie, cet esprit d'indépendance, cette tendance à briser les liens qui empêchaient jusqu'ici le libre développement de ces sciences? D'une manière bien simple, messieurs. On ne croit plus à une force vitale particulière, dominant tous les autres phénomènes organiques et attirant dans son domaine inabordable tout ce qui ne cadre pas à première vue avec les faits connus dans les corps inorganiques; on ne part plus, comme d'un axiome élevé au-dessus de toute démonstration, de l'idée d'un principe immatériel de la vie qui n'est combiné avec le corps que temporairement et qui continue son existence même après la destruction de cet organisme par lequel seul il se manifeste; — non, on laisse absolument de côté ces questions et ces prétendus principes tirés d'un autre ordre d'idées, et on procède à l'analyse du corps organisé et de ses fonctions comme on procéderait à celle d'une machine très-compliquée, mais dans laquelle il n'y a aucune force occulte, aucun effet sans cause démontrable; — on part, en un mot, du principe que force et matière ne sont qu'un, que tout, dans les corps organiques comme inorganiques, n'est que transformations et transpositions incessantes, compensation perpétuelle. Et en appliquant ce principe à l'étude des corps organisés, en s'affranchissant, en un mot, de toute idée préconçue et implantée, on arrive non seulement à des résultats et à des conclusions qui doivent rejaillir fortement sur d'autres domaines, on est même conduit à la conception d'expériences et d'observations qui auraient été impossibles, inimaginables dans une époque antérieure où toutes les pensées étaient dominées par l'idée d'une force vitale particulière. Dans ces temps-là, un mouvement était le résultat d'une volonté dictée par cette force vitale; aujourd'hui il est devenu la conséquence nécessaire d'une irritation du système nerveux, et pour le produire, l'organisme ne dépense pas de la force vitale, mais une quantité parfaitement déterminée et mesurable de chaleur, engendrée par la combustion d'une quantité aussi déterminée, de combustible que nous introduisons sous forme d'aliment. Le muscle, qui se contracte, n'est aujourd'hui qu'une machine, dont les effets de force sont déterminés aussi rigoureusement que ceux d'un câble de grue, et cette machine agit aussi longtemps qu'elle n'est pas dérangée, avec autant de précision qu'un câble inanimé. Aujourd'hui, nous détachons un muscle d'une grenouille vivante, nous le mettons dans les conditions nécessaires pour sa conservation, en empêchant sa dessication et sa décomposition, nous lui donnons, comme du charbon à une machine, de temps en temps le sang nécessaire pour remplacer la matière brûlée par l'oxygène de l'air, — et ce muscle isolé, sous cloche, séparé de l'organisme, non depuis des heures et des jours, mais même depuis des semaines, ce muscle travaille sur chaque irritation que nous lui transmettons par l'électricité aussi exactement qu'un spiral de montre dès qu'il est monté! Aujourd'hui, nous décapitons un animal, — nous le laissons mourir complètement, — mais, après cette mort, nous injectons dans la tête du sang d'un autre animal de la même espèce battu et chauffé au degré nécessaire, — et cette tête revit, rouvre ses yeux, et ses mouvements nous prouvent que son cerveau, organe de la pensée, fonctionne de nouveau et de la même manière comme avant la décapitation.

Je ne veux pas m'étendre ici sur les conséquences que l'on peut tirer de ces expériences. La physique inorganique nous prouve que chaleur et mouvement ne sont qu'une seule et même force, — que la chaleur peut être transformée en mouvement et *vice versâ*; la physique organique, car c'est ainsi qu'on peut appeler aujourd'hui cette branche de la biologie, nous démontre que les mêmes lois régissent l'organisme; — nous mesurons le mouvement de la pensée, nous déterminons la vitesse, peu considérable du reste, avec laquelle elle se transmet, et nous apprécions la chaleur dégagée dans le cerveau par ce mouvement. Mais, je le répète, nous n'aurions pu arriver à ces expériences et à leurs résultats si frappants, si observateurs et expérimentateurs n'avaient travaillé, avant tout à l'affranchissement de leur propre pensée, s'ils n'avaient rejeté d'avance, avant de les tenter, toute idée transmise par les autorités, pour s'en tenir aux faits seulement et aux lois qui en découlent. Lorsque Lavoisier prit la première fois la balance en main pour constater que le produit de la combustion était plus pesant que la substance brûlée, avant cette opération, et que la combustion était, par conséquent, une combinaison et non une destruction, il partait nécessairement du principe de l'indestructibilité de la matière et détruisait en même temps ce phlogiston, cette force occulte et indémontrable que l'on avait invoquée pour expliquer une foule de phénomènes du monde inorganique, absolument comme on invoque encore aujourd'hui cette force vitale dont les retraites obscures sont forcées et éclairées tour à tour par le flambeau de l'investigation.

Si nous constatons ici, dans le domaine de la physiologie, l'heureux effet de l'affranchissement de la méthode investigatrice, nous en pouvons voir encore une manifestation brillante dans le domaine de la zoologie et de la botanique proprement dites. Je veux parler de la direction nouvelle imprimée à ces sciences ainsi qu'à l'anthropologie, par Darwin.

Que veut, en effet, cette direction nouvelle qui se base, comme toute innovation, sur des précédents, mais, il faut l'avouer aussi, sur des précédents en grande partie oubliés et négligés?

Avant tout, elle veut combattre des opinions transmises, autoritaires, dictées par un tout autre ordre d'idées, et acceptées, jusqu'ici, comme on accepte mille choses, sans en examiner le fond.

« Espèces sont, avait dit Linné, les types créés dès le commencement, » et on avait accepté, tant bien que mal, cette définition qui suppose un créateur, un nombre considérable de types indépendants les uns des autres, et un renouvellement successif de l'ameublement organique de la terre, si j'ose m'exprimer ainsi, d'après un plan fixé d'avance dans les différentes époques de son histoire. — Cet axiome admis, il n'y avait plus, en réalité, à examiner les rapports des différents organismes entre eux, ni avec leurs prédécesseurs; — chaque espèce étant une création indépendante en elle-même, il était, au fond, bien indifférent si le loup ressemblait au chien ou à la baleine!

Or, si plusieurs prédécesseurs de Darwin avaient osé s'insurger partiellement contre tel ou tel point de cet axiome, leurs voix étaient restées sans écho; — ces insurrections avortées n'avaient contribué, comme en politique, qu'à mieux asseoir le gouvernement existant et à faire croire à son infaillibilité. Mais aujourd'hui, grâce à Darwin, une révolution complète a été opérée, et les partisans du gouvernement déchu se trouvent à peu près dans la même situation que les chefs de mainte révolution; — ils ne peuvent en aucune façon revenir aux anciens errements, mais ils ne savent que mettre à la place. *Personne, en Europe au moins, n'ose plus soutenir la création indépendante, et de toutes pièces, des espèces;* — mais on hésite, lorsqu'il s'agit de suivre une voie nouvelle dont on ne voit pas encore l'issue.

« Il faut accepter cette théorie, a dit un homme de grand sens; uniquement parce que nous n'avons rien de meilleur. Que pouvez-vous mettre à sa place? »

Je l'ai dit, — la nouvelle direction imprimée aux sciences zoologiques par Darwin n'est pas tant remarquable en elle-même que comme manifestation de cet esprit libre qui tâche de s'affranchir de liens imposés et qui veut voler de son propre essor. Elle veut rattacher les innombrables formes dans lesquelles s'est manifestée la vie organique à cette circulation générale qui anime le monde entier; — pour traduire sa tendance par un mot emprunté à la physique, elle veut considérer les organismes comme des manifestations, enchaînées entre elles, d'une seule et même force, et non pas comme des forces indépendantes. Si toutes nos sciences exactes sans exception sont fondées, depuis Lavoisier, sur le principe de la matière impérissable, les étonnantes découvertes de Mayer et de ses successeurs ont été engendrées par la conception de la force impérissable. Dans toutes les modifications de la forme, la quantité de force dépensée reste toujours la même; la force est mutable en sa qualité, mais non en sa quantité; elle est indestructible comme la matière; — à chaque molécule, à chaque quantité appréciable de la matière est liée, d'une manière impérissable et éternelle, une quantité correspondante de force. Les manifestations extérieures de la force peuvent revêtir autant de formes différentes que la matière, — mais la quantité dépensée dans une opération ou mutation quelconque doit se retrouver dans une autre opération précédente ou suivante, et doit rester identiquement la même dans toute la série des phénomènes qui se sont passés antérieurement ou qui doivent suivre dans le cours du temps.

N'oublions pas, messieurs, que ce principe, conçu par Mayer, il n'y a pas encore trente ans, nous a valu la détermination de l'équivalent en force de la chaleur, l'identification de la chaleur et du mouvement, enfin toutes ces découvertes et applications magnifiques qui se succèdent depuis quelques années avec une rapidité si étonnante. Ne faut-il pas croire que l'application de ce même principe aux sciences organiques et descriptives s'y montrera tout aussi féconde qu'elle s'est déjà montrée dans les sciences physiques ?

Que voulons-nous en effet ? Démontrer que les formes si innombrables de la nature organisée ne sont que des mutations d'un fonds impérissable d'une quantité déterminée de matière et de force ; — démontrer que chaque forme organique est le résultat nécessaire de toutes les manifestations organiques qui l'ont précédée, et la base nécessaire de toutes celles qui vont la suivre ; — démontrer, par conséquent, que toutes les formes actuelles sont liées ensemble par les racines depuis lesquelles elles se sont élevées dans l'histoire de la terre, et dans les différentes périodes d'évolution que notre planète a parcourues ; — démontrer, enfin, que les forces qui se manifestent dans l'apparition de ces formes sont toujours restées les mêmes, et qu'il n'y a pas de place, ni dans le monde inorganique, ni dans le monde organique, pour une force tierce indépendante de la matière, et pouvant façonner celle-ci suivant son gré ou son caprice.

Tel est, ce me semble, le véritable noyau de ce qu'on est convenu d'appeler le Darwinisme ; son essence intime ne peut se définir autrement, suivant mon avis. Il n'importe que les uns suivent cette direction, pour ainsi dire instinctivement, sans se rendre compte des derniers résultats auxquels elle doit nécessairement conduire, tandis que les autres voient clairement le but vers lequel ils tendent ; — l'important est que cette direction se trouve, comme on dit, dans l'air, qu'elle s'imprime par le milieu spirituel dans lequel vit l'homme scientifique à tous les travaux, et qu'elle s'assoie même à côté de l'adversaire pour corriger ses épreuves avant qu'elles ne passent à la publicité.

L'héritage et la transmission des caractères est dans le monde organique, ce qui, dans le monde inorganique, est la continuation de la force. Chaque être est donc le résultat nécessaire de tous les ancêtres qui l'ont précédé, et, pour comprendre son organisation et la combinaison variée de ses organes, il faut tenir compte de toutes les modifications, de toutes les formes passées qui, par héritage, ont apporté leur contingent dans la nouvelle combinaison existante. Et de même que la force primitive se montre dans le monde physique et suivant les conditions extérieures, tantôt comme mouvement, tantôt comme chaleur, lumière, électricité ou magnétisme, de même ces conditions extérieures influent sur le résultat de l'héritage et amènent des variations et des transformations qui se transmettent à leur tour aux formes consécutives.

Une tâche immense incombe donc aujourd'hui aux sciences naturelles. Dans les temps passés, l'étude des formes extérieures suffisait aux buts restreints de la science ; plus tard il fallut ajouter l'étude de l'organisation intérieure autant dans les détails microscopiques que dans les arrangements saisissables à l'œil nu ; un pas de plus conduisait nécessairement, pour comprendre les analogies, les rapports et les différences dans la création actuelle (qu'on me passe le mot) vers l'embryogénie comparée, savoir la comparaison des différentes manières dont se construit et s'accomplit l'organisme depuis son germe jusqu'à sa fin; enfin, il fallut avoir recours à la paléontologie, à l'étude des êtres fossiles qui ont précédé les formes actuelles, et cela dans le but de comprendre la parenté plus ou moins éloignée qui relie ces êtres entre eux. Aujourd'hui, il faut ajouter à tous ces éléments, éclairés d'un nouveau jour, l'étude des limites possibles des variations que peut présenter un type; l'influence, éminemment variable des milieux ambiants sur les différents types, et construire ainsi pièce par pièce les organismes définitifs, mais variables, que nous avons devant les yeux.

Eh bien, messieurs, peut-on raisonnablement croire que l'homme seul ne soit pas soumis à ces grandes lois de la nature, — que lui seul, parmi les êtres organisés, ait une origine fondamentalement différente de la leur, — que seul il n'ait ni formes parentes, ni prédécesseurs dans l'histoire de la terre, et que son existence ne se rattache à aucune autre? Vraiment, posée en ces termes, la question me paraît résolue d'avance! Mais la conséquence qui découle nécessairement de ces prémisses, c'est qu'à l'anthropologie est dévolue la même tâche qu'à toutes les autres branches de l'histoire naturelle, qu'elle ne doit pas se contenter d'étudier l'homme en lui-même, et sous les différentes formes qu'il présente à la surface de la terre, mais qu'elle doit sonder ses origines, scruter son passé lointain, recueillir avec soin toutes les données que peuvent fournir ses fonctions, son organisation, son développement individuel, son histoire, non seulement dans le sens habituel du mot, mais en se rapportant à un passé bien antérieur, et qu'elle doit remonter ainsi, comme la science le fait pour toutes les autres formes organiques, l'arbre généalogique jusque vers les branches congénères, portées par les mêmes racines, mais développées d'une manière différente.

Les découvertes récentes ont ouvert un horizon immense aux études relatives à l'homme. Dans tous les pays nous remarquons une ardeur presque fiévreuse pour remonter aux origines de l'homme cachées dans les couches de la terre; de tous les côtés on apporte les preuves d'une antiquité bien plus reculée du type homme, que les imaginations les plus exaltées n'auraient jamais pu supposer jadis. Chaque jour cette Europe tant fouillée par les générations passées ouvre son sein pour nous montrer des trésors nouveaux, ou pour nous donner, par des faits inaperçus jusqu'à présent, la clef d'une foule d'énigmes que nous ne savions résoudre. Nous assistons à cette époque où l'homme sauvage, montrant des infériorités très-marquées dans son organisation corporelle, chassait dans les plaines du continent européen et de l'Angleterre le mammouth et le rhinocéros, le renne et le cheval sauvage, nous suivons cet homme dans sa civilisation ascendante, où il devient nomade, pâtre, agriculteur, industriel, commerçant, trafiqueur et fondeur de métaux; là où l'histoire et la tradition nous font défaut, nous lisons les faits et gestes de cette antiquité préhistorique dans les pierres et les bois! Et, tandis que les « curieux de la nature », comme s'appelaient, dans une académie célèbre, les savants scrutateurs, poursuivent ainsi, de couche en couche, les restes de l'activité humaine; d'autres, non moins curieux, s'attachent à son organisation en reprenant un à un tous les caractères jusque dans leurs petits détails, en étudiant leur développement dans le cours de la vie depuis le premier germe jusqu'à la fin, ou bien en s'adressant aux races, à leurs particularités, pour y trouver les preuves d'une infériorité ou supériorité relatives, dont les premières marquent les jalons de la route parcourue par le type homme lui-même, tandis que les autres indiquent la voie que ce type va suivre en s'élevant et en se modifiant. Les fonctions de l'organe de la pensée étant intimement liées à son organisation et dépendant de celle-ci, l'étude des manifestations de l'esprit et de la plus importante de ces manifestations, de la langue articulée, n'occupe pas une petite place dans les objets que l'anthropologie doit embrasser.

Il faut avouer franchement, messieurs, que cette étude historique, comparative et génésique du type homme est encore dans l'enfance, et que tout ce qui a été fait jusqu'à présent n'est rien en comparaison de ce qui reste à faire. Est-il étonnant qu'il en soit ainsi, le principe dont découlent ces travaux n'ayant été introduit dans la science que depuis quelques années à peine?

Je n'ai rien à ajouter. M. Darwin prend l'homme tel qu'il se présente aujourd'hui, il examine ses qualités corporelles, morales et intellectuelles, et recherche les causes qui doivent avoir concouru à la formation de ses qualités si diverses et si compliquées. Il étudie les effets qu'ont produits ces mêmes causes en agissant sur d'autres organismes et, trouvant des effets analogues produits chez l'homme, il conclut que des causes analogues ont été en jeu. La conclusion finale de ces recherches, conduites avec une sagacité rare et égalée seulement par une érudition hors ligne, est que l'homme, tel que nous le voyons aujourd'hui, est le résultat d'une série de transformations accomplies pendant les dernières époques géologiques.

Nul doute que ces conclusions trouveront beaucoup de contradicteurs. Ce n'est pas un mal, la vérité naît du choc des esprits.

C. VOGT.

INTRODUCTION

La nature du présent livre sera mieux comprise, par un court aperçu de la manière dont il a été écrit. J'ai pendant bien des années recueilli des notes sur l'origine et la descendance de l'homme, sans avoir aucune intention de faire quelque publication sur ce sujet; bien plus, pensant que je ne ferais ainsi qu'augmenter les préventions contre mes vues, j'avais plutôt résolu le contraire. Il me parut suffisant d'indiquer, dans la première édition de mon *Origine des espèces*, que l'ouvrage pourrait jeter quelque jour sur l'origine de l'homme et son histoire; impliquant ainsi que l'homme doit être avec les autres êtres organisés compris dans toute conclusion générale relative à son mode d'apparition sur la terre. Actuellement le cas se présente sous un aspect tout différent. Lorsqu'un naturaliste comme C. Vogt, dans son discours présidentiel à l'Institut national genevois (1869), peut risquer d'avancer que « personne, en Europe du moins, n'ose plus soutenir la création indépendante et de toutes pièces des espèces, » il est évident qu'au moins un grand nombre de naturalistes doivent admettre que les espèces sont les descendants modifiés d'autres espèces; cela est surtout vrai pour ceux de la nouvelle et jeune génération. La plupart acceptent l'action de la sélection naturelle; bien que quelques-uns objectent, ce dont l'avenir aura en toute justice à décider, que j'ai beaucoup trop haut évalué son importance. Mais il est encore bien des chefs plus anciens et honorables de la science naturelle, qui sont malheureusement opposés à l'évolution, sous quelque forme qu'elle se présente.

Les opinions actuellement adoptées par la plupart des naturalistes, qui, comme dans tous les cas de ce genre, seront ultérieurement suivies par d'autres, m'ont par conséquent engagé à rassembler mes notes, afin de m'assurer jusqu'à quel point les conclusions auxquelles mes autres travaux m'ont conduit, pouvaient s'appliquer à l'homme. C'était d'autant plus désirable que je n'avais jamais, de propos délibéré, appliqué mes vues à une espèce prise à part. Lorsque nous limitons notre attention à une forme donnée, nous sommes privés des arguments puissants que nous pouvons tirer de la nature des affinités qui unissent des groupes entiers d'organismes, — de leur distribution géographique dans les temps passés et présents, et de leur succession géologique. La conformation homologique, le développement embryonnaire, et les organes rudimentaires d'une espèce, qu'il s'agisse de l'homme ou d'un autre animal, points sur lequel nous pouvons porter notre attention, restent à considérer; mais tous ces grands ordres de faits apportent, il me semble, des preuves abondantes et concluantes en faveur du principe de l'évolution graduelle. Toutefois il faut toujours avoir présent à l'esprit le puissant appui que fournissent les autres arguments.

L'unique objet de cet ouvrage est de considérer : premièrement, si l'homme, comme tout autre espèce, descend de quelque forme préexistante; secondement, le mode de son développement; et, troisièmement, la valeur des différences existant entre ce qu'on appelle les races humaines. Comme je me bornerai à traiter ces points, il ne me sera pas nécessaire de décrire en détail ces différences entre les diverses races, — sujet énorme qui a déjà été amplement discuté dans beaucoup d'ouvrages de valeur. La haute antiquité de l'homme récemment démontrée par les travaux d'une foule d'hommes éminents, Boucher de Perthes en tête, est l'indispensable base de l'intelligence de son origine. Je tiendrai par conséquent cette conclusion pour admise, et renverrai mes lecteurs pour ce sujet aux beaux traités de Sir C. Lyell, Sir J. Lubbock et autres. Je n'aurai pas non plus davantage à faire qu'à rappeler l'étendue des différences existant entre l'homme et les singes arthropomorphes, le professeur Huxley ayant, selon l'avis des juges les plus compétents, établi de la manière la plus concluante que, dans chaque caractère visible, l'homme diffère moins des singes supérieurs, que ceux-ci ne diffèrent des membres inférieurs du même ordre des Primates.

Le présent ouvrage ne renferme presque point de faits originaux sur l'homme; mais les conclusions auxquelles, après un aperçu en gros, je suis arrivé, m'ayant paru intéressantes, j'ai pensé qu'elles pourraient l'être pour d'autres. On a souvent affirmé avec assurance que l'origine de l'homme ne pourrait jamais être connue; mais l'ignorance engendre plus souvent la confiance que ne fait le savoir, et ce ne sont que ceux qui savent peu, et non ceux qui savent beaucoup, qui affirment d'une manière aussi positive que la science ne pourra jamais résoudre tel ou tel problème. La conclusion que l'homme est, avec d'autres espèces, le co-descendant de quelque forme ancienne inférieure et éteinte, n'est en aucune façon nouvelle. Lamarck était, il y a longtemps, arrivé à cette conclusion, que plusieurs naturalistes éminents ont soutenue récemment; par exemple, Wallace, Huxley, Lyell, Vogt, Lubbock, Büchner, Rolle[1], etc., et sur-

1. Je n'ai pas besoin de donner les titres des ouvrages si connus des auteurs premièrement cités; mais ceux des deux derniers étant moins connus, les voici : *Sechs Vorlesungen über die Darwinsche Theorie,* 2te Auflage, 1868, von Doctor L. Büchner (traduit en français par A. Jacquot sous le titre de : *Conférences sur la théorie Darwinienne.* Paris, 1869), — *Der Mensch, im Lichte der Darwin'schen Lehre,* 1865, von Doctor F. Rolle. Sans pouvoir référer à tous les

tout Häckel. Ce dernier, outre son grand ouvrage intitulé *Generelle Morphologie* (1866), a récemment (1868, avec une seconde édition en 1870) publié sa *Natürliche Schöpfungsgeschichte*[1], dans laquelle il discute complètement la généalogie de l'homme. Si cet ouvrage avait paru avant que mon essai eût été écrit, je ne l'aurais probablement jamais achevé. Je trouve que ce naturaliste dont les connaissances sont, sur beaucoup de points, bien plus complètes que les miennes, a confirmé presque toutes les conclusions auxquelles j'ai été conduit. Partout où j'ai extrait quelque fait ou opinion des ouvrages du professeur Häckel, je le cite dans le texte, laissant les autres affirmations telles qu'elles se trouvaient dans mon manuscrit, en renvoyant par note à ses ouvrages, pour la confirmation des points douteux ou intéressants.

Depuis bien des années, il m'a paru fort probable que la sélection sexuelle a joué un rôle important dans la différenciation des races humaines; et, dans mon *Origine des Espèces* (1re édition), je me contentai de ne faire à cette croyance qu'une simple allusion; mais, lorsque j'en vins à l'appliquer à l'homme, je vis qu'il était indispensable de traiter le sujet dans tous ses détails[2]. Il en est résulté que la seconde partie du présent ouvrage, traitant de la sélection sexuelle, a pris relativement à la première un développement considérable, mais qui était inévitable.

J'avais l'intention d'ajouter ici un essai sur l'expression des diverses émotions chez l'homme et les animaux moins élevés, sujet sur lequel mon attention avait, il y a bien des

auteurs qui ont traité le même côté de la question, j'indiquerai encore G. Ganestrini, *Annuario della soc. d. nat. Modena*, 1867, travail curieux sur les caractères rudimentaires, et leur portée sur l'origine de l'homme. Le docteur Barrago Francesco a publié, en 1869, un autre ouvrage dont le titre italien est : *l'Homme, fait à l'image de Dieu, fut aussi fait à l'image du singe.*

1. Traduit en français par le Dr C. Letourneau, sous le titre : *Histoire de la Création naturelle.* 2e édition, Paris, C. Reinwald.

2. Le professeur Häckel est le seul auteur qui, depuis la publication de *l'Origine des espèces*, ait dans ses différents ouvrages, discuté avec beaucoup de talent le sujet de la sélection sexuelle, et en ait compris toute l'importance.

années, été attirée par l'ouvrage remarquable de Sir C. Bell. Cet anatomiste célèbre soutient que l'homme possède certains muscles uniquement destinés à exprimer ses émotions, opinion que je devais prendre en considération, comme évidemment opposée à l'idée que l'homme soit le descendant de quelque autre forme inférieure. Je désirais également vérifier jusqu'à quel point les émotions s'expriment de la même manière dans les différentes races humaines. Mais, en raison de la longueur de l'ouvrage actuel, j'ai dû renoncer à y introduire cet essai, qui est en partie achevé, et fera l'objet d'une publication séparée.

LA

DESCENDANCE DE L'HOMME

ET LA SÉLECTION

DANS SES RAPPORTS AVEC LE SEXE

PREMIÈRE PARTIE

LA DESCENDANCE OU L'ORIGINE DE L'HOMME

CHAPITRE PREMIER

PREUVES A L'APPUI DE L'HYPOTHÈSE QUE L'HOMME DESCEND D'UNE FORME INFÉRIEURE

Nature des preuves sur l'origine de l'homme. — Conformations homologues chez l'homme et les animaux inférieurs. — Points de similitude divers. — Développement. — Conformations rudimentaires, muscles, organes des sens, cheveux, os, organes reproducteurs, etc. — Portée de ces trois ordres de faits sur l'origine de l'homme.

L'homme est-il le descendant modifié de quelque forme préexistante? Pour résoudre cette question, il convient d'abord de rechercher si la conformation corporelle et les facultés mentales de l'homme sont sujettes à des variations, si légères qu'elles soient; et, dans ce cas, si ces variations se transmettent à sa progéniture conformément aux lois qui prévalent chez les animaux inférieurs. Il convient de rechercher, en outre, si ces variations, autant que notre ignorance nous permet d'en juger, sont le résultat des mêmes causes, si elles sont réglées par les mêmes lois générales que chez les autres organismes, — par la corrélation, par les effets héréditaires de l'usage et du défaut d'usage, etc.? l'homme est-il sujet aux mêmes difformités, résultant d'arrêts de développement, de duplication de parties, etc., et fait-il retour, par ses anomalies, à quelque type antérieur et ancien de conformation? On doit naturellement aussi se demander si, comme tant d'autres animaux, l'homme a donné naissance à des variétés et à des sous-races, différant peu les unes des autres, ou à des races assez distinctes pour qu'on doive les classer comme des espèces douteuses? Comment ces races sont-elles distribuées à la surface de la terre, et, lorsqu'on les croise, comment réagissent-elles les unes sur les autres, tant dans la première génération que dans les suivantes? Et de même pour beaucoup d'autres points.

L'enquête aurait ensuite à élucider un problème important : l'homme tend-il à se multiplier assez rapidement pour qu'il en résulte une lutte ardente pour l'existence, et, par suite, la conservation des variations avantageuses du corps ou de l'esprit, et l'élimination de celles qui sont nuisibles? Les races ou les espèces humaines, quel que soit le terme qu'on préfère, empiètent-elles les unes sur les autres et se remplacent-elles de manière à ce que finalement il en disparaisse quelques-unes? Nous verrons que toutes ces questions, dont la plupart ne méritent pas la discussion, résolues qu'elles sont déjà, doivent, comme pour les animaux inférieurs, se résoudre par l'affirmative. Nous pouvons, d'ailleurs, laisser de côté pour le moment les considérations qui précèdent, et examiner d'abord jusqu'à quel point la conformation corporelle de l'homme offre des traces plus ou moins évidentes de sa descendance de quelque type inférieur. Nous étudierons, dans les chapitres suivants, les facultés mentales de l'homme en les comparant à celles des animaux placés plus bas sur l'échelle.

Conformation corporelle de l'homme. — On sait que l'homme est construit sur le même type général, sur le même modèle que les autres mammifères. Tous les os de son squelette sont comparables aux os correspondants d'un singe, d'une chauve-souris ou d'un phoque. Il en est de même de ses muscles, de ses nerfs, de ses vaisseaux sanguins et de ses viscères internes. Le cerveau, le plus important de tous les organes, suit la même loi, comme l'ont établi Huxley et d'autres anatomistes. Bischoff[1], adversaire déclaré de cette doctrine, admet cependant que chaque fissure principale et chaque pli du cerveau humain ont leur analogue dans celui de l'orang-

1. *Grosshirnwindungen des Menschen*, 1868, p. 96. Les conclusions de cet auteur ainsi que celles de Gratiolet et d'Aeby relativement au cerveau ont été discutées par le professeur Huxley dans l'Appendice auquel nous avons fait allusion dans la préface de cette nouvelle édition.

outang; mais il ajoute que les deux cerveaux ne concordent complètement à aucune période de leur développement; concordance à laquelle on ne doit d'ailleurs pas s'attendre, car autrement leurs facultés mentales seraient les mêmes. Vulpian[2] fait la remarque suivante : « Les différences réelles qui existent entre l'encéphale de l'homme et celui des singes supérieurs sont bien minimes. Il ne faut pas se faire d'illusions à cet égard. L'homme est bien plus près des singes anthropomorphes par les caractères anatomiques de son cerveau que ceux-ci ne le sont non seulement des autres mammifères, mais même de certains quadrumanes, des guenons et des macaques. » Mais il serait superflu d'entrer ici dans plus de détails sur l'analogie qui existe entre la structure du cerveau et toutes les autres parties du corps de l'homme et la conformation des mammifères supérieurs.

Il peut cependant être utile de spécifier quelques points, ne se rattachant ni directement ni évidemment à la conformation, mais qui témoignent clairement de cette analogie ou de cette parenté.

L'homme peut recevoir des animaux inférieurs, et leur communiquer certaines maladies comme la rage, la variole, la morve, la syphilis, le choléra, l'herpès, etc.[3], fait qui prouve bien plus évidemment l'extrême similitude[4] de leurs tissus et de leur sang, tant dans leur composition que dans leur structure élémentaire, que ne le pourrait faire une comparaison faite sous le meilleur microscope, ou l'analyse chimique la plus minutieuse. Les singes sont sujets à un grand nombre de nos maladies non contagieuses; ainsi Rengger[5], qui a observé pendant longtemps le *Cebus Azaræ* dans son pays natal, a démontré qu'il est sujet au catarrhe, avec ses symptômes ordinaires qui amènent la phthisie lorsqu'ils se répètent souvent. Ces singes souffrent aussi d'apoplexie, d'inflammation des entrailles et de la cataracte. La fièvre emporte souvent les jeunes au moment où ils perdent leurs dents de lait. Les remèdes ont sur les singes les mêmes effets que sur nous. Plusieurs espèces de sin-

2. *Leçons sur la Physiologie,* 1866, p. 890, citées par M. Dally : *l'Ordre des primates et le transformisme,* 1868, p. 29.

3. Le Dr W. Lauder Lindsay a traité longuement ce sujet, *Journal of Mental Science,* juillet 1871; *Edinburgh Veterinary Review,* juillet 1858.

4. Un écrivain (*British quarterly Review,* 1 octobre 1871, p. 472) a critiqué en termes très sévères et très violents l'allusion contenue dans cette phrase; mais comme je n'emploie pas le terme *identité,* je ne crois pas faire erreur. Il me paraît y avoir une grande analogie entre une même maladie contagieuse ou épidémique produisant un même résultat ou un résultat presque analogue chez deux animaux distincts et l'essai de deux fluides distincts par un même réactif chimique.

5. *Naturgeschichte der Säugethiere von Paraguay,* 1830, p. 50.

ges ont un goût prononcé pour le thé, le café et les liqueurs spiritueuses; ils fument aussi le tabac avec plaisir, ainsi que je l'ai observé moi-même[6]. Brehm assure que les habitants des parties nord-ouest de l'Afrique attrapent les mandrills en exposant à leur portée des vases contenant de la bière forte, avec laquelle ils s'enivrent. Il a observé quelques-uns de ces animaux en captivité dans le même état d'ivresse, et fait un récit très divertissant de leur conduite et de leurs bizarres grimaces. Le matin suivant, ils étaient sombres et de mauvaise humeur, se tenaient la tête à deux mains et avaient une piteuse mine; ils se détournaient avec dégoût lorsqu'on leur offrait de la bière ou du vin, mais paraissaient être très friands du jus de citron[7]. Un singe américain, un Ateles, après s'être enivré d'eau-de-vie, ne voulut plus jamais en boire, se montrant en cela plus sage que bien des hommes. Ces faits peu importants prouvent combien les nerfs du goût sont semblables chez l'homme et chez les singes, et combien leur système nerveux entier est similairement affecté.

L'homme est infecté de parasites internes dont l'action provoque parfois des effets funestes; il est tourmenté par des parasites externes, qui appartiennent aux mêmes genres ou aux mêmes familles que ceux qui attaquent d'autres mammifères, et, dans le cas de la gale, à la même espèce[8]. L'homme est, comme d'autres animaux, mammifères, oiseaux, insectes même[9], soumis à cette loi mystérieuse en vertu de laquelle certains phénomènes normaux, tels que la gestation, ainsi que la maturation et la durée de diverses maladies, suivent les phases de la lune. Les mêmes phénomènes se produisent chez lui et chez les animaux pour la cicatrisation des blessures, et les moignons qui subsistent après l'amputation des membres possèdent parfois, surtout pendant les premières phases de la période embryonnaire, une certaine puissance de régénération comme chez les animaux inférieurs[10].

6. Certains animaux placés beaucoup plus bas sur l'échelle partagent parfois les mêmes goûts. M. A. Nicolas m'apprend qu'il a élevé à Queensland (Australie) trois individus de la variété *Phaseolarctus cinereus* et que tous trois acquirent bientôt un goût prononcé pour le rhum et pour le tabac.

7. Brehm, *Thierleben*, B. I, 1864, p. 75, 86. Sur l'Ateles, p. 105. Pour d'autres assertions analogues, p. 25, 107.

8. Dr W. Lauder Lindsay, *Edinburgh Veterinary Review*, juillet 1858, p. 13.

9. Relativement aux Insectes, docteur Laycock : *On a general Law of Vital Periodicity* (*British Association*), 1842. Le docteur Mac Culloch (*Silliman's North Americ. Journ. of science*, vol. XVII, p. 305) a vu un chien souffrant d'une fièvre tierce. J'aurai à revenir sur ce point.

10. J'ai indiqué les preuves à cet égard dans la *Variation des Animaux et des Plantes à l'état domestique*, vol. II, p. 14 (Paris, Reinwald).

L'ensemble de la marche de l'importante fonction de la reproduction de l'espèce présente les plus grandes ressemblances chez tous les mammifères, depuis les premières assiduités du mâle[11] jusqu'à la naissance et l'allaitement des jeunes. Les singes naissent dans un état presque aussi faible que nos propres enfants, et, dans certains genres, les jeunes diffèrent aussi complètement des adultes, par leur aspect, que le font nos enfants de leurs parents[12]. Quelques savants ont présenté, comme une distinction importante, le fait que, chez l'homme, le jeune individu n'atteint la maturité qu'à un âge beaucoup plus avancé que chez tous les autres animaux ; mais, si nous considérons les races humaines habitant les contrées tropicales, la différence n'est pas bien considérable, car on admet que l'orang ne devient adulte qu'à dix ou quinze ans[13]. L'homme diffère de la femme par sa taille, par sa force corporelle, par sa villosité, etc., ainsi que par son intelligence, dans la même proportion que les deux sexes chez la plupart des mammifères. Bref il n'est pas possible d'exagérer l'étroite analogie qui existe entre l'homme et les animaux supérieurs, surtout les singes anthropomorphes, tant dans la conformation générale et la structure élémentaire des tissus que dans la composition chimique et la constitution.

Développement embryonnaire. — L'homme se développe d'un ovule ayant environ $0^{mm},02$ de diamètre; cet ovule ne diffère en aucun point de celui des autres animaux à une période précoce ; c'est à peine si l'on peut distinguer cet embryon lui-même de celui d'autres membres du règne des vertébrés. A cette période, les artères circulent dans des branches arquées, comme pour porter le sang dans des branchies qui n'existent pas dans les vertébrés supérieurs, bien que les fentes latérales du cou persistent et marquent leur ancienne position (*fig* 1, *f*, *g*). Un peu plus tard, lorsque les extrémités se développent, ainsi que le remarque le célèbre de Baër, « les pattes

11. « Mares e diversis generibus Quadrumanorum sine dubio dignoscunt feminas humanas a maribus. Primum, credo, odoratu, postea aspectu. M. Youatt, qui diu in Hortis Zoologicis (*Bestiariis*) medicus animalium erat, vir in rebus observandis cautus et sagax, hoc mihi certissime probavit, et curatores ejusdem loci et alii e ministris confirmaverunt. Sir Andrew Smith et Brehm notabant idem in Cynocephalo. Illustrissimus Cuvier etiam narrat multa de hâc re, quâ ut opinor, nihil turpius potest indicari inter omnia hominibus et Quadrumanis communia. Narrat enim Cynocephalum quemdam in furorem incidere aspectu feminarum aliquarum, sed nequaquam accendi tanto furore ab omnibus. Semper eligebat juniores, et dignoscebat in turbâ, et advocabat voce gestûque. »

12. Cette remarque a été faite pour les Cynocéphales et pour les singes anthropomorphes par Geoffroy Saint-Hilaire et F. Cuvier (*Hist. nat. des mammifères*, t. I, 1824.)

13. Huxley, *Man's place in Nature*, 1863, p. 34.

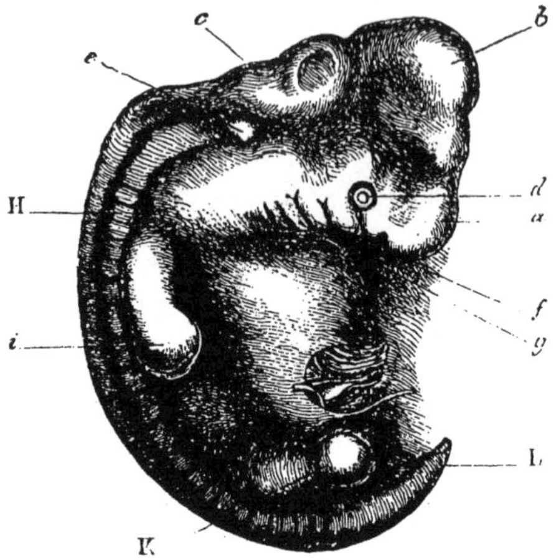

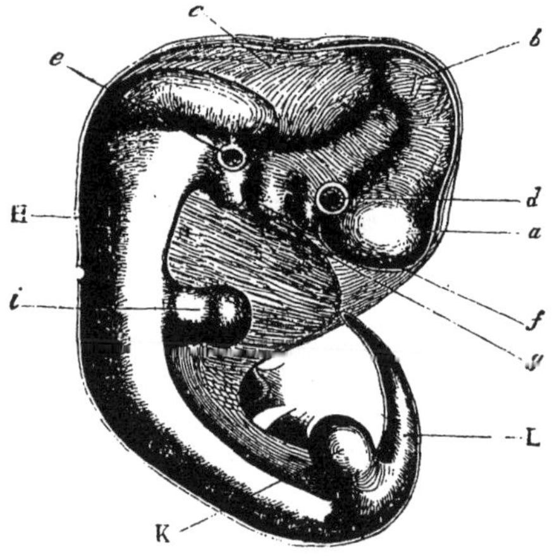

Fig. 1. — La figure supérieure représente un embryon humain, d'après Ecker; la figure inférieure celui d'un chien, d'après Bischoff.

a, Cerveau antérieur, hémisphères cérébraux, etc.
b, Cerveau médian, corps quadrijumeaux.
c, Cerveau postérieur, cervelet, moelle allongée.
d, Œil.
e, Oreille.
f, Premier arc viscéral.
g, Second arc viscéral.
H, Colonne vertébrale et muscles en voie de développement.
i, Extrémités antérieures.
K, Extrémités postérieures.
L, Queue ou os du coccyx.

des lézards et des mammifères, les ailes et les pattes des oiseaux, de même que les mains et les pieds de l'homme, dérivent de la même forme fondamentale ». C'est, dit le professeur Huxley [14], « dans les toutes dernières phases du développement, que le jeune être humain présente des différences marquées avec le jeune singe, tandis que ce dernier s'éloigne autant du chien dans ses développements que l'homme lui même peut s'en éloigner. On peut démontrer la vérité de cette assertion, tout extraordinaire qu'elle puisse paraître. »

Comme plusieurs de mes lecteurs peuvent n'avoir jamais vu le dessin d'un embryon, je donne ici ceux de l'homme et du chien, tous deux à peu près à la même phase précoce de leur développement, et je les emprunte à deux ouvrages dont l'exactitude est incontestable [15].

Après les assertions de ces hautes autorités, il est inutile d'entrer dans de plus amples détails pour prouver la grande ressemblance qu'offre l'embryon humain avec celui des autres mammifères. J'ajouterai, cependant, que certains points de la conformation de l'embryon humain ressemblent aussi à certaines conformations d'animaux inférieurs à l'état adulte. Le cœur, par exemple, n'est d'abord qu'un simple vaisseau pulsateur; les déjections s'évacuent par un passage cloacal; l'os coccyx fait saillie comme une véritable queue, qui « s'étend beaucoup au-delà des jambes rudimentaires [16]. » Certaines glandes, désignées sous le nom de corps de Wolff, existant chez les embryons de tous les vertébrés à respiration aérienne, correspondent aux reins des poissons adultes et fonctionnent comme eux [17]. On peut même observer, à une période embryonnaire plus tardive, quelques ressemblances frappantes entre l'homme et les animaux inférieurs. Bischoff assure qu'à la fin du septième mois, les circonvolutions du cerveau d'un embryon humain en sont à peu près au même état de développement que

14. *Man's place in Nature*, 1863, p. 67.

15. L'embryon humain (fig. supérieure) est tiré d'Ecker; *Icones Phys.*, 1859. tabl. XXX, fig. 2; cet embryon avait 10 lignes de longueur, par conséquent la figure est très agrandie. L'embryon du chien est emprunté à Bischoff; *Entwicklungsgeschichte des Hunde-Eies*, 1845, tabl. XI, fig. 42, B. La figure est grossie cinq fois et dessinée d'après un embryon âgé de 25 jours. Les viscères internes, ainsi que les appendices utérins, ont été omis dans les deux cas. C'est le professeur Huxley, qui m'a indiqué ces figures; c'est d'ailleurs en lisant son ouvrage, *Man's place in Nature*, que j'ai eu l'idée de les reproduire. Hæckel a donné des dessins analogues dans son ouvrage *Schöpfungsgeschichte*.

16. Prof. Wyman, dans *Proc, of American Acad. of sciences*, vol. IV, 1860; p. 17.

17. Owen, *Anatomy of vertebrates*, vol. 1, p. 533.

chez le babouin adulte [18]. Le professeur Owen fait remarquer [19] « que le gros orteil qui fournit le point d'appui dans la marche, aussi bien debout qu'à l'état de repos, constitue peut-être la particularité la plus caractéristique de la structure humaine » ; mais le professeur Wyman [20] a démontré que, chez l'embryon, ayant environ un pouce de longueur, « l'orteil est plus court que les autres doigts, et que, au lieu de leur être parallèle, il forme un angle avec le côté du pied, correspondant ainsi par sa position avec l'état permanent de l'orteil chez les quadrumanes ». Je termine par une citation de Huxley [21], qui se demande : l'homme est-il engendré, se développe-t-il, vient-il au monde d'une façon autre que le chien, l'oiseau, la grenouille ou le poisson? Puis il ajoute : « La réponse ne peut pas être douteuse un seul instant; il est incontestable que le mode d'origine et les premières phases du développement humain sont identiques à ceux des animaux qui occupent les degrés immédiatement au-dessous de lui sur l'échelle, et qu'à ce point de vue il est beaucoup plus voisin des singes que ceux-ci ne le sont du chien. »

Rudiments. — Nous traiterons ce sujet avec plus de développements, bien qu'il ne soit pas intrinsèquement beaucoup plus important que les deux précédents [22]. On rencontre chez tous les animaux supérieurs quelques parties à l'état rudimentaire; l'homme ne fait point exception à cette règle. Il faut, d'ailleurs, distinguer, ce qui, dans quelques cas, n'est pas toujours facile, les organes rudimentaires de ceux qui ne sont qu'à l'état naissant. Les premiers sont absolument inutiles, tels que les mamelles chez les quadrupèdes mâles, et chez les ruminants les incisives qui ne percent jamais la gencive; ou bien ils rendent seulement à leurs possesseurs actuels de si légers services que nous ne pouvons pas supposer qu'ils se soient développés dans les conditions où ils existent aujourd'hui. Les organes, dans ce dernier état, ne sont pas strictement rudimentaires, mais tendent à le devenir. Les organes naissants, d'autre part, bien qu'ils ne soient pas complètement développés, rendent de grands services à leurs possesseurs et sont

18. *Die Grosshirnwindungen des Menschen*, 1868, p. 95.
19. *Anatomy of vertebrates*, vol. II, p. 553.
20. *Proceedings Soc. Nat. Hist.*, Boston, 1863, vol. IX. p. 185.
21. *Man's place in Nature*, p. 65.
22. J'avais déjà écrit ce chapitre avant d'avoir lu un travail de grande valeur, auquel je suis redevable pour beaucoup de données, par G. Canestrini « *Caratteri rudimentali in ordine all' origine dell' uomo* » (*Annuario della Soc. d. nat.*, Modena, 1867, p. 81). Hæckel a admirablement discuté l'ensemble du sujet sous le titre de Dystéologie, dans sa *Generelle Morphologie* et *Schöpfungsgeschichte*.

susceptibles d'un développement ultérieur. Les organes rudimentaires sont éminemment variables, fait qui se comprend, puisque, étant inutiles ou à peu près, ils ne sont plus soumis à l'action de la sélection naturelle. Ils disparaissent souvent entièrement; mais, dans ce cas, ils reparaissent quelquefois par suite d'un effet de retour, fait qui mérite toute notre attention.

Les principales causes qui paraissent provoquer l'état rudimentaire des organes sont le défaut d'usage, surtout pendant l'état adulte, alors que, au contraire, l'organe devrait être exercé, et l'hérédité à une période correspondante de la vie. L'expression « défaut d'usage » ne s'applique pas seulement à l'action amoindrie des muscles, mais comprend une diminution de l'afflux sanguin vers un organe soumis à des alternatives de pression plus rares, ou devenant, à un titre quelconque, habituellement moins actif. On peut observer chez un sexe les rudiments de parties présentes normalement chez l'autre sexe; ces rudiments, ainsi que nous le verrons plus tard, résultent souvent de causes distinctes de celles que nous venons d'indiquer. Dans quelques cas, la sélection naturelle intervient pour réduire des organes devenus nuisibles à une espèce, par suite de changements dans ses habitudes. Il est probable que la compensation et l'économie de croissance interviennent souvent à leur tour pour hâter cette diminution de l'organe; toutefois, on s'explique difficilement les derniers degrés de diminution qui s'observent après que le défaut d'usage a effectué tout ce qu'on peut raisonnablement lui attribuer, et que les résultats de l'économie de croissance ne sont plus que très insignifiants [23]. La suppression complète et finale d'une partie, déjà très réduite et devenue inutile, cas où ne peuvent entrer en jeu ni la compensation ni l'économie de croissance, peut se comprendre par l'hypothèse de la pangenèse, et ne peut guère même s'expliquer autrement. Je n'ajouterai rien de plus sur ce point, ayant, dans mes ouvrages précédents [24], discuté et développé avec amples détails tout ce qui a trait aux organes rudimentaires.

On a observé, sur de nombreux points du corps humain [25], les

23. Quelques excellentes critiques sur ce sujet ont été faites par MM. Murie et Mivart. (*Trans. Zool. Soc.*, 1869, vol. VII, p. 92.)

24. *Variation des animaux et des plantes*, etc., vol. II, p. 335 et 423 (édit. française). Voir aussi, *Origine des espèces*, p. 474.

25. M. Richard (*Annales des sciences nat.* 3e sér., *Zoologie*, 1852, t. XVIII, p. 13) décrit et figure des rudiments de ce qu'il appelle le muscle pédieux de la main, qu'il dit être quelquefois infiniment petit. Un autre muscle, le tibial postérieur, fait ordinairement défaut dans la main, mais apparait de temps en temps sous une forme plus ou moins rudimentaire.

rudiments de muscles divers; il en est qui, existant régulièrement chez quelques animaux, se retrouvent parfois à un état très réduit chez l'homme. Chacun a remarqué l'aptitude que possèdent plusieurs animaux, le cheval surtout, à mouvoir certaines parties de la peau par la contraction du pannicule musculaire. On trouve des restes de ce muscle à l'état actif sur plusieurs points du corps humain; sur le front, par exemple, où il permet le relèvement des sourcils. Le *platysma myoides*, qui est bien développé sur le cou, appartient à ce système. Le professeur Turner, d'Édimbourg, m'apprend qu'il a parfois trouvé des fascicules musculaires dans cinq situations différentes : dans les axilles, près des omoplates, etc., qui doivent tous être rattachés au système du pannicule. Il a [26] aussi démontré que le muscle sternal (*sternalis brutorum*), qui n'est pas une extension de l'abdominal droit (*rectus abdominalis*), mais qui se relie intimement au pannicule, s'est rencontré dans une proportion d'environ 3 p. 100 chez plus de six cents cadavres; il ajoute que ce muscle fournit « un excellent exemple du fait que les conformations accidentelles et rudimentaires sont tout spécialement sujettes à présenter des variations dans leurs arrangements ».

Quelques personnes ont la faculté de contracter les muscles superficiels du scalpe, qui sont dans un état partiellement rudimentaire et variable. M. A. de Candolle m'a communiqué une observation curieuse sur la persistance héréditaire de cette aptitude, existant à un degré inusité d'intensité. Il connaît une famille dont un des membres, actuellement chef de la famille, pouvait, quand il était jeune, faire tomber, par la seule mobilité du scalpe, plusieurs gros livres posés sur sa tête, et qui avait gagné de nombreux paris en exécutant ce tour de force. Son père, son oncle, son grand-père et ses trois enfants possèdent à un égal degré cette même aptitude. Cette famille se divisa en deux branches, il y a huit générations; le chef de celle dont nous venons de parler est donc cousin au septième degré du chef de l'autre branche. Ce cousin éloigné, habitant une autre partie de la France, interrogé au sujet de l'aptitude en question, prouva immédiatement qu'il la possède aussi. C'est un excellent exemple de la transmission persistante d'une faculté absolument inutile que nous ont probablement léguée nos ancêtres à demi humains; en effet, les singes possèdent la faculté, dont ils usent largement, de mouvoir le scalpe de haut en bas et *vice versa* [27].

Les muscles servant à mouvoir l'ensemble de l'oreille externe,

26. Prof. W. Turner, *Proc. Royal Soc. Edinburgh*, 1866-67, p. 65.
27. *L'Expression des Émotions*, p. 144. (Paris, Reinwald.)

et les muscles spéciaux qui déterminent les mouvements de ses diverses parties, appartenant tous au système panniculeux, existent, chez l'homme, à l'état rudimentaire. Ils offrent des variations dans leur développement, ou au moins dans leurs fonctions. J'ai eu l'occasion de voir un homme qui pouvait ramener ses oreilles en avant; d'autres qui pouvaient les redresser; d'autres enfin qui pouvaient les retirer en arrière [28]; d'après ce que m'a dit une de ces personnes, il est probable que la plupart des hommes, en stimulant l'oreille et en dirigeant leur attention de ce côté, parviendraient, à la suite d'essais répétés, à recouvrer quelque mobilité dans ces organes. La faculté de dresser les oreilles et de pouvoir les diriger vers les différents points de l'espace, rend certainement de grands services à beaucoup d'animaux, qui sont ainsi renseignés sur le lieu du danger; mais je n'ai jamais entendu dire qu'un homme ait possédé cette faculté, la seule qui pût lui être utile. Toute la conque externe de l'oreille peut être considérée comme un rudiment, ainsi que les divers replis et proéminences (hélix et antihélix, tragus et antitragus, etc.) qui, chez les animaux, soutiennent et renforcent l'oreille, lorsqu'elle est redressée, sans en augmenter beaucoup le poids. Quelques auteurs, toutefois, supposent que le cartilage de la conque sert à transmettre les vibrations au nerf acoustique; mais M. Toynbee [29], après avoir recueilli tout ce qu'on sait à ce sujet, conclut que la conque extérieure n'a pas d'usage déterminé. Les oreilles des chimpanzés et des orangs ressemblent singulièrement à celles de l'homme, et les muscles qui leur sont propres sont aussi très peu développés [30]. Les gardiens du Jardin zoologique de Londres m'ont assuré que ces animaux ne meuvent ni ne redressent jamais les oreilles; elles sont donc, en tant qu'il s'agit de la fonction, dans le même état rudimentaire que celles de l'homme. Nous ne pouvons dire pourquoi ces animaux, ainsi que les ancêtres de l'homme, ont perdu la faculté de dresser les oreilles. Il est possible, bien que cette explication ne me satisfasse pas complètement, que, peu exposés au danger, par suite de leurs habitudes d'existence dans les arbres et de leur grande force, ils aient, pendant une longue période, peu remué les oreilles, et perdu ainsi la faculté de le faire. Ce serait un cas parallèle à celui de ces

28. Canestrini cite Hyrtl, *Annuario della Soc. dei naturalisti*, Modena, 1867, p. 97, sur le même sujet.

29. J. Toynbee, E. R. S, *The Diseases of the Ear*, 1860, p. 12. Un physiologiste distingué, le professeur Preyer, m'apprend qu'il a récemment fait des expériences sur la fonction de la conque de l'oreille et qu'il en est arrivé à peu près à la même conclusion que celle que j'indique ici.

30. Prof. A. Macalister, *Annals and Magaz. of Nat. Hist.*, vol VII, 1871, p. 342.

grands oiseaux massifs, qui habitent les îles de l'Océan, où ils ne sont pas exposés aux attaques des animaux carnassiers, et qui ont, par suite du défaut d'usage, perdu le pouvoir de se servir de leurs ailes pour s'enfuir. La facilité avec laquelle l'homme et plusieurs espèces de singes remuent la tête dans le plan horizontal, ce qui leur permet de saisir les sons dans toutes les directions, compense en partie l'impossibilité où ils se trouvent de mouvoir les oreilles. On a affirmé que l'oreille de l'homme seul est pourvue d'un lobule ; mais on trouve un rudiment du lobule chez le gorille [31], et le professeur Preyer m'apprend que le lobule fait assez souvent défaut chez le nègre.

Un sculpteur éminent, M. Woolner, m'a signalé une petite particularité de l'oreille externe, particularité qu'il a souvent remarquée chez les deux sexes, et dont il croit avoir saisi la vraie signification. Son attention fut attirée sur ce point lorsqu'il travaillait à sa statue de Puck, à laquelle il avait donné des oreilles pointues. Ceci le conduisit à examiner les oreilles de divers singes, et subséquemment à étudier de plus près l'oreille humaine. Cette particularité consiste en une petite pointe émoussée qui fait saillie sur le bord replié en dedans, ou l'hélix. Quand cette saillie existe, elle est déjà développée lorsque l'enfant vient au monde; d'après le professeur Ludwig Meyer, on l'observe plus fréquemment chez l'homme que chez la femme. M. Woolner m'a envoyé le dessin ci-joint (*fig.* 2), fait d'après un modèle exact d'un cas semblable. Cette proéminence fait, non-seulement saillie en dedans, mais, souvent aussi, un peu en dehors, de manière à être visible lorsqu'on regarde la tête directement en face, soit par devant, soit par derrière. Elle varie en grosseur et quelque peu en position, car elle se trouve tantôt un peu plus haut, tantôt un peu plus bas; on l'observe parfois sur une oreille et pas sur l'autre. Cette conformation n'existe pas seulement chez l'homme, car j'en ai observé un cas chez un *Ateles belzebuth* au Jardin zoologique de Londres; le Dr E. Ray Lankester me signale un autre cas qu'il a observé sur un chimpanzé du Jardin zoologique de Hambourg.

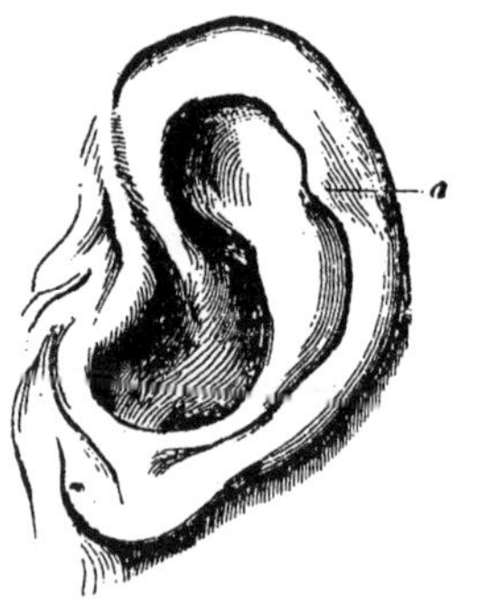

Fig. 2. — Oreille humaine; modelée et dessinée par M. Woolner.
a. — Saillie.

L'hélix est évidemment formé par un repli intérieur du bord ex-

31. M. Saint-George Mivart, *Elementary Anatomy*, 1873, p. 396.

terne de l'oreille, et ce repli paraît provenir de ce que l'oreille extérieure, dans son entier, a été repoussée en arrière d'une manière permanente. Chez beaucoup de singes peu élevés dans l'ordre, comme les cynocéphales et quelques espèces de macaques [32], la partie supérieure de l'oreille se termine par une pointe peu accusée, sans que le bord soit aucunement replié en dedans; si, au contraire, le bord était replié, il en résulterait nécessairement une petite proéminence faisant saillie en dedans et probablement un peu en dehors du plan de l'oreille. C'est là, je crois, qu'il faut chercher, dans la plupart des cas, l'origine de ces proéminences. D'autre part, le professeur L. Meyer soutient dans un excellent mémoire, qu'il a récemment publié [33], que l'on ne doit voir là qu'un cas de simple variabilité, que les proéminences ne sont pas réelles, mais qu'elles sont dues à ce que le cartilage intérieur de chaque côté ne s'est pas complètement développé. Je suis tout prêt à admettre que cette explication est acceptable dans bien des cas, dans ceux, par exemple, figurés par le professeur Meyer, où on remarque plusieurs petites proéminences qui rendent sinueux le bord entier de l'hélix. Grâce à l'obligeance du Dr L. Down, j'ai pu étudier l'oreille d'un idiot microcéphale; j'ai observé sur cette oreille une proéminence située sur le côté extérieur de l'hélix et non pas sur le repli intérieur, de sorte que cette proéminence ne peut avoir aucun rapport avec une pointe antérieure de l'oreille. Néanmoins, je crois que, dans la plupart des cas, j'étais dans le vrai en regardant ces saillies comme le dernier vestige du bout de l'oreille autrefois redressée et pointue; je suis d'autant plus disposé à le croire que ces saillies se présentent fréquemment et que leur position correspond généralement à celle du sommet d'une oreille pointue. Dans un cas, dont on m'a envoyé une photographie, la saillie est si considérable que, si l'on adopte l'hypothèse du professeur Meyer, c'est-à-dire si l'on suppose que l'oreille deviendrait parfaite grâce à l'égal développemment du cartilage dans toute l'étendue du bord, le repli aurait recouvert au moins un tiers de l'oreille entière. On m'a communiqué deux autres cas, l'un dans l'Amérique du nord, l'autre en Angleterre; dans ces deux cas, le bord supérieur n'est pas replié intérieurement, mais il se termine en pointe, ce qui le fait ressembler étroitement à l'oreille pointue d'un quadrupède ordinaire. Dans un de ces cas, le père comparait absolument l'oreille de son jeune

32. Voir les remarques et les dessins des oreilles de Lémuroïdes dans le mémoire de MM. Murie et Mivart, *Trans. Zoolog. Soc.*, 1869, vol. VII, p. 6 et 90.

33. *Ueber das Darwin'sche Spitzohr*, *Archiv für Path., Anat. und Phys.* 1871, p. 485.

enfant à celle d'un singe, le *Cynopithecus niger*, dont j'ai donné le dessin dans un autre ouvrage [34]. Si, dans ces deux cas, le bord s'était replié intérieurement de la façon normale, il se serait formé une saillie intérieure. Je puis ajouter que, dans deux autres cas, l'oreille conserve un aspect quelque peu pointu, bien que le bord de la partie supérieure de l'oreille soit normalement replié à l'intérieur, très faiblement, il est vrai, dans un des deux cas. La figure 3, reproduction exacte d'une photographie qu'a bien voulu m'envoyer le Dr Nistche, représente le fœtus d'un orang. On peut voir com-

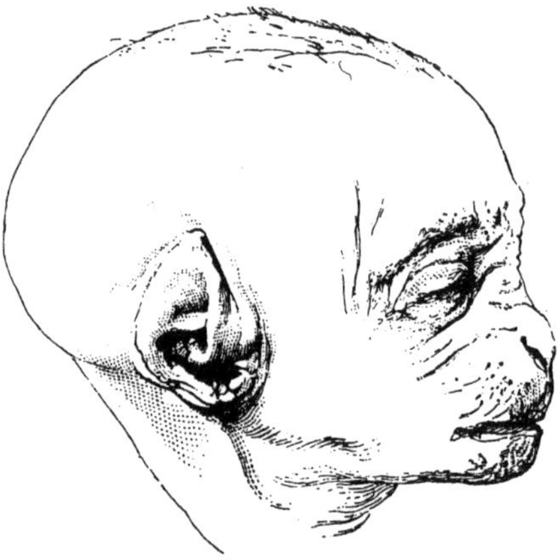

Fig. 3. — Fetus d'orang. Copie exacte d'une photographie indiquant la forme de l'oreille à cet âge précoce.

bien l'oreille du fœtus de l'orang diffère de celle du même animal à l'état adulte; on sait, en effet, que cette dernière ressemble beaucoup à celle de l'homme. Il est facile de comprendre que, si la pointe de l'oreille du fœtus venait à se replier intérieurement, il se produirait une saillie tournée vers l'intérieur, à moins que l'oreille ne subisse de grandes modifications dans le cours de son développement. En résumé, il me semble toujours probable que, dans certains cas, les saillies en question, chez l'homme et chez le singe, sont les vestiges d'un état antérieur.

La troisième paupière, ou membrane clignotante, est, avec ses muscles accessoires et d'autres conformations, particulièrement bien développée chez les oiseaux; elle a pour eux une importance fonctionnelle considérable, car, grâce à elle, ils peuvent recouvrir rapidement le globe de l'œil tout entier. On observe cette troisième paupière chez quelques reptiles, chez quelques amphibies, et chez

34. *L'Expression des Émotions*, p. 136. (Paris, Reinwald.)

certains poissons, les requins par exemple. Elle est assez bien développée dans les deux divisions inférieures de la série des mammifères, les Monotrèmes et les Marsupiaux, ainsi que chez quelques mammifères plus élevés, comme le morse. Mais, chez l'homme, les quadrumanes et la plupart des autres mammifères, elle existe, ainsi que l'admettent tous les anatomistes, sous la forme d'un simple rudiment, dit le pli semi-lunaire[35].

Le sens de l'odorat a, pour la plupart des mammifères, une très haute importance : il avertit les uns du danger, comme les ruminants ; il permet à d'autres, comme les carnivores, de découvrir leur proie ; à d'autres enfin, comme le sanglier, il sert à l'un et à l'autre usage. Mais l'odorat ne rend que très peu de services à l'homme, même aux races à peau de couleur, chez lesquelles il est généralement plus développé que chez les races civilisées[36]. Il ne les avertit pas du danger et ne les guide pas vers leur nourriture ; il n'empêche pas les Esquimaux de dormir dans une atmosphère fétide, ni beaucoup de sauvages de manger de la viande à moitié pourrie. Un éminent naturaliste, chez lequel ce sens est très parfait et qui a longuement étudié cette question, m'affirme que, chez les Européens, cette faculté comporte des états bien différents selon les individus. Ceux qui croient au principe de l'évolution graduelle n'admettent pas aisément que ce sens, tel qu'il existe aujourd'hui, ait été originellement acquis par l'homme dans son état actuel. L'homme doit sans doute cette faculté affaiblie et rudimentaire à quelque ancêtre reculé, auquel elle était extrêmement utile et qui en faisait un fréquent usage. Le Dr Maudsley[37] fait remarquer avec beaucoup de raison que le sens de l'odorat chez l'homme est « remarquablement propre à lui rappeler vivement l'idée et l'image de scènes et de lieux oubliés » ; peut-être

35. Müller, *Manuel de physiologie* (trad. française), 1845, vol. II. p. 307. Owen, *Anat. of Vertebrates*, vol. III, p. 260. *Id.*, *On the Walrus* (morse), *Proc. Zool. Soc.*, nov. 1854. R. Knox, *Great artists and anatomists*, p. 106. Ce rudiment paraît être quelque peu plus marqué chez les nègres et chez les Australiens que chez les Européens. C. Vogt, *Leçons sur l'homme* (trad. française), p. 167.

36. On connaît la description que fait Humboldt du merveilleux odorat que possèdent les indigènes de l'Amérique méridionale; ces assertions ont été confirmées par d'autres voyageurs. M. Houzeau (*Études sur les facultés mentales*, etc., vol. I, 1872, p. 91) affirme que de nombreuses expériences l'ont conduit à la conclusion que les nègres et les Indiens peuvent reconnaître les personnes à leur odeur dans l'obscurité la plus complète. Le Dr W. Ogle a fait de curieuses observations sur les rapports qui existent entre la faculté d'odorat et la matière colorante de la membrane muqueuse du nez, ainsi que la peau du corps. C'est ce qui me permet de dire que les races colorées ont l'odorat plus développé que les races blanches. Voir son mémoire, *Medico-chirurgical transactions*, Londres, 1870, vol. LIII, p. 276.

37. *The Physiology and Pathology of Mind*, 2e édit., 1868, p. 134.

faut-il chercher l'explication de ces phénomènes dans le fait que les animaux, qui possèdent ce même sens à un état très-développé, comme les chiens et les chevaux, semblent compter beaucoup sur l'odorat pour raviver le souvenir de lieux ou de personnes qu'ils ont connus autrefois.

L'homme diffère notablement par sa nudité de tous les autres primates. Quelques poils courts se rencontrent çà et là sur la plus grande partie du corps de l'homme, et un duvet plus fin sur le corps de la femme. Les différentes races humaines diffèrent considérablement à ce point de vue. Chez les individus appartenant à une même race, les poils varient beaucoup, non-seulement par leur abondance, mais par leur position; ainsi, chez certains Européens, les épaules sont entièrement nues, tandis que, chez d'autres, elles portent d'épaisses touffes de poils[38]. On ne peut guère douter que les poils ainsi éparpillés sur le corps ne soient les rudiments du revêtement pileux uniforme des animaux. Le fait que les poils courts, fins, peu colorés des membres et des autres parties du corps, se transforment parfois « en poils longs, serrés, grossiers et foncés, » lorsqu'ils sont soumis à une nutrition anormale grâce à leur situation dans la proximité de surfaces qui sont, depuis longtemps, le siège d'une inflammation, confirme cette hypothèse dans une certaine mesure[39].

Sir James Paget a remarqué que plusieurs membres d'une même famille ont souvent quelques poils des sourcils plus longs que les autres, particularité bien légère qui paraît, cependant, être héréditaire. On observe des poils analogues chez certains animaux; ainsi, on remarque, chez le chimpanzé et chez certaines espèces de macaques, quelques poils redressés, très longs, plantés droit au-dessus des yeux, et correspondant à nos sourcils; on a observé des poils semblables très longs dépassant les poils qui recouvrent les arcades sourcilières chez quelques babouins.

Le fin duvet laineux, dit *lanugo*, dont le fœtus humain est entièrement recouvert au sixième mois, présente un cas plus curieux. Au cinquième mois, ce duvet se développe sur les sourcils et sur la face, surtout autour de la bouche, où il est beaucoup plus long que sur la tête. Eschricht[40] a observé une moustache de ce genre chez un fœtus femelle, circonstance moins étonnante qu'elle ne le

38. Eschricht, *Ueber die Richtung der Haare am menschlichen Körper*, Müller's *Archiv für Anat. und Phys.*, 1837, p. 47. J'aurai souvent à renvoyer à ce curieux travail.
39. Paget, *Lectures on Surgical Pathology*, 1853, t. I, p. 71.
40. Eschricht, *l. c.*, pp. 40, 47.

paraît d'abord, car tous les caractères extérieurs sont généralement identiques chez les deux sexes pendant les premières phases de la formation. La direction et l'arrangement des poils sur le fœtus sont les mêmes que chez l'adulte, mais ils sont sujets à une grande variabilité. La surface entière du fœtus, y compris même le front et les oreilles, est ainsi couverte d'un épais revêtement de poils ; mais, fait significatif, la paume des mains, ainsi que la plante des pieds, restent absolument nues, comme les surfaces inférieures des quatre membres chez la plupart des animaux inférieurs. Cette coïncidence ne peut guère être accidentelle ; il est donc probable que le revêtement laineux de l'embryon représente le premier revêtement de poils permanents chez les mammifères qui naissent velus. On a recueilli trois ou quatre observations authentiques relatives à des personnes qui, en naissant, avaient le corps et la face couverte de longs poils fins ; cette étrange particularité semble être fortement héréditaire et se trouve en corrélation avec un état normal de la dentition[41]. Le professeur Alex. Brandt a comparé les poils de la face d'un homme âgé de trente-cinq ans, atteint de cette particularité, avec le lanugo d'un fœtus, et il a observé que la texture des poils et du lanugo était absolument semblable ; il pense donc que l'on peut attribuer ce phénomène à un arrêt de développement du poil qui n'en continue pas moins de croître. Un médecin, attaché à un hôpital pour les enfants, m'a affirmé que beaucoup d'enfants délicats ont le dos couvert de longs poils soyeux ; on peut sans doute expliquer ce cas de la même façon que le précédent.

Il semble que les molaires postérieures, ou dents de sagesse, tendent à devenir rudimentaires chez les races humaines les plus civilisées. Elles sont un peu plus petites que les autres molaires, fait que l'on observe aussi pour les dents correspondantes chez le chimpanzé et chez l'orang ; en outre, elles n'ont que deux racines distinctes. Elles ne percent pas la gencive avant la dix-septième année, et l'on m'a assuré qu'elles sont beaucoup plus sujettes à la carie et se perdent plus tôt que les autres dents, ce que nient, d'ailleurs, quelques dentistes éminents. Elles sont aussi, beaucoup plus que les autres dents, sujettes à varier tant par leur structure que par l'époque de leur développement[42]. Chez les races méla-

41. Voir : *la Variation des Animaux et des Plantes à l'état domestique*, vol. I, p. 327. Le professeur Alex. Brandt a signalé récemment un autre cas analogue observé chez un Russe et chez son fils.

42. Docteur Webb, *Teeth in Man and the Anthropoïd Apes*, cité par le docteur C. Carter Blake, *Anthropological Review*, juillet 1867, p. 299.

niennes, au contraire, les dents de sagesse présentent habituellement trois racines distinctes, et sont généralement saines ; en outre, elles diffèrent moins des autres molaires que chez les races caucasiennes[43]. Le professeur Schaaffhausen explique cette différence par le fait que, chez les races civilisées[44], « la partie postérieure dentaire de la mâchoire est toujours raccourcie », particularité qu'on peut, je présume, attribuer avec assez de vraisemblance à ce que les hommes civilisés se nourrissent ordinairement d'aliments ramollis par la cuisson, et que, par conséquent, ils se servent moins de leurs mâchoires. M. Brace m'apprend que, aux États-Unis, l'usage d'enlever quelques molaires aux enfants se répand de plus en plus, la mâchoire ne devenant pas assez grande pour permettre le développement complet du nombre normal des dents[45].

Je n'ai rencontré qu'un seul cas de rudiment dans le canal digestif, à savoir l'appendice vermiforme du cæcum. Le cæcum est une branche ou diverticulum de l'intestin, se terminant en un cul-de sac, qui atteint une grande longueur chez beaucoup de mammifères herbivores inférieurs. Chez le Koala (*Phascolarctos*), il est trois fois plus long que le corps entier[46]. Il s'étire parfois en une pointe allongée, d'autres fois il est étranglé par places. Il semble que, par suite d'un changement de régime ou d'habitudes, le cæcum se soit raccourci considérablement chez divers animaux ; l'appendice vermiforme a persisté comme un rudiment de la partie réduite. Le fait qu'il est très petit et les preuves de sa variabilité chez l'homme, preuves qu'a recueillies le professeur Canestrini[47], nous permettent de conclure que cet appendice est bien un rudiment. Parfois il fait défaut ; dans d'autres cas, il est très développé. Sa cavité est quelquefois tout à fait fermée sur la moitié ou les deux tiers de sa longueur ; sa partie terminale consiste alors en une expansion pleine et aplatie. Cet appendice est long et enroulé chez l'orang ; chez l'homme il part de l'extrémité du cæcum, et a ordinairement de 10 à 12 centimètres de longueur, et seulement 8 ou 9 millimètres de diamètre. Il est non-seulement inutile, mais il peut devenir aussi une cause de mort. Deux exemples récents de ce fait sont parvenus

43. Owen, *Anat. of vertebrates*, vol. III, pp. 320, 321, 325.
44. *On the primitive form of the skull* ; traduit dans *Anthrop. Review*, oct. 1868, p. 426.
45. Le professeur Mantegazza m'écrit de Florence qu'il a étudié récemment les dernières molaires chez les différentes races d'hommes ; il en arrive à la même conclusion que celle donnée dans le texte, c'est-à-dire que chez les races civilisées ces dents sont en train de s'atrophier ou d'être éliminées.
46. Owen, *Anat. of Vertebrates*, vol. III, pp. 416, 434, 441.
47. *L. c.*, p. 94.

à ma connaissance. Ces accidents sont dus à l'introduction dans la cavité de petits corps durs, tels que des graines qui, par leur présence, déterminent une inflammation [48].

Quelques quadrumanes, les Lémurides et surtout les Carnivores aussi bien que beaucoup de Marsupiaux, ont, près de l'extrémité inférieure de l'humérus, une ouverture, le foramen supra-condyloïde, au travers de laquelle passe le grand nerf de l'avant-bras et souvent son artère principale. Or l'humérus de l'homme porte ordinairement des traces de ce passage, qui est même quelquefois assez bien développé; il est formé par une apophyse recourbée, complétée par un ligament. Le Dr Struthers [49], qui s'est beaucoup occupé de cette question, vient de démontrer que ce caractère est parfois héréditaire, car il l'a observé chez un individu et chez quatre de ses sept enfants. Lorsque ce passage existe, le nerf du bras le traverse toujours; ce qui indique clairement qu'il est l'homologue et le rudiment de l'orifice supra-condyloïde des animaux inférieurs. Le professeur Turner estime que ce cas s'observe sur environ 1 p. 100 des squelettes récents. Si le développement accidentel de cette conformation chez l'homme est, comme cela semble probable, dû à un effet de retour, cette conformation nous reporte à un ancêtre extrêmement reculé, car elle n'existe pas chez les quadrumanes supérieurs.

Il existe une autre perforation de l'humérus, qu'on peut appeler l'intra-condyloïde, qui s'observe chez divers genres d'anthropoïdes et autres singes [50], ainsi que chez beaucoup d'animaux inférieurs et qui se présente quelquefois chez l'homme. Fait très remarquable, ce passage paraît avoir existé beaucoup plus fréquemment autrefois qu'à une époque plus récente. M. Busk [51] a réuni les documents suivants à ce sujet : « Le professeur Broca a remarqué cette perforation sur 4 1/2 p. 100 des os du bras recueillis dans le cimetière

48. M. C. Martins, *de l'Unité organique*, *Revue des Deux-Mondes*, 15 juin 1862, p. 16; Hæckel, *Generelle Morphologie*, vol. II, p. 278, ont tous deux fait des remarques sur le fait singulier que cet organe rudimentaire cause quelquefois la mort.

49. Voir pour l'hérédité le docteur Struthers; *the Lancet*, 24 janvier 1863, p. 83, et 15 février 1873. Le docteur Knox, *Great artists and anatomists*, p. 63; est, m'a-t-on dit, le premier anatomiste qui ait appelé l'attention sur cette conformation particulière chez l'homme. Docteur Gruber, *Bulletin de l'Acad. imp. de Saint-Pétersbourg*, 1867 : p. 448.

50. M. Saint-George Mivart, *Trans. Philos. Soc.*, 1867, p. 310.

51. *On the caves of Gibraltar* (*Transact. internat. Congress of Prehist. Arch.*; 3e session, 1869, p. 159). Le professeur Wyman a récemment démontré (*Fourth annual Report*, *Peabody Museum*; 1871, p. 20) que cette perforation existe chez 31 p. 100 de certains restes humains provenant des antiques tertres de l'ouest des Etats-Unis et de la Floride. On la rencontre fréquemment chez les nègres.

du Sud à Paris; dans la grotte d'Orrony, dont le contenu paraît appartenir à la période du bronze, huit humérus sur trente-deux étaient perforés; mais il semble que cette proportion extraordinaire peut-être due à ce que la caverne avait sans doute servi de caveau de famille. M.Dupont a trouvé aussi dans les grottes de la vallée de la Lesse, appartenant à l'époque du renne, 30 p. 100 d'os perforés; tandis que M. Leguay, dans une espèce de dolmen, à Argenteuil, en observa 25 p. 100 présentant la même particularité. Pruner-Bey a constaté le même état chez 26 p. 100 d'os provenant de Vauréal. Le même auteur ajoute que cette condition est commune dans les squelettes des Guanches. » Le fait que, dans ce cas, ainsi que dans plusieurs autres, la conformation des races anciennes se rapproche plus des animaux inférieurs que celles des races modernes est fort intéressant. Cela vient probablement en grande partie de ce que les races anciennes, dans la longue ligne de descendance, se trouvent quelque peu plus rapprochées que les races modernes de leurs ancêtres primordiaux.

Bien que fonctionnellement nul comme queue, l'os coccyx de l'homme représente nettement cette partie des autres animaux vertébrés. Pendant la première période embryonnaire, cet os est libre, et, comme nous l'avons vu, dépasse les extrémités postérieures. Dans certains cas rares et anormaux [52], il constitue, même après la naissance, un petit rudiment externe de queue. L'os coccyx est court; il ne comprend ordinairement que quatre vertèbres ankylosées; elles restent à l'état rudimentaire, car elles ne présentent, à l'exception de celle de la base, que la partie centrale seule [53]. Elles possèdent quelques petits muscles, dont l'un, à ce que m'apprend le professeur Turner, a été décrit par Theile, comme une répétition rudimentaire exacte de l'extenseur de la queue, muscle qui est si complètement développé chez beaucoup de mammifères.

Chez l'homme, la moelle épinière ne s'étend pas au-delà de la dernière vertèbre dorsale ou de la première vertèbre lombaire, mais un corps filamenteux (*filum terminale*) se continue dans l'axe de la partie sacrée du canal vertébral et même le long de la face postérieure des os coccygiens. La partie supérieure de ce filament, d'après le professeur Turner, est, sans aucun doute, l'homologue

52. M. de Quatrefages a recueilli les preuves sur ce sujet, *Revue des cours scientifiques*, 1867-68, p. 625. Fleischmann a exhibé, en 1840, un fœtus humain ayant une queue libre, laquelle, ce qui n'est pas toujours le cas, comprenait des corps vertébraux; cette queue a été examinée et décrite par plusieurs anatomistes présents à la réunion des naturalistes à Erlangen; voir Marshall, *Niederländischen Archiv. für Zoologie*, décembre 1871.

53. Owen, *On the nature of limbs*, 1849, p. 114

de la moelle épinière, mais la partie inférieure semble se composer simplement de la *pie-mère*, soit la membrane vasculaire qui l'entoure. Même dans ce cas, on peut considérer que l'os coccyx possède un vestige d'une conformation aussi importante que la moelle épinière, bien que n'étant plus contenu dans un canal osseux. Le fait suivant, que j'emprunte aussi au professeur Turner, prouve combien l'os coccyx correspond à la véritable queue des animaux inférieurs : Luschka a récemment découvert, à l'extrémité des os coccygiens, un corps enroulé très particulier, qui est continu avec l'artère sacrée médiane. Cette découverte a conduit Krause et Meyer à examiner la queue d'un singe (macaque) et celle d'un chat, et ils ont trouvé chez toutes deux, quoique pas à l'extrémité, un corps enroulé semblable.

Le système reproducteur offre diverses conformations rudimentaires, mais qui diffèrent par un point important des cas précédents. Il ne s'agit plus ici de vestiges de parties, qui n'appartiennent pas à l'espèce à l'état actif, mais d'une partie qui est toujours présente et active chez un sexe, tandis qu'elle est représentée chez l'autre par un simple rudiment. Néanmoins l'existence de rudiments de ce genre est aussi difficile à expliquer que les cas précédents, si l'on se place au point de vue de la création séparée de chaque espèce. J'aurai, plus loin, à revenir sur ces rudiments, et je prouverai que leur présence dépend généralement de l'hérédité seule, c'est-à-dire que certaines parties acquises par un sexe ont été transportées partiellement à l'autre. Je me borne ici à indiquer quelques-uns de ces rudiments. On sait que tous les mammifères mâles, l'homme compris, ont des mamelles rudimentaires. Il est arrivé que, dans quelques cas, celles-ci se sont développées et ont fourni du lait en abondance. Leur identité essentielle chez les deux sexes est également prouvée par le gonflement occasionnel dont elles sont le siège pendant une attaque de rougeole. La vésicule prostatique (*vesicula prostatica*), qui a été observée chez beaucoup de mammifères mâles, est aujourd'hui universellement reconnue pour être l'homologue de l'utérus femelle, ainsi que le passage en rapport avec lui. Il est impossible de lire la description que fait Leuckart de cet organe, et l'argument qu'il en tire, sans admettre la justesse de ses conclusions. Cela est surtout apparent chez les mammifères dont l'utérus se bifurque chez la femelle, car, chez les mâles de ces espèces, la même bifurcation s'observe dans la vésicule [54]. Je pourrais encore mentionner ici quelques

54. Leuckart, *Todd' Cyclop. of Anat.*, 1849-52, t. IV, p. 1415. Cet organe

autres conformations rudimentaires du système reproducteur [55].

On ne saurait se méprendre sur la portée des trois grandes classes de faits que nous venons d'indiquer, mais il serait superflu de récapituler ici toute la série des arguments déja développés en détail dans mon *Origine des espèces.* Une construction homologue de tout le système, chez tous les membres d'une même classe, est compréhensible, si nous admettons qu'ils descendent d'un ancêtre commun, outre leur adaptation subséquente à des conditions diverses. La similitude que l'on remarque entre la main de l'homme ou du singe, le pied du cheval, la palette du phoque, l'aile de la chauve-souris, etc., est absolument inexplicable par toute autre hypothèse [56]. Affirmer que ces parties ont toutes été formées sur un même plan idéal, n'est pas une explication scientifique. Quant au développement, en nous appuyant sur le principe des variations survenant à une période embryonnaire un peu tardive et transmises par hérédité à une époque correspondante, nous pouvons facilement comprendre comment il se fait que les embryons de formes très différentes conservent encore, plus ou moins parfaitement, la conformation de leur ancêtre commun. On n'a jamais pu donner aucune autre explication du fait merveilleux que les embryons d'un homme, d'un chien, d'un phoque, d'une chauve-souris, d'un reptile, etc., se distinguent à peine les uns des autres au premier abord. Pour comprendre l'existence des organes rudimentaires, il

n'a chez l'homme que de trois à six lignes de longueur, mais comme tant d'autres parties rudimentaires, il varie par son développement et ses autres caractères.

55. Owen, *Anat. of Vertebrates*, t. III, pp. 675, 676, 706.

56. Le professeur Bianconi essaie, dans un ouvrage publié récemment et illustré de magnifiques gravures (*la Théorie darwinienne et la création dite indépendante*, 1874) de démontrer que l'on peut expliquer complètement par les principes mécaniques concordant avec l'usage auquel elles servent l'existence de toutes ces conformations homologues. Personne plus que lui n'a mieux démontré combien ces conformations sont admirablement adaptées au but qu'elles ont à remplir; mais je crois qu'on peut attribuer cette adaptation à la sélection naturelle. Quand le professeur Bianconi considère l'aile de la chauve-souris, il invoque (p. 218) ce qui me paraît, pour employer le mot d'Auguste Comte, un simple principe métaphysique, c'est-à-dire, la conservation dans toute son intégrité de la nature mammifère de l'animal. Il n'aborde la discussion que de quelques rudiments et seulement des parties qui sont partiellement rudimentaires, telles que les petits sabots du cochon et du bœuf qui ne reposent pas sur le sol; il démontre clairement que ces parties sont utiles à l'animal. Il est à regretter qu'il n'ait pas étudié et discuté d'autres parties, telles, par exemple, que les dents rudimentaires qui chez le bœuf ne percent jamais la gencive, les mamelles des quadrupèdes mâles, les ailes de certains scarabées ailés qui existent sous des élytres complètement soudées, les traces du pistil et des étamines chez diverses fleurs, et beaucoup d'autres cas analogues. Bien que j'admire beaucoup l'ouvrage du professeur Bianconi, je n'en persiste pas moins à croire avec la plupart des naturalistes qu'il est impossible d'expliquer les conformations homologues par le simple principe de l'adaptation.

nous suffit de supposer qu'un ancêtre reculé a possédé les parties en question à l'état parfait, et que, sous l'influence de changements dans les habitudes d'existence, ces parties ont tendu à disparaître, soit par défaut d'usage, soit par la sélection naturelle des individus le moins encombrés d'une partie devenue superflue, causes de disparition venant s'ajouter aux autres causes déjà indiquées.

Nous pouvons ainsi comprendre comment il se fait que l'homme et tous les autres vertébrés ont été construits sur un même modèle général, pourquoi ils traversent les mêmes phases primitives de développement, et pourquoi ils conservent quelques rudiments communs. Nous devrions, par conséquent, admettre franchement leur communauté de descendance; adopter toute autre théorie, c'est en arriver à considérer notre conformation et celle des animaux qui nous entourent comme un piège tendu à notre jugement. Cette conclusion trouve un appui immense dans un coup d'œil jeté sur l'ensemble des membres de la série animale, et sur les preuves que nous fournissent leurs affinités, leur classification, leur distribution géographique et leur succession géologique. Nos préjugés naturels, cette vanité qui a conduit nos ancêtres à déclarer qu'ils descendaient des demi-dieux, nous empêchent seuls d'accepter cette conclusion. Mais le moment n'est pas éloigné où l'on s'étonnera que les naturalistes, connaissant la conformation comparative et le développement de l'homme et des autres mammifères, aient pu si longtemps croire que chacun d'eux a été l'objet d'un acte séparé de création.

CHAPITRE II

SUR LE MODE DE DÉVELOPPEMENT DE L'HOMME DE QUELQUE TYPE INFÉRIEUR

Variabilité du corps et de l'esprit chez l'homme. — Hérédité. — Causes de la variabilité. — Similitude des lois de la variation chez l'homme et chez les animaux inférieurs. — Action directe des conditions d'existence. — Effets de l'augmentation ou de la diminution d'usage des parties. — Arrêts de développement. — Retour ou atavisme. — Variation corrélative. — Taux d'accroissement. — Obstacles à l'accroissement. — Sélection naturelle. — L'homme, animal prédominant dans le monde. — Importance de sa conformation corporelle. — Causes qui ont déterminé son attitude verticale. — Changements consécutifs dans sa structure. — Diminution de la grosseur des dents canines. — Accroissement et altération de la forme du crâne. — Nudité. — Absence de la queue. — Absence d'armes défensives.

L'homme est à notre époque sujet à de nombreuses variations. Il n'y a pas, dans une même race, deux individus complètement semblables. Nous pouvons comparer des millions d'hommes les uns aux autres; tous diffèrent par quelques points. On constate également une grande diversité dans les proportions et les dimensions des différentes parties du corps; la longueur des jambes est un des points les plus variables[1]. Sans doute, on remarque que, dans certaines parties du monde, le crâne affecte plus particulièrement une forme allongée, une forme arrondie dans d'autres; toutefois il n'y a là rien d'absolu, car cette forme varie, même dans les limites d'une même race, comme chez les indigènes de l'Amérique et chez ceux de l'Australie du Sud, — cette dernière race est « probablement aussi pure et aussi homogène par le sang, par les coutumes et par le langage qu'aucune race existante, » — et jusque chez les habitants d'un territoire aussi restreint que l'est celui des îles Sandwich[2]. Un dentiste éminent m'assure que les dents présentent presque autant de diversité que les traits. Les artères principales présentent si fréquemment des trajets anormaux, qu'on a reconnu, pour les besoins chirurgicaux, l'utilité de calculer, d'après 1,040 sujets, la moyenne des différents parcours observés[3]. Les muscles sont éminemment variables; ainsi le professeur Turner[4] a reconnu que ceux du pied ne sont pas rigoureusement semblables chez deux individus sur cinquante, et présentent chez quelques-uns des déviations considérables. Il ajoute que le mode d'exécution des mouvements particuliers correspondant à ces muscles a dû se modifier selon leurs différentes déviations. M. J. Wood[5] a constaté, sur 36 sujets, l'existence de 295 variations musculaires; et, dans un autre groupe de même nombre, il a compté 558 modifications, tout en ne notant que pour une seule celles qui se trouvaient des deux côtés du corps. Aucun des sujets de ce second « groupe n'avait un système musculaire complètement conforme aux descriptions classiques indiquées dans les manuels d'anatomie. » Un des sujets présentait jusqu'à 25 anomalies distinctes. Le même muscle varie parfois de plusieurs manières; c'est ainsi que le professeur Macalister[6] ne décrit pas moins de 20 va-

1. B.-A. Gould, *Investigations in Military and Anthropolog. statistics of American Soldiers*, 1869, p. 256.

2. Pour les formes crâniennes des indigènes américains, voir le docteur Aitken Meigs, *Procedings Acad. Nat. Sc. Philadelphia*, mai 1868; sur les Australiens, Huxley, dans Lyell, *Antiquity of man*, 1863, p. 87; sur les habitants des îles Sandwich, le professeur J. Wyman, *Observations on Crania*, Boston, 1868, p. 18.

3. R. Quain, *Anatomy of the Arteries*.

4. *Transact. Royal Soc. Edinburgh*, vol. XXIV, p. 175, 189.

5. *Proc. Royal Soc.*, 1867, p. 544; 1868, p. 483, 524. Il y a un mémoire antérieur, 1866, p. 229.

6. *Proc. Roy. Irish Academy*, vol. X, 868, p. 141.

riations distinctes du *palmaire accessoire* (*palmaris accessorius*).

Le célèbre anatomiste Wolf[7] insiste sur le fait que les viscères internes sont plus variables que les parties externes: *Nulla particula est quæ non aliter et aliter in aliis se habeat hominibus*. Il a même écrit un traité sur les types à choisir pour la description des viscères. Une discussion sur le beau idéal du foie, des poumons, des reins, etc., comme s'il s'agissait de la divine face humaine, sonne étrangement à nos oreilles.

La variabilité ou la diversité des facultés mentales chez les hommes appartenant à la même race, sans parler des différences plus grandes encore que présentent sous ce rapport les hommes appartenant à des races distinctes, est trop notoire pour qu'il soit nécessaire d'insister ici. Il en est de même chez les animaux inférieurs. Tous ceux qui ont été chargés de la direction de ménageries reconnaissent ce fait, que nous pouvons tous constater chez nos chiens et chez nos autres animaux domestiques. Brehm insiste tout particulièrement sur le fait que chacun des singes qu'il a gardés en captivité en Afrique avait son caractère et son humeur propres; il mentionne un babouin remarquable par sa haute intelligence; les gardiens du Jardin zoologique m'ont signalé un singe du nouveau continent également très remarquable à cet égard. Rengger appuie aussi sur la diversité du caractère des singes de même espèce qu'il a élevés au Paraguay; diversité, ajoute-t-il, qui est en partie innée, et en partie le résultat de la manière dont on les a traités et de l'éducation qu'ils ont reçue[8].

J'ai discuté ailleurs[9] le sujet de l'hérédité avec assez de détails pour n'y consacrer ici que peu de mots. On a recueilli sur la transmission héréditaire des modifications, tant insignifiantes qu'importantes, un nombre beaucoup plus considérable de faits relatifs à l'homme qu'à aucun animal inférieur, bien qu'on possède sur ces derniers une assez grande abondance de documents. Ainsi, pour ne parler que des facultés mentales, la transmission est évidente chez nos chiens, chez nos chevaux et chez nos autres animaux domestiques. Il en est aussi certainement de même des goûts spéciaux et des habitudes, de l'intelligence générale, du courage, du bon et du mauvais caractère, etc. Nous observons chez l'homme des faits analogues dans presque toutes les familles; les travaux admirables de M. Galton[10] nous ont maintenant appris que le génie, qui

7. *Acta Acad. Saint-Pétersbourg*, 1778, part. II, p. 217.
8. Brehm, *Thierleben*, I, pp. 58, 87. Rengger, *Säugethiere von Paraguay*, p. 57.
9. *Variation des animaux*, etc., chap. XII.
10. *Hereditary Genius : An inquiry into its Law and Consequences*, 1869.

implique une combinaison merveilleuse et complexe des plus hautes facultés, tend à se transmettre héréditairement ; d'autre part, il est malheureusement évident que la folie et le dérangement des facultés mentales se transmettent également dans certaines familles.

Bien que nous ignorions presque absolument quelles sont les véritables causes de la variabilité, nous pouvons affirmer tout au moins que, chez l'homme comme chez les animaux inférieurs, elles se rattachent aux conditions auxquelles chaque espèce a été soumise pendant plusieurs générations. Les animaux domestiques varient plus que les animaux à l'état sauvage, ce qui, selon toute apparence, résulte de la nature diverse et changeante des conditions extérieures dans lesquelles ils sont placés. Les races humaines ressemblent sous ce rapport aux animaux domestiques, et il en est de même des individus de la même race, lorsqu'ils sont répandus sur un vaste territoire, comme celui de l'Amérique. Nous remarquons l'influence de la diversité des conditions chez les nations les plus civilisées, où les individus, occupant des rangs divers et se livrant à des occupations variées, présentent un ensemble de caractères plus nombrenx qu'ils ne le sont chez les peuples barbares. On a, toutefois, beaucoup exagéré l'uniformité du caractère des sauvages, uniformité qui, dans certains cas, n'existe, pour ainsi dire, réellement pas[11]. Toutefois, si nous ne considérons que les conditions auxquelles il a été soumis, il n'est pas exact de dire que l'homme ait été « plus strictement réduit en domesticité[12] » qu'aucun autre animal. Quelques races sauvages, telles que la race australienne, ne sont pas exposées à des conditions plus variées qu'un grand nombre d'espèces animales ayant une vaste distribution. L'homme, à un autre point de vue bien plus essentiel, diffère encore considérablement des animaux rigoureusement réduits à l'état domestique, c'est-à-dire que sa propagation n'a jamais été contrôlée par une sélection quelconque, soit méthodique, soit inconsciente. Aucune race, aucun groupe d'hommes n'a été assez complètement asservi par ses maîtres pour que ces derniers aient conservé seulement et choisi, pour ainsi dire, d'une manière inconsciente, certains individus déterminés répondant à leurs besoins par quelque utilité spéciale. On n'a pas non plus choisi avec inten-

11. M. Bates (*Naturalist on the Amazons*, vol. II, p. 159) fait remarquer, au sujet des Indiens d'une même tribu de Sud-Américains, « qu'il n'y en a pas deux ayant la même forme de tête; les uns ont le visage ovale à traits réguliers, les autres ont un aspect tout à fait mongolien par la largeur et la saillie des joues, la dilatation des narines et l'obliquité des yeux. »

12. Blumenbach. *Treatises on Anthropology*, trad. angl. 1865, p, 205.

tion certains individus des deux sexes pour les accoupler, sauf le cas bien connu des grenadiers prussiens; dans ce cas comme on devait s'y attendre, la race humaine a obéi à la loi de la sélection méthodique; car on assure que les villages habités par les grenadiers et leurs femmes géantes ont produit beaucoup d'hommes de haute stature. A Sparte, on pratiquait aussi une sorte de sélection, car la loi voulait que tous les enfants fussent examinés quelques jours après leur naissance; on laissait vivre les enfants vigoureux et bien faits et on tuait les autres [13].

Si nous admettons que toutes les races humaines constituent une seule espèce, l'habitat de cette espèce est immense; quelques races distinctes, d'ailleurs, comme les Américains et les Polynésiens, ont elles-mêmes une extension considérable. Les espèces largement distribuées sont plus variables que celles renfermées dans des limites plus restreintes : c'est là une loi bien connue; il en résulte qu'on peut avec plus de justesse comparer la variabilité de l'homme à celle des espèces largement distribuées qu'à celle des animaux domestiques.

Les mêmes causes générales semblent non-seulement déterminer la variabilité chez l'homme et chez les animaux, mais encore les mêmes parties du corps sont affectées chez les uns et chez les autres d'une manière analogue. Godron et Quatrefages [14] ont démontré ce fait avec tant de détails que je puis me borner ici à renvoyer à leurs travaux. Les monstruosités qui passent graduellement à l'état de légères variations sont également si semblables chez l'homme et chez les animaux qu'on peut appliquer aux uns et aux autres

13. Mitford, *History of Greece*, vol. I, p. 282. Le Rév. J.-N. Hoare a aussi appelé mon attention sur un passage de Xénophon, *Memorabilia*, livre II, 4, d'où il résulte que les Grecs reconnaissaient comme un principe absolu que les hommes devaient choisir leurs femmes de façon à assurer la bonne santé et la vigueur de leurs enfants. Le poète grec Théognis, qui vivait 550 ans avant J.-C., comprenait toute l'influence que la sélection appliquée avec soin aurait sur l'amélioration de la race humaine. Il déplore que la question d'argent empêche si souvent le jeu naturel de la sélection sexuelle. Théognis s'exprime en ces termes :

« Quand il s'agit de porcs et de chevaux, ô Kurnus, nous appliquons les règles raisonnables; nous cherchons à nous procurer à tout prix une race pure, sans vices ni défauts, qui nous donne des produits sains et vigoureux. Dans les mariages que nous voyons tous les jours, il en est tout autrement; les hommes se marient pour l'argent. Le manant ou le brigand qui a su s'enrichir peut marier ses enfants dans les plus nobles familles. Ne vous étonnez donc plus, mon ami, que la race humaine dégénère de plus en plus, au point de vue de la forme, de l'esprit et des mœurs. La cause de cette dégénérescence est évidente, mais c'est en vain que nous voudrions remonter le courant. »

14. Godron, *De l'Espèce*, 1859, vol. II, liv. III; de Quatrefages, *Unité de l'espèce humaine*, 1861, et cours d'anthropologie publié dans la *Revue des Cours scientifiques*, 1866-1868.

les mêmes termes et la même classification, comme l'a prouvé Isid. Geoffroy Saint-Hilaire [15]. Dans mon ouvrage sur la *Variation des animaux domestiques*, j'ai cherché à grouper d'une manière approximative les lois de la variation ainsi que suit : — l'action directe et définie des changements de conditions, presque prouvée par le fait que tous les individus appartenant à une même espèce varient de la même manière dans les mêmes circonstances ; les effets de la continuité de l'usage ou du défaut d'usage des parties ; la cohésion des parties homologues ; la variabilité des parties multiples ; la compensation de croissance, loi dont, cependant, l'homme ne m'a encore fourni aucun exemple parfait ; les effets de la pression mécanique d'une partie sur une autre, comme celle du bassin sur le crâne de l'enfant dans l'utérus ; les arrêts de développement, déterminant la diminution ou la suppression de parties ; la réapparition par retour de caractères perdus depuis longtemps ; enfin la corrélation des variations. Toutes ces lois, si on peut employer ce mot, s'appliquent également à l'homme et aux animaux, et même pour la plupart aux plantes. Il serait superflu de les discuter toutes ici [16] ; mais plusieurs ont pour nous une telle importance que nous aurons à les traiter avec quelque développement.

Action directe et définie des changements dans les conditions. — Sujet fort embarrassant. On ne saurait nier que le changement des conditions produise des effets souvent considérables sur les organismes de tous genres ; il paraît même probable, au premier abord, que ce résultat serait invariable si le temps nécessaire pour qu'il puisse s'effectuer s'était écoulé. Mais je n'ai pas pu obtenir des preuves absolues en faveur de cette conclusion, à laquelle on peut opposer des arguments valables, en ce qui concerne au moins les innombrables structures adaptées à un but spécial. On ne peut, cependant, douter que le changement des conditions ne provoque une étendue presque indéfinie de fluctuations variables, qui, jusqu'à un certain point, rendent plastique l'ensemble de l'organisation.

On a mesuré, aux États-Unis, plus d'un milion de soldats qui ont servi dans la dernière guerre, en ayant soin d'indiquer les États dans lesquels ils étaient nés et ceux dans lesquels ils avaient été

15. *Hist. gén. et part. des anomalies de l'organisation*, vol. I, 1832.

16. J'ai discuté ces lois en détail dans la *Variation des animaux et des plantes*, etc., vol. II, chap. XXII et XXIII. M. J. Durand vient (1868) de publier un mémoire remarquable : *De l'Influence des milieux*, etc. Il insiste beaucoup sur l'importance de la nature du sol quand il s'agit des plantes.

élevés [17]. Cet ensemble considérable d'observations a prouvé que certaines influences agissent directement sur la stature; on peut en conclure, en outre, que « l'État ou la croissance physique s'est accomplie en majeure partie, et celui où a eu lieu la naissance, indiquant la famille, semblent exercer une influence marquée sur la taille. » Ainsi, on a établi que « la résidence dans les États de l'Ouest, pendant les années de croissance, tend à augmenter la stature. » Il est, d'autre part, certain que, chez les matelots, le genre de vie ralentit la croissance, ainsi qu'on peut le constater « par la grande différence qui existe entre la taille des soldats et celle des matelots à l'âge de dix-sept et dix-huit ans. » M. B.-A. Gould a cherché à déterminer le genre d'influences qui agissent ainsi sur la stature, sans arriver à autre chose qu'à des résultats négatifs, à savoir, que ces influences ne se rattachent ni au climat, ni à l'élévation du pays ou du sol, ni même, en aucun degré appréciable, à l'abondance ou au défaut des conforts de la vie. Cette dernière conclusion est directement contraire à celle que Villermé a déduite de l'étude de la statistique de la taille des conscrits dans les diverses parties de la France. Lorsque l'on compare les différences qui, sous ce rapport, existent entre les chefs polynésiens et les classes inférieures de ces mêmes îles, ou entre les habitants des îles volcaniques fertiles et ceux des îles coralliennes basses et stériles du même océan [18], ou encore entre les Fuégiens habitant la côte orientale et la côte occidentale du pays, où les moyens de subsistance sont très différents, il n'est guère possible d'échapper à la conclusion qu'une meilleure nourriture et plus de bien-être influent sur la taille. Mais les faits qui précèdent prouvent combien il est difficile d'arriver à un résultat précis. le Dr Beddoe a récemment démontré que, chez les habitants de l'Angleterre, la résidence dans les villes, jointe à certaines occupations, exerce une influence nuisible sur la taille, et il ajoute que le caractère ainsi acquis est jusqu'à un certain point héréditaire; il en est de même aux États-Unis. Le même auteur admet, en outre, que partout ou une race « atteint son maximum de développement physique, elle s'élève au plus haut degré d'énergie et de vigueur morale [19]. »

On ne sait si les conditions extérieures exercent sur l'homme d'autres effets directs. On pourrait s'attendre à ce que des différences

17. B.-A. Gould, *Investigations*, etc., pp. 93, 107, 126, 131, 134.

18. Pour les Polynésiens, Prichard, *Physical History of Mankind*, vol. V, 1847, pp. 145, 283; Godron, *De l'espèce*, vol. II, p. 289. Il y a aussi une différence remarquable dans l'aspect des Hindous de parenté voisine, habitant le Gange supérieur et le Bengale; Elphinstone, *History of India*, vol. I. p. 324.

19. *Memoirs of the Anthropological Soc.*, vol. III, 1867-69, pp. 561, 565, 567.

de climat exerçassent une influence marquée, l'activité des poumons et des reins étant très fortement augmentée par une basse température, et celle du foie et de la peau par un climat chaud [20]. On croyait autrefois que la couleur de la peau et la nature des cheveux étaient déterminées par la lumière ou par la chaleur; et, bien qu'on ne puisse guère nier que l'action de ces causes n'exerce quelque influence de ce genre, presque tous les observateurs s'accordent aujourd'hui à admettre que leurs effets sont très faibles, même après un laps de temps très prolongé. Nous aurons à discuter ce sujet lorsque nous étudierons les diverses races humaines. Il y a des raisons de croire que le froid et l'humidité affectent directement la croissance du poil chez nos animaux domestiques; mais je n'ai pas rencontré de preuves de ce fait en ce qui concerne l'homme.

Effets de l'augmentation d'usage et du défaut d'usage des parties. — On sait que chez l'individu l'usage fortifie les muscles, tandis que le défaut absolu d'usage, ou la destruction de leur nerf propre, les affaiblit. Après la perte de l'œil, le nerf optique s'atrophie souvent. La ligature d'une artère entraîne non-seulement une augmentation du diamètre des vaisseaux voisins, mais aussi l'épaississement et la force de résistance de leurs parois. Lorsqu'un des reins cesse d'agir par suite d'une lésion, l'autre augmente en grosseur, et fait double travail. Les os appelés à supporter de grands poids augmentent non-seulement en grosseur, mais en longueur [21]. Des occupations habituelles différentes entraînent des modifications dans les proportions des diverses parties du corps. Ainsi la commission des États-Unis [22] a pu constater que les jambes des matelots, qui ont servi dans la dernière guerre, étaient d'environ 5 millimètres plus longues que celle des soldats, bien que les matelots eussent en moyenne une taille plus petite; en outre, les bras de ces matelots étaient d'environ 26 millimètres trop courts; ils étaient, par conséquent, disproportionnellement trop courts relativement à leur moindre taille. Ce peu de longueur des bras semble résulter de leur emploi plus constant, ce qui constitue un résultat fort inattendu; les matelots, il est vrai, se servent surtout de leurs bras pour tirer et non pour soulever des fardeaux. Le tour du cou et la profondeur du cou-de-pied sont plus grands, tandis que la

20. Docteur Brakenridge, *Theory of Diathesis; Medical Times*, juin 19 et juillet 17, 1869.

21. J'ai indiqué les autorités qui font ces diverses assertions dans *Variations*, etc., vol. II, pp. 297, 300. Docteur Jaeger, *Ueber das Längenwachsthum der Knochen; Jenaischen Zeitschrift*, V. Heft, I.

22. B.-A. Gould, *Investigations*, 1869, p. 288.

circonférence de la poitrine, de la taille et des hanches est moindre chez les matelots que chez les soldats.

On ne sait si ces diverses modifications deviendraient héréditaires, au cas où plusieurs générations continueraient le même genre de vie, mais cela est probable. Rengger[23] attribue la minceur des jambes et la grosseur des bras des Indiens Payaguas au fait que plusieurs générations successives ont passé la presque totalité de leur vie dans des canots, sans presque jamais se servir de leurs membres inférieurs. Certains auteurs adoptent une conclusion semblable pour d'autres cas analogues. Cranz[24], qui a vécu longtemps chez les Esquimaux, nous dit que « les indigènes admettent que le talent et la dextérité à la pêche du phoque (art dans lequel ils excellent) sont héréditaires; il y a réellement là quelque chose de vrai, car le fils d'un pêcheur célèbre se distingue ordinairement, même quand il a perdu son père pendant son enfance. » Mais, dans ce cas, c'est autant l'aptitude mentale que la conformation du corps qui paraît être héréditaire. On assure qu'à leur naissance les mains des enfants des ouvriers sont, en Angleterre, plus grandes que celles des enfants des classes aisées[25]. C'est peut-être à la corrélation qui existe, au moins dans quelques cas[26], entre le développement des extrémités et celui des mâchoires qu'on doit attribuer les petites dimensions de ces dernières dans les classes aisées, qui ne soumettent leurs mains et leurs pieds qu'à un faible travail. Il est certain que les mâchoires sont généralement plus petites chez les hommes à position aisée et chez les peuples civilisés que chez les ouvriers et les sauvages. Mais, chez ces derniers, ainsi que le fait remarquer M. Herbert Spencer[27], l'usage plus considérable des mâchoires, nécessité par la mastication d'aliments grossiers et à l'état cru, doit influer directement sur le développement des muscles masticateurs, et sur celui des os auxquels ceux-ci s'attachent. Chez les enfants, déjà longtemps avant la naissance, l'épiderme de la plante des pieds est plus épais que sur toutes les autres parties du corps[28], fait qui, à n'en pas douter, est dû aux effets héréditaires d'une pression exercée pendant une longue série de générations.

Chacun sait que les horlogers et les graveurs sont sujets à deve-

23. *Säugethiere von Paraguay*, 1830, p. 4.
24. *History of Greenland* (trad. angl.), 1767, vol. I, p. 230.
25. Alex. Walker, *Intermarriage*, 1838, p. 377.
26. *Variations*, etc., I, p. 173.
27. *Principles of Biology*, I, p. 455.
28. Paget; *Lectures on Surgical Pathology*, vol. II, 1853, p. 209.

nir myopes, tandis que les gens vivant en plein air et surtout les sauvages ont ordinairement une vue très longue[29]. La myopie et la presbytie tendent certainement à devenir héréditaires[30]. L'infériorité des Européens, comparés aux sauvages, sous le rapport de la perfection de la vue et des autres sens, est sans aucun doute un effet du défaut d'usage, accumulé et transmis pendant un grand nombre de générations; car Rengger[31] dit avoir observé à plusieurs reprises des Européens, élevés chez les Indiens sauvages et ayant vécu avec eux toute leur vie, qui cependant ne les égalaient pas par la subtilité de leurs sens. Le même naturaliste fait remarquer que les cavités du crâne, occupées par les divers organes des sens, sont plus grandes chez les indigènes américains que chez les Européens; ce qui, sans doute, correspond à une différence de même ordre dans les dimensions des organes eux-mêmes. Blumenbach a aussi constaté la grandeur des cavités nasales dans le crâne des indigènes américains, et rattache à ce fait la finesse remarquable de leur odorat. Les Mongols qui habitent les plaines de l'Asie septentrionale ont, d'après Pallas, des sens d'une perfection étonnnante; Prichard croit que la grande largeur de leurs crânes sur les zigomas résulte du développement considérable qu'acquièrent chez eux les organes des sens[32].

Les Indiens Quechuas habitent les hauts plateaux du Pérou, et Alcide d'Orbigny[33] assure que leur poitrine et leurs poumons ont acquis des dimensions extraordinaires, obligés qu'ils sont à respirer continuellement une atmosphère très raréfiée. Les cellules de leurs poumons sont aussi plus grandes et plus nombreuses que celles des Européens. Ces observations ont été contestées, mais M. D. Forbes, qui a mesuré avec soin un grand nombre d'Aymaras, race voisine, vivant à une altitude comprise entre dix et quinze mille pieds,

29. Il est très singulier, et c'est là un fait absolument inattendu, que les matelots ont en moyenne une moins bonne vue que les soldats. Le docteur B. A. Gould (*Sanitary Memoirs of the war of the rebellion*, 1869. p. 530) a prouvé cependant le bien fondé de cette assertion; il est facile selon lui d'expliquer ce fait, car la vue chez les matelots se borne à la longueur du vaisseau et à la hauteur des mâts.

30. *Variations*, etc., vol. I, p. 8.

31. *Säugethiere*, etc., pp. 8, 10. J'ai eu occasion de constater la puissance de vision extraordinaire que possèdent les Fuégiens. Voir aussi Lawrence (*Lectures on Physiology*, etc., 1822, p. 404) sur le même sujet. M. Giraud Teulon a récemment recueilli (*Revue des Cours scientifiques*, 1870, p. 625) un ensemble important et considérable de faits prouvant que la cause de la myopie « *est le travail assidu, de près* ».

32. Prichard, *Physical Hist. of Mankind*, sur l'autorité de Blumenbach, vol. I. 1851, p. 311; Pallas, vol. IV, 1844, p. 407.

33. Cité par Prichard, *Physical Hist. of Mankind*, vol. V; p. 463.

m'affirme[34] qu'ils diffèrent très notablement des hommes de toutes les autres races qu'il a étudiées, par la circonférence et par la longueur du corps. Il représente, dans ses tableaux, la taille de chaque homme par 1,000, et rapporte les autres dimensions à cette unité. On remarque que les bras étendus des Aymaras sont un peu plus courts que ceux des Européens, et beaucoup plus courts que ceux des nègres. Les jambes sont également plus courtes, et présentent cette particularité remarquable que, chez tous les Aymaras mesurés, le fémur est plus court que le tibia. La longueur du fémur comparée à celle du tibia est en moyenne comme 211 est à 252, tandis que chez deux Européens mesurés en même temps, le rapport du fémur au tibia était comme 244 est à 230, et chez trois nègres comme 258 est à 241. L'humérus est de même plus court, relativement, que l'avant-bras. Ce raccourcissement de la partie du membre qui est la plus voisine du corps paraît, comme l'a suggéré M. Forbes, être un cas de compensation en rapport avec l'allongement très prononcé du tronc. Les Aymaras présentent encore quelques points singuliers de conformation, la faible projection du talon, par exemple.

Ces hommes sont si complètement acclimatés à leur résidence froide et élevée, que, lorsque autrefois les Espagnols les obligeaient à descendre dans les basses plaines orientales, ou qu'ils y viennent aujourd'hui, tentés par les salaires considérables des lavages aurifères, ils subissent une mortalité effrayante. Néanmoins, M. Forbes a retrouvé quelques familles, qui ont survécu pendant deux générations sans se croiser avec les habitants des plaines, et il a remarqué qu'elles possèdent encore leurs particularités caractéristiques. Mais il était évident, même à première vue, que toutes ces particularités avaient diminué; et un mesurage exact prouva que leur corps est moins long que celui des hommes du haut plateau, tandis que leurs fémurs se sont allongés, ainsi que leurs tibias, quoique à un degré moindre. Le lecteur trouvera les mesures exactes dans le mémoire de M. Forbes. Ces précieuses observations ne laissent, je crois, pas de doutes sur le fait qu'une résidence à une grande altitude, pendant de nombreuses générations, tend à déterminer, tant directement qu'indirectement, des modifications héréditaires dans les proportions du corps[35].

34. Le mémoire intéressant de M. Forbes a été publié dans le *Journal of the Ethnological Soc. of London*, nouv. série, vol. II, 1870, p. 193.

35. Le docteur Wilckens (*Landwirthschaft. Wochenblatt*, n° 10, 1869) a publié récemment un intéressant mémoire sur les modifications qu'éprouve la charpente des animaux domestiques vivant dans les régions montagneuses.

Bien qu'il soit possible que l'homme n'ait pas été profondément modifié pendant les dernières périodes de son existence, par suite d'une augmentation ou d'une diminution de l'usage de certaines parties, les faits que nous venons de signaler prouvent que son aptitude sous ce rapport ne s'est pas perdue; nous savons de la manière la plus positive que la même loi s'applique aux animaux inférieurs. Nous pouvons donc en conclure que, alors qu'à une époque reculée les ancêtres de l'homme se trouvaient dans un état de transition pendant lequel, de quadrupèdes qu'ils étaient, ils se transformaient en bipèdes, les effets héréditaires de l'augmentation ou de la diminution de l'usage des différentes parties du corps ont dû puissamment contribuer à augmenter l'action de la sélection naturelle.

Arrêts de développement. — L'arrêt de développement diffère de l'arrêt de croissance en ce que les parties qu'il affecte continuent à augmenter en volume tout en conservant leur état antérieur. On peut ranger dans cette catégorie diverses monstruosités dont certaines sont parfois héréditaires comme le bec-de-lièvre. Il suffira, pour le but que nous nous proposons ici, de rappeler l'arrêt dont est frappé le développement du cerveau chez les idiots microcéphales, si bien décrits par Vogt dans un important mémoire[36]. Le crâne de ces idiots est plus petit et les circonvolutions du cerveau sont moins compliquées que chez l'homme à l'état normal. Le sinus frontal, largement développé, formant une projection sur les sourcils, et le prognathisme *effrayant* des mâchoires donnent à ces idiots quelque ressemblance avec les types inférieurs de l'humanité. Leur intelligence et la plupart de leurs facultés mentales sont d'une extrême faiblesse. Ils ne peuvent articuler aucun langage, sont incapables de toute attention prolongée, mais sont enclins à l'imitation. Ils sont forts et remarquablement actifs, gambadent, sautent sans cesse, et font des grimaces. Ils montent souvent les escaliers à quatre pattes, et sont singulièrement portés à grimper sur les meubles ou sur les arbres. Ils nous rappellent ainsi le plaisir que manifestent presque tous les jeunes garçons à grimper aux arbres, et ce fait que les agneaux et les cabris, primitivement animaux alpins, aiment à folâtrer sur les moindres élévations de terrain qu'ils rencontrent. Les idiots ressemblent aussi aux animaux inférieurs sous quelques autres rapports; ainsi, on en a connu plusieurs qui flairaient avec beaucoup de soin chaque bouchée avant de la manger. On cite un

36. *Mém. sur les Microcéphales*, 1867, pp. 50, 125, 169, 171, 184-198.

idiot qui, pour attraper les poux, se servait indifféremment de sa bouche ou de ses mains. Les idiots ont d'ordinaire des habitudes dégoûtantes ; ils n'ont aucune idée de la décence; on a remarqué que certains avaient le corps couvert de poils[37].

Retour ou Atavisme. — Nous aurions pu introduire dans le paragraphe précédent la plupart des cas que nous avons à citer ici. Lorsqu'une conformation subit un arrêt de développement, mais qu'elle continue à s'accroître jusqu'à ressembler beaucoup à quelque structure analogue qui existe chez certains individus inférieurs adultes du même groupe, nous pouvons, à un certain point de vue, considérer cette conformation comme un cas de retour. Les individus inférieurs d'un groupe nous représentent, dans une certaine mesure, la conformation probable de l'ancêtre commun de ce groupe; on ne saurait guère croire, en effet, qu'une partie, arrêtée dans une des phases précoces de son développement embryonnaire, pût être capable de croître jusqu'à remplir ultérieurement sa fonction propre, si elle n'avait acquis cette aptitude à grossir dans quelque état antérieur d'existence, alors que la conformation exceptionnelle ou arrêtée était normale. Nous pouvons, en nous plaçant à ce point de vue, considérer comme un cas de retour, le cerveau simple d'un idiot microcéphale, en tant qu'il ressemble à celui d'un singe[38]. Il est d'autres cas qui se rattachent plus rigou-

37. Le professeur Laycock résume le caractère animal des idiots en les appelant *théroïdes* (*Journal of Mental Science*, juillet 1863). Le Dr Scott (*The Deaf and Dumb*, 2e édit. 1870, p. 10) a souvent observé des idiots qui sentent leurs aliments. Voir sur le même sujet et sur le système poilu des idiots, Maudsley, *Body and Mind*, 1870, p. 46-51. Pinel a aussi cité un cas intéressant.

38. Dans mon ouvrage sur la *Variation des Animaux*, etc. (vol. II, p. 60), j'ai attribué au retour les cas de mamelles supplémentaires qui ne sont pas excessivement rares chez la femme. J'avais été conduit à cette conclusion *probable*, parce que les mamelles additionnelles sont généralement situées symétriquement sur la poitrine, et surtout par le cas d'une femme, dont la seule mamelle effective occupait la région inguinale, fille d'une autre femme pourvue de mamelles supplémentaires. Mais le professeur Preyer (*Der Kampf um das Dasein*, 1869, p. 45) constate qu'on a trouvé des mamelles *errantes* dans d'autres situations, même sur le dos, dans l'aisselle, et sur la cuisse; les mamelles dans ce dernier cas ont produit assez de lait pour nourrir l'enfant. Il est donc peu probable qu'on puisse attribuer au retour les mamelles additionnelles; cependant cette explication me semble encore assez probable parce qu'on trouve souvent deux paires de mamelles disposées symétriquement sur la poitrine; on m'a communiqué plusieurs cas à cet effet. On sait que plusieurs Lémuriens ont normalement deux paires de mamelles sur la poitrine. On a observé cinq cas chez l'homme de plusieurs paires de mamelles, bien entendu rudimentaires; voir, *Journal of Anat. and physiology*, 1872, p. 66, pour un cas cité par le Dr Handyside dans lequel deux frères possédaient cette particularité; voir aussi un mémoire par le Dr Bartels, dans *Reichert's and du Bois Reymond's Archiv.*, 1872, p. 304. Dans un des cas cités par le Dr Bartels, un homme avait cinq mamelles, l'une occupait une position médiane et était pla-

reusement aux phénomènes du retour dont nous nous occupons ici. Certaines conformations, qui se rencontrent régulièrement chez les individus inférieurs du groupe dont l'homme fait partie, apparaissent parfois chez ce dernier, bien que faisant défaut dans l'embryon humain normal; ou, s'ils s'y trouvent, se développent ultérieurement d'une manière anormale, quoique ce mode d'évolution soit bien celui propre aux membres inférieurs du groupe. Les exemples suivants feront mieux comprendre ces remarques.

Chez divers mammifères, l'utérus passe peu à peu de la forme d'un organe double ayant deux orifices et deux passages distincts, comme chez les marsupiaux, à celle d'un organe unique ne présentant d'autres indices de duplication qu'un léger pli interne, comme chez les singes supérieurs et chez l'homme. On observe chez les rongeurs toutes les séries de gradations entre ces deux états extrêmes. Chez tous les mammifères, l'utérus se développe de deux tubes primitifs simples, dont les portions inférieures forment les cornes, et, suivant l'expression du Dr Farre, « c'est par la coalescence des extrémités inférieures des deux cornes que se forme

cée au-dessus du nombril; Meckel Von Hemsbach pense trouver l'explication de ce phénomène dans le fait que des mamelles médianes se présentent quelquefois chez certains Cheiroptères. En résumé, nous pouvons douter que des mamelles additionnelles se seraient jamais développées chez l'homme et chez la femme si les ancêtres primitifs du genre humain n'avaient pas été pourvus de plus d'une seule paire de mamelles.

Dans le même ouvrage j'ai, avec beaucoup d'hésitation, attribué au retour les cas de polydactylie fréquents chez l'homme et chez divers animaux. Ce qui me décida en partie fut l'assertion du professeur Owen; il assure que quelques Ichthyoptérigiens possèdent plus de cinq doigts; j'étais donc en droit de supposer qu'ils avaient conservé un état primordial. Mais le professeur Gegenbaur (*Jenaische Zeitschrift*, vol. V, p. 341) conteste l'assertion d'Owen. D'un autre côté, en se basant sur l'hypothèse récemment mise en avant par le Dr Günther qui a observé dans la nageoire du Ceratodus des rayons osseux articulés sur un os central, il ne semble pas qu'il soit très difficile d'admettre que six doigts ou plus puissent reparaître d'un côté ou des deux côtés par un effet de retour. Le Dr Zouteveen m'apprend qu'on a observé un homme qui avait vingt-quatre doigts aux mains et aux pieds. Ce qui m'a surtout porté à penser que la présence de doigts additionnels est due au retour est le fait que ces doigts sont non-seulement héréditaires, mais encore, comme je le croyais alors, que ces doigts ont la faculté de repousser après avoir été amputés, comme les doigts normaux des vertébrés inférieurs. Mais j'ai expliqué dans la seconde édition des *Variations à l'état domestique* (Paris, Reinwald, 1880) pourquoi j'ajoute peu de foi aux cas où l'on a observé cette régénération. Toutefois il importe de remarquer, car l'arrêt de développement et le retour ont des rapports intimes, que diverses structures dans une condition embryonnaire telle que le bec-de-lièvre, l'utérus bifide, etc., sont souvent accompagnées par la polydactylie. Meckel et Isidore Geoffroy Saint-Hilaire ont vivement insisté sur ce fait. Mais dans l'état actuel de la science il est plus sage de renoncer à l'idée qu'il y a aucun rapport entre le développement de doigts additionnels et un retour à l'état d'un ancêtre primitif de l'homme.

le corps de l'utérus humain, tandis qu'elles restent séparées chez les animaux dont l'utérus ne présente pas de partie moyenne, ou de corps. A mesure que l'utérus se développe, les deux cornes se raccourcissent graduellement et finissent par disparaître, comme si elles étaient absorbées par lui. » Les angles de l'utérus s'allongent encore en cornes jusque chez les singes inférieurs et leurs voisins les lémurs.

Or on constate parfois chez les femmes des cas d'anomalie : l'utérus adulte est muni de cornes, ou partiellement divisé en deux organes; ces cas, d'après Owen, représentent « le degré de développement concentré » que cet organe a atteint chez certains rongeurs. Ce n'est peut-être là qu'un exemple d'un simple arrêt de développement embryonnaire, avec accroissement subséquent et évolution fonctionnelle complète, car chacun des deux côtés de l'utérus, partiellement double, est apte à servir à l'acte propre de la gestation. Dans d'autres cas plus rares, il y a formation de deux cavités utérines distinctes, ayant chacune ses passages et ses orifices spéciaux[39]. Aucune phase analogue n'étant parcourue dans le développement ordinaire de l'embryon, il serait difficile, quoique non impossible, de croire que les deux petits tubes primitifs simples sauraient (s'il est permis d'employer ce terme) se développer en deux utérus distincts, ayant chacun un orifice et un passage, et abondamment pourvus de muscles, de nerfs, de glandes et de vaisseaux, s'ils n'avaient pas autrefois suivi un cours analogue d'évolution, comme cela se voit chez les marsupiaux actuels. Personne ne pourrait prétendre qu'une conformation, aussi parfaite que l'est l'utérus double anormal de la femme, puisse être le résultat du simple hasard. Le principe du retour, au contraire, en vertu duquel des conformations depuis longtemps perdues sont rappelées à l'existence, pourrait être le guide conducteur du développement complet de l'organe, même après un laps de temps très prolongé.

Après avoir discuté ce cas et plusieurs autres analogues, le professeur Canestrini[40] arrive à une conclusion identique à la

39. Voir l'article du docteur A. Farre, dans *Cyclopedia of Anat. and Physiology*, vol. V, 1859, p. 642. Owen, *Anatomy of Vertebrates*, vol. III, p. 687, 1868; professeur Turner, *Edinburgh Medical Journal*, fév. 1865.

40. *Annuario della Soc. dei Naturalisti in Modena*, 1867, p. 83. Le professeur Canestrini cite des extraits tirés de diverses autorités. Laurillard a trouvé une similitude complète dans la forme, les proportions et les connexions des deux os malaires chez plusieurs sujets humains et chez certains singes, et remarque qu'il ne peut pas, par conséquent, considérer cette disposition des parties comme purement accidentelle. Le docteur Soviotti a publié, *Gazzetta della*

mienne. Il cite, entre autres cas, l'os malaire qui, chez quelques quadrumanes et chez quelques autres mammifères, se compose normalement de deux parties. C'est dans cet état qu'il se trouve chez le fœtus humain âgé de deux mois, et qu'il se trouve parfois, à cause d'un arrêt de développement, chez l'homme adulte, surtout chez les races prognathes inférieures. Canestrini en conclut que, chez un ancêtre de l'homme, cet os devait être normalement partagé en deux portions qui se sont ultérieurement soudées pour n'en plus faire qu'une. L'os frontal de l'homme se compose d'une seule pièce, mais dans l'embryon, chez les enfants, ainsi que chez presque tous les mammifères inférieurs, il se compose de deux pièces séparées par une suture distincte. Cette suture persiste parfois, d'une manière plus ou moins apparente, chez l'homme adulte, plus fréquemment dans les anciens crânes que dans les crânes récents, et tout spécialement, ainsi que Canestrini l'a fait remarquer, dans ceux qui appartiennent au type brachycéphale exhumés du diluvium. Il conclut dans ce cas, comme dans celui des os malaires qui lui est analogue. Il semble, par cet exemple ainsi que par d'autres que nous aurons à signaler, que si les races anciennes se rapprochent plus souvent que les races modernes des animaux par certains de leurs caractères, c'est parce que ces dernières sont, dans la longue série de la descendance, un peu plus éloignées de leurs premiers ancêtres semi-humains.

Différents auteurs ont considéré comme des cas de retour diverses autres anomalies, plus ou moins analogues aux précédentes, qui se présentent chez l'homme; mais cela est douteux, car nous aurions à descendre très bas dans la série des mammifères avant de trouver de semblables conformations normales[41].

Cliniche, Turin, 1871, un autre mémoire sur cette anomalie. Il affirme qu'on peut retrouver des traces de cette division chez environ 2. p. 100 des crânes adultes; il fait aussi remarquer que cette anomalie se rencontre plus fréquemment chez les crânes prognathes qui n'appartiennent pas à la race aryenne. Voir aussi G. Delorenzi, *Tre nuovi casi d'anomalia dell'osso malare*, Turin, 1872; et E. Morselli, *Supra una rara anomalia dell'osso malare,* Modène, 1872. Plus récemment encore, Gruber a publié un pamphlet sur la division de cet os. J'indique ces autorités parce qu'un critique a jugé à propos, sans aucune raison d'ailleurs, de disputer mon assertion.

41. Isid. Geoffroy Saint-Hilaire cite toute une série de cas dans son *Histoire des Anomalies,* vol. III, p. 437. Un critique, *Journal of Anatomy and Physiology*, 1871, p. 366, me blâme beaucoup de n'avoir pas discuté les nombreux cas d'arrêts de développement qui ont été signalés. Il soutient que, dans mon hypothèse, « toutes les conditions intermédiaires d'un organe pendant son développement n'indiquent pas seulement un but, mais ont autrefois constitué un but. » Je n'admets pas absolument cette assertion. Pourquoi des variations ne se présenteraient-elles pas pendant une phase primitive du développement, qui n'auraient aucun rapport avec le retour? Cependant ces variations pourraient se

Les canines sont chez l'homme des instruments de mastication parfaitement efficaces. Mais, ainsi que le fait remarquer Owen [42], leur vrai caractère de canines « est indiqué par la forme conique de la couronne, qui se termine en pointe obtuse, est convexe au dehors et plate ou un peu concave sur sa face interne, laquelle porte à la base une faible proéminence. La forme conique est parfaitement accusée chez les races mélanésiennes, surtout chez la race australienne. La canine est plus profondément implantée, et a une racine plus forte que celle des incisives. » Cette dent, cependant, ne constitue plus pour l'homme une arme spéciale pour lacérer ses ennemis ou sa proie; on peut donc, en ce qui concerne sa fonction propre, la considérer comme rudimentaire. Dans toute collection considérable de crânes humains, on en trouve, comme le remarque Häckel [43], chez lesquels les canines dépassent considérablement le niveau des autres dents, à peu près comme chez les singes anthropomorphes, bien qu'à un moindre degré. Dans ce cas, un vide est réservé entre les dents de chaque mâchoire pour recevoir l'extrémité de la canine de la mâchoire opposée. Un intervalle de ce genre, remarquable par son étendue, existe dans un crâne cafre [44] dessiné par Wagner. On n'a pu examiner que bien peu de crânes anciens comparativement à ce qu'on a étudié de crânes récents, il est donc intéressant de constater que, dans trois cas au moins, les canines font une forte saillie, et qu'elles sont décrites comme énormes dans la mâchoire de la Naulette [45].

Seuls, les singes anthropomorphes mâles ont des canines complètement développées; mais, chez le gorille femelle et un peu moins chez l'orang du même sexe, elles dépassent considérablement les autres dents. On a affirmé que parfois les femmes ont des canines très saillantes; ce fait ne constitue donc aucune objection sérieuse contre l'hypothèse en vertu de laquelle leur développement considérable, accidentel chez l'homme, est un cas de retour vers un ancêtre simien. Celui qui rejette avec mépris l'idée que la forme des canines et le développement excessif de ces dents

conserver et s'accumuler, si elles étaient utiles, si elles servaient par exemple à raccourcir et à simplifier le cours du développement. En outre, pourquoi des anomalies nuisibles, telles que des parties atrophiées ou hypertrophiées, ne se présenteraient-elles pas aussi dans les premières phases du développement, aussi bien que dans l'âge mûr, sans avoir aucun rapport avec un antique état d'existence?

42. *Anatomy of Vertebrates*, vol. III, 1868, p. 323.

43. *Generelle Morphologie*, vol. II, p. CLV, 1866.

44. Carl Vogt, *Leçons sur l'Homme* (trad. française 1878, p. 194, fig. 53).

45. C. Carter Blake, *Sur la mâchoire de la Naulette*, *Anthropological Review* 1867, p. 295; Schaaffhausen, *id.*, 1868, p. 426.

chez quelques individus résultent de ce que nos premiers ancêtres possédaient ces armes formidables, révèle probablement en ricanant sa propre ligne de filiation; car, bien qu'il n'ait plus l'intention ni le pouvoir de faire usage de ses dents comme armes offensives, il contracte inconsciemment ses muscles *grondeurs* (*snarling muscles* de Sir C. Bell)[46], et découvre ainsi ses dents, prêtes à l'action, comme le chien qui se dispose à combattre.

Beaucoup de muscles, spéciaux aux quadrumanes ou aux autres mammifères, se rencontrent parfois chez l'homme. Le professeur Vlacovich[47] a, sur quarante sujets mâles, trouvé chez dix-neuf un muscle qu'il a appelé l'ischio-pubien; chez trois autres ce muscle était représenté par un ligament; il n'y en avait pas de traces sur les dix-huit restants. Sur trente sujets féminins, ce muscle n'était développé des deux côtés que chez deux, et le ligament rudimentaire chez trois. Ce muscle paraît donc plus commun chez l'homme que chez la femme; ce fait s'explique si l'on admet l'hypothèse que l'homme descend de quelque type inférieur, car ce muscle existe chez beaucoup d'animaux, et, chez tous ceux qui le possèdent, il sert exclusivement au mâle dans l'acte de la reproduction.

M. J. Wood[48] a, dans ses excellents mémoires, minutieusement décrit chez l'homme de nombreuses variations musculaires qui ressemblent à des structures normales existant chez les animaux inférieurs. En ne tenant même compte que des muscles qui ressemblent le plus à ceux existant régulièrement chez nos voisins les plus rapprochés, les quadrumanes, ils sont trop abondants pour être spécifiés ici. Chez un seul sujet mâle, ayant une forte constitution et un crâne bien conformé, on a observé jusqu'à sept variations musculaires, qui toutes représentaient nettement des muscles spéciaux à plusieurs types de singes. Cet homme avait, entre autres, sur les deux côtés du cou, un véritable et puissant *levator claviculæ*, tel qu'on le trouve chez toutes les espèces de singes, et qu'on dit exister chez environ un sujet humain sur

46. *Anatomy of Expression*, 1844, pp. 110, 131.

47. Cité par le professeur Canestrini dans l'*Annuario*, etc., 1867, p. 90.

48. Ces mémoires doivent être soigneusement étudiés par qui veut apprendre combien nos muscles varient et, par suite de ces variations, en viennent à ressembler à ceux des quadrumanes. Voici les renvois aux points auxquels je fais allusion dans mon texte : *Proc. Roy. Soc.*, vol. XIV, 1865, pp. 379-384, — vol. XV, 1866, p. 241, 242; — vol. XV, 1867, p. 544; — vol. XVI, 1868, p. 524. J'ajouterai que le docteur Murie et M. Saint-Georges Mivart ont démontré dans leur mémoire sur les Lémuriens (*Transact. Royal Soc.*, vol. VII, 1869, p. 96) combien quelques-uns des muscles de ces animaux, les membres les plus inférieurs des primates, sont extraordinairement variables. On y trouve aussi de nombreux passages graduels conduisant vers des conformations musculaires existant chez des animaux encore plus bas sur l'échelle.

soixante [49]. Le même sujet présentait encore « un abducteur spécial de l'os métatarsal du cinquième doigt, semblable à celui dont le professeur Huxley et M. Flower ont constaté l'existence uniforme chez les singes supérieurs et inférieurs. » Je me contenterai de citer deux autres exemples : le muscle *acromio-basilaire* existe chez tous les mammifères placés au-dessous de l'homme et semble en corrélation avec la démarche du quadrupède [50]; or, on le rencontre à peu près chez un homme sur soixante. M. Bradley [51] a trouvé, dans les extrémités inférieures un abducteur *ossis metatarsi quinti*, chez les deux pieds de l'homme; on n'avait pas, jusqu'à présent, signalé ce muscle chez l'homme bien qu'il existe toujours chez les singes anthropomorphes. Les mains et les bras de l'homme constituent des conformations éminemment caractéristiques; mais les muscles de ces organes sont extrêmement sujets à varier, et cela de façon à ressembler aux muscles correspondants des animaux inférieurs [52]. Ces ressemblances sont parfaites ou imparfaites et, dans ce dernier cas, manifestement de nature transitoire. Certaines variations sont plus fréquentes chez l'homme, d'autres chez la femme, sans que nous puissions en assigner la raison. M. Wood, après avoir décrit de nombreux cas, fait l'importante remarque que voici : « Les déviations notables du type ordinaire des conformations musculaires suivent des directions qui indiquent quelque facteur inconnu mais fort important pour la connaissance substantielle de l'anatomie scientifique générale [53]. »

On peut admettre comme extrêmement probable que ce facteur inconnu est le retour à un ancien état d'existence [54]. Il est tout à

49. Professeur Macalister, *Proc. Roy. Irish Academy*, vol. X, 1868, p. 124.

50. M. Champneys, *Journal of Anat. and Phys.* Nov. 1871, p. 178.

51. *Journal of Anat. and Phys.*, mai 1872, p. 421.

52. Le professeur Macalister (*id.*, p. 421), ayant relevé ses observations en tableaux, a trouvé que les anomalies musculaires sont plus fréquentes dans l'avant-bras, puis dans la face, troisièmement dans le pied, etc.

53. Le rév. Docteur Haughton, dans l'exposé d'un cas remarquable de variation dans le muscle *long fléchisseur du pouce* humain (*Proc. Roy. Irish Academy*, 1864, p. 715), ajoute ce qui suit : « Ce remarquable exemple prouve que l'homme possède parfois un arrangement des tendons du pouce et des doigts qui est caractéristique du macaque; mais je ne saurais prononcer s'il convient de regarder ce cas comme celui d'un macaque s'avançant vers l'homme, ou de l'homme s'abaissant vers le macaque, ou comme un caprice congénital de la nature. » Il est satisfaisant d'entendre un anatomiste aussi distingué, et un adversaire aussi acharné de l'évolution, admettre même la possibilité de l'une ou de l'autre de ces deux premières propositions. Le professeur Macalister a aussi décrit des variations dans le long fléchisseur du pouce, remarquables par leurs rapports avec le même muscle chez les quadrumanes (*Proc. Roy. Irish Academy*, vol. X, 1864, p. 138).

54. Depuis la première édition de cet ouvrage, M. Wood a publié un autre mémoire, *Philos. Trans.*, 1870, p. 83, sur les variations des muscles du cou, de l'é-

fait impossible de croire que l'homme puisse, par pur accident, ressembler anormalement, par sept de ses muscles, à certains singes, s'il n'y avait entre eux aucune connexion génésique. D'autre part, si l'homme descend de quelque ancêtre simien, il n'y a pas de raison valable pour que certains muscles ne réapparaissent pas subitement même après un intervalle de plusieurs milliers de générations, de même que chez les chevaux, les ânes et les mulets, on voit brusquement reparaître sur les jambes et sur les épaules des raies de couleur foncée, après un intervalle de centaines ou plus probablement de milliers de générations.

Ces différents cas de retour ont de tels rapports avec ceux des organes rudimentaires cités dans le premier chapitre, qu'ils auraient pu y être traités aussi bien qu'ici. Ainsi, on peut considérer qu'un utérus humain pourvu de cornes représente, à un état rudimentaire, le même organe dans ses conditions normales chez certains mammifères. Quelques parties rudimentaires chez l'homme, telles que l'os coccyx chez les deux sexes, et les mamelles chez le sexe masculin, ne font jamais défaut; tandis que d'autres, comme le foramen supra-condyloïde, n'apparaissent qu'occasionnellement et, par conséquent, auraient pu être comprises dans le chapitre relatif au retour. Ces différentes conformations « dues au retour », ainsi que celles qui sont rigoureusement rudimentaires, prouvent d'une manière certaine que l'homme descend d'un type inférieur.

Variations corrélatives. — Beaucoup de conformations chez l'homme, comme chez les animaux, paraissent si intimement liées les unes aux autres que, lorsque l'une d'elles varie, une autre en fait autant sans que nous puissions, dans la plupart des cas, en indiquer la cause. Nous ne pouvons dire quelle est la partie qui gouverne l'autre, ou si toutes deux ne sont pas elles-mêmes gouvernées par quelque autre partie antérieurement développée. Diverses monstruosités se trouvent ainsi liées l'une à l'autre, comme l'a prouvé Isidore Geoffroy Saint-Hilaire. Les conformations homologues sont particulièrement sujettes à varier de concert; c'est ce que nous voyons sur les côtés opposés du corps, et dans les extrémités su-

paule et de la poitrine de l'homme. Il démontre dans ce mémoire que les muscles sont très variables et que ces variations font souvent ressembler ces muscles aux muscles normaux des animaux inférieurs. Il résume ces remarques en ces termes : « J'aurai rempli le but que je me suis proposé si j'ai réussi à indiquer les formes les plus importantes qui, quand elles se présentent sous forme de variation chez l'homme, démontrent de manière suffisante ce qu'on peut considérer comme des exemples et des preuves du principe darwinien du retour, c'est-à-dire de la loi d'hérédité. »

périeures et inférieures. Meckel a, il y a longtemps, remarqué que lorsque les muscles du bras dévient de leur type propre, ils imitent presque toujours ceux de la jambe, et réciproquement pour les muscles de cette dernière. Les organes de la vue et de l'ouïe, les dents et les cheveux, la couleur de la peau et celle des cheveux, le teint et la constitution sont plus ou moins en corrélation les uns avec les autres[55]. Le professeur Schaaffhausen a le premier attiré l'attention sur les rapports qui paraissent exister entre une conformation musculaire très accusée et des arcades sus-orbitaires très saillantes, qui caractérisent les races humaines inférieures.

Outre les variations qu'on peut grouper avec plus ou moins de probabilité sous les titres précédents, il en reste un grand nombre qu'on peut provisoirement nommer spontanées, car notre ignorance est si grande qu'elles nous paraissent surgir sans cause apparente. On peut prouver, toutefois, que les variations de ce genre, qu'elles consistent, soit en légères différences individuelles, soit en déviations brusques et considérables de la conformation, dépendent beaucoup plus de la constitution de l'organisme que de la nature des conditions auxquelles il a été exposé[56].

Augmentation de la population. — On a vu des populations civilisées placées dans des conditions favorables, aux États-Unis par exemple, doubler leur nombre en vingt-cinq ans ; fait qui, d'après un calcul établi par Euler, pourrait se réaliser au bout d'un peu plus de douze ans[57]. A ce taux du doublement en vingt-cinq ans, la population actuelle des États-Unis, soit 30 millions, deviendrait, au bout de 657 années, assez nombreuse pour occuper tout le globe à raison de quatre hommes par mètre carré de superficie. La difficulté de trouver des subsistances et de vivre dans l'aisance constitue l'obstacle fondamental qui limite l'augmentation continue du nombre des hommes. L'exemple des États-Unis, où les subsistances se trouvent en grande quantité et où la place abonde, nous permet de conclure qu'il en est ainsi. La population de l'Angleterre serait promptement doublée si ces avantages venaient à y être doublés aussi. Chez les nations civilisées, le premier des deux obstacles agit surtout en restreignant les mariages. La mortalité considérable des enfants dans les classes pauvres, ainsi que celle produite à

55. J'ai cité mes autorités pour ces diverses assertions dans *Variation des Animaux*, etc., vol. II, pp. 442-360 (trad. française).

56. Le sujet dans son entier a été discuté dans le chap. XXIII *De la Variation des Animaux*, etc.

57. Lire l'ouvrage mémorable du rév. T. Malthus, *Essay on the principle of population*, 1826, vol. I, 6, 517.

tous les âges par les diverses maladies, qui frappent les habitants des maisons misérables et encombrées, est aussi un fait très important. Les effets des épidémies et des guerres sont promptement compensés et même au delà, chez les nations placées dans des conditions favorables. L'émigration peut aussi provoquer un arrêt temporaire de l'augmentation de la population, mais elle n'exerce aucune influence sensible sur les classes très pauvres.

Il y a lieu de supposer, comme l'a fait remarquer Malthus, que la reproduction est actuellement moins active chez les barbares que chez les nations civilisées. Nous ne savons rien de positif à cet égard, car on n'a pas fait de recensement chez les sauvages; mais il résulte du témoignage concordant des missionnaires et d'autres personnes qui ont longtemps résidé chez ces peuples, que les familles sont ordinairement peu nombreuses, et que le contraire est la grande exception. Ce fait, à ce qu'il semble, peut s'expliquer en partie par l'habitude qu'ont les femmes de nourrir à la mamelle pendant très longtemps; mais il est aussi très probable que les sauvages, dont la vie est souvent très pénible et qui ne peuvent pas se procurer une alimentation aussi nourrissante que les races civilisées, doivent être réellement moins prolifiques. J'ai démontré, dans un autre ouvrage[58], que tous nos animaux et tous nos oiseaux domestiques, ainsi que toutes nos plantes cultivées, sont plus féconds que les espèces correspondantes à l'état de nature. Les animaux, il est vrai, qui reçoivent un excès de nourriture ou qui sont engraissés rapidement et la plupart des plantes subitement transportées d'un sol très pauvre dans un sol très riche, deviennent plus ou moins stériles ; mais ce n'est pas là une objection sérieuse à la conclusion que nous venons d'indiquer. Cette observation nous amène donc à penser que les hommes civilisés qui sont, dans un certain sens, soumis à une haute domestication, doivent être plus prolifiques que les sauvages. Il est probable aussi que l'accroissement de fécondité chez les nations civilisées tend à devenir un caractère héréditaire comme chez nos animaux domestiques; on sait au moins que, dans certaines familles humaines, il y a une tendance à la production de jumeaux[59].

Bien que moins prolifiques que les peuples civilisés, les sauvages augmenteraient sans aucun doute rapidement, si leur nombre n'était rigoureusement restreint par quelques causes. Les Santali, tribus habitant les collines de l'Inde, ont récemment offert un ex-

58. *De la Variation des Animaux*, etc., II, pp. 117-120, 172.
59. M. Sedgwick, *British and Foreign medico-chirurg. Review*, juillet 1863, p. 170.

cellent exemple de ce fait, car, ainsi que l'a démontré M. Hunter[60], ils ont considérablement augmenté depuis l'introduction de la vaccine, depuis que d'autres épidémies ont été atténuées, et que la guerre a été strictement supprimée. Cette augmentation n'aurait toutefois pas été possible si ces populations grossières ne s'étaient répandues dans les districts voisins pour travailler à gages. Les sauvages se marient presque toujours, avec cette restriction qu'ils ne le font pas ordinairement dès l'âge où le mariage est possible. Les jeunes gens doivent prouver d'abord qu'ils sont en état de nourrir une femme, et doivent gagner la somme nécessaire pour acheter la jeune fille à ses parents. La difficulté qu'ont les sauvages à se procurer leur subsistance limite, à l'occasion, leur nombre d'une manière bien plus directe que chez les peuples civilisés, car les membres de toutes les tribus ont périodiquement à souffrir de rigoureuses famines pendant lesquelles, forcés de se contenter d'une détestable alimentation, leur santé ne peut qu'être très compromise. On a signalé de nombreux exemples de la saillie de l'estomac des sauvages et de l'émaciation de leurs membres pendant et après les disettes. Ils sont alors contraints à beaucoup errer, ce qui amène la mort de nombreux enfants, comme on me l'a assuré en Australie. Les famines étant périodiques et dépendant principalement des saisons extrêmes, toutes les tribus doivent éprouver des fluctuations en nombre. Elles ne peuvent pas régulièrement et constamment s'accroître, en l'absence de tout moyen d'augmenter artificiellement la quantité de nourriture. Lorsqu'ils sont vivement pressés par le besoin, les sauvages empiètent sur les territoires voisins, et la guerre éclate ; il est vrai, d'ailleurs, qu'ils sont presque toujours en lutte avec leurs voisins. Dans leurs efforts pour se procurer des aliments, ils sont exposés à de nombreux accidents sur la terre et sur l'eau ; et, dans quelques pays, ils doivent avoir à souffrir considérablement des grands animaux féroces. Dans l'Inde même, il y a eu des districts dépeuplés par les ravages des tigres.

Malthus a discuté ces diverses causes d'arrêt, mais il n'insiste pas assez sur un fait qui est peut-être le plus important de tous : l'infanticide, surtout des enfants du sexe féminin, et l'emploi des pratiques tendant à procurer l'avortement. Ces dernières règnent actuellement dans bien des parties du globe, et, d'après M. M'Lennan[61], l'infanticide semble avoir existé autrefois dans des propor-

60. W.-W. Hunter, *The Annals of Rural Bengal*, 1868, p. 259.
61. *Primitive Marriage*, 1865.

tions encore bien plus considérables. Ces pratiques paraissent devoir leur origine à la difficulté, ou même à l'impossibilité dans laquelle se trouvent les sauvages de pouvoir nourrir tous les enfants qui naissent. On peut encore ajouter le déréglement des mœurs à ces diverses causes de restriction; mais ce déréglement ne résulte pas d'un manque de moyen de subsistance, bien qu'il y ait des raisons pour admettre que, dans certains pays (le Japon, par exemple), on l'ait encouragé dans le but de maintenir la population dans des limites constantes.

Si nous nous reportons à une époque extrêmement reculée, l'homme, avant d'en être arrivé à la dignité d'être humain, devait se laisser diriger beaucoup plus par l'instinct et moins par la raison que les sauvages actuels les plus infimes. Nos ancêtres primitifs semi-humains ne devaient pratiquer ni l'infanticide, ni la polyandrie, car les instincts des animaux inférieurs ne sont jamais assez pervers[62] pour les pousser à détruire régulièrement leurs petits ou pour leur enlever tout sentiment de jalousie. Ils ne devaient point non plus apporter au mariage des restrictions prudentes, et les sexes s'accouplaient librement de bonne heure. Il en résulte que les ancêtres de l'homme on dû tendre à se multiplier rapidement; mais des freins de certaine nature, périodiques ou constants, ont dû contribuer à réduire le nombre de leurs descendants avec plus d'énergie peut-être encore que chez les sauvages actuels. Mais, pas plus que pour la plupart des autres animaux, nous ne saurions dire quelle a pu être la nature précise de ces freins. Nous savons que les chevaux et le bétail, qui ne sont pas des animaux très prolifiques, ont augmenté en nombre avec une énorme rapidité après leur introduction dans l'Amérique du Sud. Le plus lent reproducteur de tous les animaux, l'éléphant, peuplerait le monde entier en quelques milliers d'années. L'augmentation en nombre des diverses espèces de singes doit être limitée par quelque cause, mais pas, comme le pense Brehm, par les attaques

62. Un critique fait dans le *Spectator*, 12 mars 1871, p. 320, les commentaires suivants sur ce passage : « M. Darwin se voit obligé d'imaginer une nouvelle doctrine relative à la chute de l'homme. Il démontre que les animaux supérieurs ont des instincts beaucoup plus nobles que les habitudes des sauvages, et il se voit, par conséquent, obligé d'établir, comme une hypothèse scientifique, sous une forme dont il ne paraît pas soupçonner la parfaite orthodoxie, la doctrine que la recherche de la science a été la cause d'une détérioration temporaire des qualités morales de l'homme, détérioration dont les effets se sont fait sentir bien longtemps, comme le prouvent les coutumes ignobles des sauvages, principalement dans leurs rapports avec le mariage. Or, la traduction juive relative à la dégénération morale de l'homme affirme exactement la même chose. »

des bêtes féroces. Personne n'oserait prétendre que la faculté reproductrice immédiate des chevaux et du bétail sauvage de l'Amérique se soit d'abord accrue d'une manière sensible, pour être plus tard réduite, à mesure que chaque région se peuplait davantage. Dans ce cas comme dans tous les autres, il n'est pas douteux qu'il y ait eu un concours de plusieurs obstacles, différant même selon les circonstances; des disettes périodiques résultant de saisons défavorables devant probablement être comptées au nombre des causes les plus importantes. Il a dû en être de même pour les ancêtres primitifs de l'homme.

Sélection naturelle. — Nous avons vu que le corps et l'esprit de l'homme sont sujets à varier, et que les variations sont provoquées directement ou indirectement par les mêmes causes générales, et obéissent aux mêmes lois que chez les animaux inférieurs. L'homme s'est largement répandu à la surface de la terre; dans ses incessantes migrations [63], il doit avoir été exposé aux conditions les plus différentes. Les habitants de la Terre de Feu, du cap de Bonne-Espérance et de la Tasmanie, dans l'un des hémisphères, et ceux des régions arctiques dans l'autre, doivent avoir traversé bien des climats et modifié bien des fois leurs habitudes avant d'avoir atteint leurs demeures actuelles [64]. Les premiers ancêtres de l'homme avaient aussi, sans doute, comme tous les autres animaux, une tendance à se multiplier au-delà des moyens de subsistance; ils doivent donc avoir été accidentellement exposés à la lutte pour l'existence, et, par conséquent, soumis à l'inflexible loi de la sélection naturelle. Il en résulte que les variations avantageuses de tous genres ont dû être ainsi occasionnellement ou habituellement conservées, et les nuisibles éliminées. Je ne parle pas ici des déviations de conformation très prononcées, qui ne surgissent qu'à de longs intervalles, mais seulement des différences individuelles. Nous savons, par exemple, que les muscles qui déterminent les mouvements de nos mains et de nos pieds sont, comme ceux des animaux inférieurs, sujets à une incessante variabilité [65]. En conséquence, si on suppose que les ancêtres simiens de l'homme, habitant une région quel-

63. Voir quelques excellentes remarques, à cet effet, de W. Stanley Jevons, *A deduction from Darwin's Theory*, *Nature*, 1869, p. 231.

64. Latham, *Man and his Migrations*, 1851, p. 135.

65. MM. Murie et Mivart, dans leur *Anatomy of the Lemuroïdea* (*Transact. Zoolog. Soc.*, vol. VII, 1869, pp. 96-98), disent : « Quelques muscles sont si irréguliers dans leur distribution qu'on ne peut pas bien les classer dans aucun des groupes ci-dessus. » Ces muscles diffèrent même sur les côtés opposés du corps du même individu.

conque, et surtout un pays en voie de changements dans ses conditions, étaient partagés en deux troupes égales, celle qui comprenait les individus les mieux adaptés, par leur organisation motrice, à se procurer leur subsistance ou à se défendre, a dû fournir la plus forte moyenne de survivants, et produire plus de descendants que l'autre troupe moins favorisée.

Dans son état actuel le plus imparfait, l'homme n'en est pas moins l'animal le plus dominateur qui ait jamais paru sur la terre. Il s'est répandu beaucoup plus largement qu'aucun autre animal bien organisé, et tous lui ont cédé le pas. Il doit évidemment cette immense supériorité à ses facultés intellectuelles, à ses habitudes sociales qui le conduisent à aider et à défendre ses semblables, et à sa conformation corporelle. Le résultat final de la lutte pour l'existence a prouvé l'importance suprême de ces caractères. Les hautes facultés intellectuelles de l'homme lui ont permis de développer le langage articulé, qui est devenu l'agent principal de son remarquable progrès. « L'analyse psychologique du langage démontre, comme le fait remarquer M. Chauncey Wright[66], que l'usage du langage, même dans le sens le plus borné, exige bien plus que toute autre chose l'exercice constant des facultés mentales. » L'homme a inventé des armes, des outils, des pièges, etc., dont il fait un ingénieux emploi, et qui lui servent à se défendre, à tuer ou à saisir sa proie ; au moyen desquels, en un mot, il se procure ses aliments. Il a construit des radeaux ou des embarcations qui lui ont permis de se livrer à la pêche et de passer d'une île à une autre plus fertile du voisinage. Il a découvert l'art de faire le feu, à l'aide duquel il a pu rendre digestibles des racines dures et filandreuses, et, innocentes par la cuisson, des plantes vénéneuses à l'état cru. Cette dernière découverte, la plus grande, sans contredit, après celle du langage, a précédé la première aurore de l'histoire. Ces diverses inventions, qui avaient déjà rendu l'homme si prépondérant, alors même qu'il était à l'état le plus grossier, sont le résultat direct du développement de ses facultés, c'est-à-dire l'observation, la mémoire, la curiosité, l'imagination et la raison. Je ne puis donc comprendre pourquoi M. Wallace [67] soutient « que le seul effet qu'ait

66. *Limits of natural selection*, *North American Review*, oct. 1870, p. 295.

67. *Quarterly Review*, avril 1869, p. 392. Ce sujet est plus complètement discuté dans les *Contributions to the Theory of Natural Selection*, 1870, ouvrage que vient de publier M. Wallace, et traduit en français par M. Lucien de Candolle (Paris, C. Reinwald), dans lequel il reproduit tous les mémoires que nous avons cités dans cet ouvrage. L'*Essai sur l'homme* a été l'objet d'une critique remarquable que le professeur Claparède, un des zoologistes les plus distingués d'Europe, a publiée dans la *Bibliothèque universelle*, juin 1870. La remarque

pu avoir la sélection naturelle a été de douer le sauvage d'un cerveau un peu supérieur à celui du singe. »

Bien que la puissance intellectuelle et les habitudes sociales de l'homme aient pour lui une importance fondamentale, nous ne devons pas méconnaître l'importance de sa conformation corporelle, point auquel nous consacrerons le reste de ce chapitre. Nous discuterons, dans un chapitre suivant, le développement de ses facultés intellectuelles, sociales et morales.

Quiconque sait un peu de menuiserie admet qu'il n'est pas facile de manier le marteau avec précision. Jeter une pierre avec la justesse dont un Fuégien est capable, soit pour se défendre, soit pour tuer des oiseaux, exige la perfection la plus consommée dans l'action combinée des muscles de la main, du bras et de l'épaule, sans parler d'un sens tactile assez fin. Pour lancer une pierre ou une lance, et pour beaucoup d'autres actes, l'homme doit être ferme sur ses pieds, ce qui exige encore la coadaptation parfaite d'une foule de muscles. Pour tailler un silex et en faire l'outil le plus grossier, ou pour façonner un os en crochet ou en hameçon, il faut une main parfaite; car, ainsi que le fait remarquer un juge des plus compétents, M. Schoolcraft [68], l'art de transformer des fragments de pierre en couteaux, en lances ou en pointes de flèche, dénote « une habileté extrême et une longue pratique ». Le fait que les hommes primitifs pratiquaient la division du travail le prouve surabondamment; chaque homme ne confectionnait pas ses outils en silex ou sa poterie grossière, mais il paraît que certains individus se vouaient à se genre de travaux et recevaient, sans doute, en échange, quelques produits de la chasse. Les archéologues affirment qu'un énorme laps de temps s'est écoulé avant que nos ancêtres aient songé à user la surface des silex éclatés pour en faire des outils polis. Un animal ressemblant à l'homme, pourvu d'une main et d'un bras assez parfaits pour jeter une pierre avec justesse, ou pour transformer un silex en un outil grossier, pourrait, sans aucun

que je cite dans le texte surprendra tous ceux qui ont lu le travail célèbre de M. Wallace sur l'*Origine des Races humaines*, déduite de la *Théorie de la sélection naturelle*, publiée primitivement dans *Anthropological Review*, mai 1864, p. CLVIII. Je ne puis m'empêcher de citer une remarque très juste faite par sir J. Lubbok sur ce travail (*Prehistoric Times*, 1865, p. 479), à savoir que M. Wallace, « avec un désintéressement caractéristique, attribue l'idée de la sélection naturelle exclusivement à M. Darwin, bien que, comme on le sait, il l'ait émise d'une manière indépendante, et publiée en même temps, mais d'une manière moins complète. »

68. Cité par M. Lawson Tait, *Law of naturat selection*, — *Dublin Quarterly Journal of Medical Science*, février 1869. Le docteur Keller est aussi cité dans le même but.

doute, avec une pratique suffisante, en ce qui concerne seulement l'habileté mécanique, effectuer presque tout ce qu'un homme civilisé est capable de faire. On peut, à ce point de vue, comparer la conformation de la main à celle des organes vocaux, qui servent chez les singes à l'émission de cris, de signaux divers, ou, comme chez une espèce, à l'émission de cadences musicales; tandis que, chez l'homme, des organes vocaux très semblables se sont adaptés à l'expression du langage articulé grâce aux effets héréditaires de l'usage.

Examinons maintenant les plus proches voisins de l'homme, et, par conséquent, les représentants les plus fidèles de nos ancêtres primitifs. La main des quadrumanes a la même conformation générale que la nôtre, mais elle est moins parfaitement adaptée à des travaux divers. Cet organe ne leur est pas aussi utile pour la locomotion que les pattes le sont à un chien; c'est ce qu'on observe chez les singes, qui marchent sur les bords externes de la paume de la main, ou sur le revers des doigts repliés, comme l'orang et le chimpanzé [69]. Leurs mains sont toutefois admirablement adaptées pour grimper aux arbres. Les singes saisissent comme nous de fines branches ou des cordes avec le pouce d'un côté, les doigts et la paume de l'autre. Ils peuvent aussi soulever d'assez gros objets, porter par exemple à leur bouche le goulot d'une bouteille. Les babouins retournent les pierres et arrachent les racines avec leurs mains. Ils saisissent à l'aide de leur pouce, opposable aux doigts, des noisettes, des insectes et d'autres petits objets, et, sans aucun doute, prennent ainsi les œufs et les jeunes oiseaux dans les nids. Les singes américains meurtrissent les oranges sauvages, en les frappant sur une branche, jusqu'à ce que, l'écorce se fendant, ils puissent l'arracher avec leurs doigts. D'autres singes ouvrent avec les deux pouces les coquilles des moules. Ils s'enlèvent réciproquement les épines qui peuvent se fixer dans leur peau, et se cherchent mutuellement leurs parasites. A l'état sauvage, ils brisent à l'aide de cailloux les fruits à coque dure. Ils roulent des pierres ou les jettent à leurs ennemis; cependant, ils exécutent tous ces actes lourdement, et il leur est absolument impossible, ainsi que j'ai pu l'observer moi-même, de lancer une pierre avec précision.

Il me paraît loin d'être vrai que, parce que les singes saisissent les objets gauchement, « un organe de préhension moins spécialisé leur aurait rendu autant de services que leurs mains actuelles [70]. »

69. Owen, *Anatomy of Vertebrates*, III, p. 71.
70. *Quarterly Review*, avril 1869, p. 392.

Au contraire, je ne vois aucune raison pour mettre en doute qu'une main plus parfaitement conformée ne leur eût été avantageuse, à la condition, importante à noter, qu'elle n'en fût pas pour cela moins propre à leur permettre de grimper aux arbres. Nous pouvons supposer qu'une main aussi parfaite que celle de l'homme aurait été moins avantageuse pour grimper, car les singes qui se tiennent le plus dans les arbres, l'Ateles en Amérique, le Colubus en Afrique et l'Hylobates en Asie, ont le pouce très réduit en grosseur, souvent même rudimentaire, et les doigts partiellement adhérents de sorte que leur main est ainsi convertie en simple crochet[71].

Dès qu'un ancien membre de la grande série des Primates en fut arrivé, soit à cause d'un changement dans le mode de se procurer ses aliments, soit à cause d'une modification dans les conditions du pays qu'il habitait, à vivre moins sur les arbres et davantage sur le sol, son mode de locomotion a dû se modifier ; dans ce cas, il devait devenir ou plus rigoureusement quadrupède ou absolument bipède. Les babouins fréquentent les régions accidentées et rocheuses, et ne grimpent sur les arbres élevés que forcés par la nécessité[72], ils ont acquis presque la démarche du chien. L'homme seul est devenu bipède ; nous pouvons, je crois, expliquer en partie comment il a acquis son attitude verticale, qui constitue un de ses caractères les plus remarquables. L'homme n'aurait jamais atteint sa position prépondérante dans le monde sans l'usage de ses mains, instruments si admirablement appropriés à obéir à sa volonté. Sir C. Bell[73] a insisté sur le fait que « la main supplée à tous les instruments, et, par sa connexité avec l'intelligence, elle a assuré à l'homme la domination universelle. » Mais les mains et les bras n'auraient jamais pu devenir des organes assez parfaits pour fabriquer des armes, pour lancer des pierres et des javelots avec précision, tant qu'ils servaient habituellement à la locomotion et à supporter le poids du corps, ou tant qu'ils étaient tout particulièrement adaptés, comme nous l'avons vu, pour grimper dans les arbres. Un service aussi rude aurait, d'ailleurs, émoussé le sens du tact, dont dépendent essentiellement les usages délicats auxquels les doigts sont appro-

71. Chez l'*Hylobates syndactilus*, comme le nom l'indique, deux des doigts sont adhérents; fait qui se représente occasionnellement, à ce que m'apprend M. Blyth, dans les doigts des *H. agilis*, *lar*, et *leuciscus*. Le *Colobus* est extraordinairement actif, et habite exclusivement les arbres (Brehm *Thierleben*, vol. I. p. 50); mais j'ignore si ces singes sont meilleurs grimpeurs que les espèces des genres voisins. Il est à remarquer que les pieds des paresseux, qui vivent exclusivement sur les arbres, ressemblent absolument à des crochets.

72. Brehm, *Thierleben*, vol. I, p. 80.

73. *The Hand, its Mechanism, etc. Bridgewater Treatise*, 1833, p. 38.

priés. Ces causes seules auraient suffi pour que l'attitude verticale fût avantageuse à l'homme, mais il est encore beaucoup d'actions qui exigent la liberté des deux bras et de la partie supérieure du corps, lequel doit pouvoir dans ce cas reposer solidement sur les pieds. Pour atteindre ce résultat fort avantageux, les pieds sont devenus plats, et le gros orteil s'est particulièrement modifié, au prix, il est vrai, de la perte de toute aptitude à la préhension. Le principe de la division du travail physiologique, qui prévaut dans le règne animal, veut que, à mesure que les mains se sont perfectionnées pour la préhension, les pieds se soient perfectionnés aussi dans le sens de la stabilité et de la locomotion. Chez quelques sauvages cependant, le pied n'a pas entièrement perdu son pouvoir préhensile, comme le prouve leur manière de grimper sur les arbres et de s'en servir de diverses autres manières[74].

Or, s'il est avantageux pour l'homme d'avoir les mains et les bras libres, et de pouvoir se tenir solidement sur les pieds, et son succès dans la lutte pour l'existence ne permet pas d'en douter, je ne vois aucune raison pour laquelle il n'aurait pas été également avantageux à ses ancêtres de se redresser toujours davantage, et de devenir bipèdes. Ce nouvel état leur permettait de mieux se défendre avec des pierres ou des massues, d'attaquer plus facilement leur proie, ou de se procurer autrement leurs aliments. Les individus les mieux construits ont dû, à la longue, le mieux réussir, et survivre en plus grand nombre. Si le gorille et quelques espèces voisines s'étaient éteintes, on aurait pu opposer l'argument assez fort et assez vrai en apparence, qu'un animal ne peut passer graduellement de l'état de quadrupède à celui de bipède; car tous les individus se trouvant dans l'état intermédiaire auraient été très mal appropriés à tout genre de locomotion. Mais nous savons (et cela mérite réflexion) que les anthropomorphes se trouvent actuellement dans cette condition intermédiaire, sans qu'on puisse contester que, dans l'ensemble, ils soient bien adaptés à leur mode d'existence. Ainsi le gorille court avec une allure oblique et lourde, mais plus habituellement il marche en s'appuyant sur ses doigts fléchis. Les singes à longs bras s'en servent quelquefois comme de béquilles, et, en se balançant sur eux, se projettent en avant; quel-

74. Dans sa *Natürliche Schöpfungsgeschichte*, 1868, p. 507, Häckel discute, avec beaucoup d'habileté, les moyens par lesquels l'homme est devenu bipède. Dans ses *Conférences sur la théorie darwinienne*, 1869, p. 135, Büchner cite des cas de l'usage du pied par l'homme comme organe préhensile, et aussi sur le mode de progression des singes supérieurs dont je parle dans le paragraphe suivant. Voir encore, sur ce dernier point, Owen, *Anatomy of Vertebrates*, vol. III, p. 71.

ques Hylobates peuvent, sans qu'on le leur ait appris, marcher ou courir debout avec une assez grande rapidité; toutefois leurs mouvements sont gauches et n'ont pas la sureté de ceux de l'homme. Nous trouvons donc, en somme, diverses gradations chez les singes vivants, entre le mode de locomotion qui est strictement celui du quadrupède, et celui du bipède où de l'homme ; or, comme le fait remarquer un juge compétent [75], qui n'est animé par aucun esprit de parti, la conformation des singes anthropomorphes se rapproche plus du type bipède que du type quadrupède.

A mesure que les ancêtres de l'homme se sont de plus en plus redressés, à mesure que leurs mains et leurs bras se modifiaient de plus en plus en vue de la préhension et d'autres usages, tandis que leurs pieds et leurs jambes se modifiaient en même temps pour le soutien et la locomotion, une foule d'autres modifications de conformation sont devenues nécessaires. Le bassin a dû s'élargir, l'épine dorsale se courber d'une manière spéciale, la tête se fixer dans une autre position, changements qui se sont tous effectués chez l'homme. Le professeur Schaafhausen [76] soutient que « les énormes apophyses mastoïdes du crâne humain sont un effet de son attitude verticale ; » elles n'existent ni chez l'orang, ni chez le chimpanzé, etc., et sont plus petites chez le gorille que chez l'homme. Nous pourrions signaler ici diverses autres conformations qui paraissent se rapporter à l'attitude verticale de l'homme. Il est difficile de déterminer jusqu'à quel point toutes ces modifications corrélatives ont pour cause la sélection naturelle, et quels peuvent avoir été les résultats des effets héréditaires de l'accroissement d'usage de quelques parties, ou de leur action réciproque les unes sur les autres. Il n'est pas douteux que ces causes de changement n'agissent et ne réagissent les unes sur les autres. Ainsi, lorsque certains muscles et les arêtes osseuses auxquelles ils sont attachés s'accroissent par suite d'un usage habituel, cela prouve qu'ils jouent un rôle utile qui favorise les individus où ils sont le plus développés, et que ces derniers tendent à survivre en plus grand nombre.

L'usage libre des bras et des mains, en partie la cause et en partie le résultat de l'attitude verticale de l'homme, paraît avoir déterminé indirectement d'autres modifications de structure. Les ancêtres primitifs mâles de l'homme étaient probablement, comme

75. Broca, *La constitution des vertèbres caudales* (*Revue d'anthropologie*, 1872, p. 26).

76. *Sur la forme primitive du crâne*, traduit dans *Anthropological Review*, octobre 1868, p. 428. Owen (*Anatomy of Vertebrates*, vol. II, p. 551, 1866), sur les apophyses mastoïdes chez les singes supérieurs.

nous l'avons vu, pourvus de grosses canines; mais, dès qu'ils s'habituèrent graduellement à se servir de pierres, de massues ou d'autres armes pour combattre leurs ennemis, ils ont dû de moins en moins se servir de leurs mâchoires et de leurs dents pour cet usage. Les mâchoires, dans ce cas, ainsi que les dents, se sont réduites, comme nous le prouvent une foule de faits analogues. Nous trouverons, dans un futur chapitre, un cas tout à fait parallèle dans la réduction ou la disparition complète des canines chez les ruminants mâles, disparition qui paraît se rattacher au développement de leurs cornes, et chez les chevaux à leur habitude de compter pour se défendre sur leurs incisives et sur leurs sabots.

L'énorme développement des muscles de la mâchoire produit sur le crâne des singes anthropomorphes mâles adultes, ainsi que Rütimeyer [77] et d'autres savants le constatent, des effets tels que le crâne de ces animaux diffère considérablement et sous tant de rapports de celui de l'homme, et leur donnent l'horrible physionomie qui les caractérise. Aussi, à mesure que les mâchoires et les dents se sont graduellement réduites chez les ancêtres de l'homme, le crâne adulte de ces derniers à dû se rapprocher chaque jour davantage de celui de l'homme actuel. Une grande diminution des canines chez les mâles a certainement, comme nous le verrons plus loin, affecté par hérédité celles des femelles.

Le cerveau a certainement augmenté en volume à mesure que les diverses facultés mentales se sont développées. Personne, je suppose, ne doute que, chez l'homme, le volume du cerveau, relativement à celui du corps, si on compare ces proportions à celles qui existent chez le gorille ou chez l'orang, ne se rattache intimement à ses facultés mentales élevées. Nous observons des faits analogues chez des insectes : chez les fourmis, en effet, les ganglions cérébraux atteignent une dimension extraordinaire ; ces ganglions sont chez tous les hyménoptères beaucoup plus volumineux que chez les ordres moins intelligents, tels que les coléoptères [78]. D'autre part, personne ne peut supposer que l'intelligence de deux animaux ou de deux hommes quelconques puisse être exactement jaugée par la capacité de leur crâne. Il est certain qu'une très petite masse absolue de substance nerveuse peut développer une très grande activité mentale ; car les instincts si merveilleusement variés, les aptitudes et les affections des fourmis que

77. *Die Grenzen der Thierwelt, eine Betrachtung zu Darwin's Lehre*, 1868, p. 51.

78. Dujardin, *Annales des sciences nat.*, 3e série, *Zoolog.*, t. XIV, 1850, p. 203. M. Lowne, *Anatomy and Physiology of the Musca vomitoria*, 1870, p. 14. Mon fils, M. F. Darwin, a disséqué pour moi les ganglions cérébraux de la *Formica rufa*.

chacun connaît, ont pour siège des ganglions cérébraux qui n'atteignent pas la grosseur du quart de la tête d'une petite épingle. A ce dernier point de vue le cerveau d'une fourmi est un des plus merveilleux atomes de matière qu'on puisse concevoir, peut-être même plus merveilleux encore que le cerveau de l'homme.

L'opinion qu'il existe chez l'homme quelque rapport intime entre le volume du cerveau et le développement des facultés intellectuelles repose sur la comparaison des crânes des races sauvages et des races civilisées, des peuples anciens et modernes, et par l'analogie de toute la série des vertébrés. Le Dr J. Barnard Davis [79] a prouvé, par de nombreuses mesures exactes, que la capacité moyenne interne du cerveau chez les Européens est de 92,3 pouces cubes; 87,5 chez les Américains; 87,1 chez les Asiatiques, et seulement de 81,9 chez les Australiens. Le professeur Broca [80] a démontré que les crânes récents des cimetières de Paris, sont plus grands que ceux trouvés dans les caveaux du XIIe siècle, dans le rapport de 1,484 à 1,426 et que, comme le prouvent les mesures prises, l'augmentation de grandeur s'est produite exclusivement dans la partie frontale du crâne, siège des facultés intellectuelles. Prichard est convaincu que les habitants actuels de l'Angleterre ont des capacités crâniennes plus spacieuses que ne les avaient les anciens habitants du pays. Il faut, cependant, admettre que quelques crânes très anciens, comme le fameux crâne du Néanderthal, sont bien développés et très spacieux [81]. Quant aux animaux inférieurs, M. E. Lartet [82], en comparant les crânes des mammifères tertiaires à ceux des mammifères actuels appartenant aux mêmes groupes, est arrivé à la remarquable conclusion que le cerveau est généralement plus grand et les circonvolutions plus complexes chez les formes récentes. J'ai démontré autre part [83] que le volume du cerveau du lapin domestique a diminué considérablement comparativement à celui du lapin

79. *Philosophical Transactions*, 1869, p. 513.

80. Broca, *Les Sélections*, *Rev. d'Antrop.*, 1873. C. Vogt, *Leçons sur l'homme*, p. 113; Prichard, *Phys*, *History of Mankind*, I, 1838, p. 305.

81. Dans l'intéressant article auquel nous venons de faire allusion, le professeur Broca a fait remarquer avec beaucoup de raison que la moyenne de la capacité du crâne chez les nations civilisées se trouve fixée à un chiffre très inférieur par suite de la conservation d'un nombre considérable d'individus, faibles de corps et d'esprit, qui auraient été promptement éliminés à l'état sauvage. D'autre part, chez les sauvages, la moyenne ne comprend que les individus les plus vigoureux, qui ont pu survivre au milieu de conditions entièrement dures et pénibles. Broca explique ainsi le fait, autrement inexplicable, que la capacité moyenne du crâne des anciens Troglodytes de la Lozère est plus grande que celle des Français modernes.

82. *Comptes rendus des sciences*, etc., 1er juin 1868.

83. *La Variation des Animaux*, etc., vol. I, pp. 132-137.

sauvage ou du lièvre, ce qui peut être attribué à ce que, tenus en captivité pendant de nombreuses générations, les lapins domestiques ont peu exercé leur intelligence, leurs instincts, leurs sens et leur volonté.

Le poids et le volume croissants du cerveau et du crâne chez l'homme ont dû influer sur le développement de la colonne vertébrale qui les supporte, surtout alors qu'il tendait à se redresser. Pendant que s'effectuait ce changement d'attitude, la pression interne du cerveau a dû aussi influencer la forme du crâne, lequel, comme beaucoup de faits le prouvent, est facilement affecté par des actions de cette nature. Les ethnologistes admettent que le genre de berceau dans lequel on tient l'enfant peut modifier la forme du crâne. Des spasmes musculaires habituels et une cicatrice résultant d'une forte brulûre peuvent modifier d'une manière permanente les os de la face. Chez certains jeunes sujets dont la tête, à la suite d'une maladie, s'est fixée de côté ou en arrière, un des yeux a changé de position et la forme du crâne s'est modifiée ; ce qui paraît être le résultat d'une pression exercée par le cerveau dans une nouvelle direction [84]. J'ai démontré que, chez les lapins à longues oreilles, une cause aussi insignifiante que l'est, par exemple, la chute en avant de ces organes, suffit pour entraîner dans la même direction presque tous les os du crâne, qui alors ne correspondent plus exactement à ceux du côté opposé. Enfin, si les dimensions générales d'un animal venaient à augmenter ou à diminuer beaucoup, sans aucun changement de son activité mentale, ou si celle-ci augmentait ou diminuait considérablement sans grands changements dans le volume du corps, la forme du crâne serait dans les deux cas certainement modifiée. C'est ce que j'ai dû conclure de mes observatious sur les lapins domestiques ; quelques races sont devenues beaucoup plus grandes que l'animal sauvage, tandis que d'autres ont à peu près conservé la même taille, et, dans les deux cas cependant, le cerveau a beaucoup diminué relativement à la grosseur du corps. Je fus d'abord très surpris de trouver que, chez tous ces lapins, le crâne était devenu plus long ou dolichocéphale; ainsi, j'ai examiné deux crânes offrant presque la même largeur, l'un provenait d'un lapin sauvage, l'autre d'une

84. Shaaffhausen cite, d'après Blumenbach et Busch, des exemples des effets des spasmes et des cicatrices, *Anthropological Review*, p. 420, octobre 1868. Le docteur Jarrod (*Anthropologia*, 1808, pp. 115, 116) indique, d'après Camper et ses propres observations, des cas de modifications déterminées dans le crâne, par suite d'une position artificielle imposée à la tête. Il admet que certaines professions, telles que celle de cordonnier, en obligeant la tête à être toujours penchée en avant, tendent à rendre le front plus saillant et plus arrondi.

grande race domestique, le premier n'avait que 79 millimètres de longueur, et le second 107 millimètres[85]. La forme du crâne constitue une des distinctions les plus remarquables des diverses races humaines; le crâne, en effet, est allongé chez les unes, arrondi chez les autres; on peut même leur appliquer en partie ce que nous a suggéré l'exemple des lapins, car Welcker affirme que les hommes de petite stature « penchent vers la brachycéphalie et ceux de haute taille vers la dolichocéphalie[86]; « on peut donc comparer ces derniers aux lapins à corps gros et allongé, qui ont tous le crâne allongé ou qui, en d'autres termes, sont dolichocéphales.

Ces différents faits nous permettent jusqu'à un certain point de saisir les causes qui ont amené les grandes dimensions et la forme plus ou moins arrondie du crâne; caractères qui constituent une différence si considérable entre l'homme et les animaux.

La nudité de la peau de l'homme constitue une autre différence remarquable. Les baleines et les dauphins (Cétacés), les dugongs (Sirenia) et l'hippopotame sont nus; ce qui peut leur être utile pour glisser facilement dans le milieu aquatique où ils sont appelés à se mouvoir, sans qu'il y ait toutefois chez eux déperdition de chaleur, car les espèces habitant les régions froides sont protégées par un épais revêtement de graisse, qui remplit le même but que la fourrure des phoques et des loutres. Les éléphants et les rhinocéros sont presque nus; or, comme certaines espèces éteintes, qui vivaient autrefois sous un climat arctique, étaient alors recouvertes d'une longue laine ou de poils épais, on pourrait presque affirmer que les espèces actuelles appartenant aux deux genres ont perdu leur revêtement pileux sous l'influence de la chaleur. Ceci paraît d'autant plus probable que les éléphants qui, dans l'Inde, habitent des districts élevés et froids sont plus velus[87] que ceux des plaines inférieures. Pouvons-nous en conclure que l'homme a perdu son revêtement pileux parce qu'il a primitivement habité un pays tropical? Le fait que le sexe mâle a conservé des poils, principalement sur la face et sur la poitrine, et les deux sexes aux jonctions des quatre membres avec le tronc, appuierait cette assertion, en admettant que le poil ait disparu avant que l'homme ait acquis la position verticale; car ce sont les parties qui ont conservé le plus de poils qui étaient alors le mieux abritées contre l'action directe du soleil. Le sommet de la tête présente toutefois une curieuse

85. *De la Variation*, etc., vol. I, p. 112, sur l'allongement du crâne; p. 114, sur la chute d'une oreille.

86. Cité par Schaaffhausen, *Anthropological Review*, p. 419, octobre 1868.

87. Owen, *Anatomy of Vertebrates*, vol. III, p. 619.

exception, car il doit, en tout temps, avoir été une des parties les plus exposées, et cependant les cheveux le recouvrent absolument. Néanmoins le fait que les autres membres de l'ordre des Primates, auquel appartient l'homme, bien qu'habitant diverses régions chaudes sont couverts de poils, généralement plus épais à la surface supérieure[88], est fortement contraire à la supposition que l'homme a perdu ses poils par suite de l'action du soleil. M. Belt[89] croit que sous les tropiques c'est un avantage pour l'homme de perdre ses poils, car il peut ainsi se débarrasser plus facilement de la multitude d'acarus et d'autres parasites qui l'attaquent souvent au point de causer parfois des ulcérations. Mais on peut douter que ce mal soit suffisamment grand pour que la sélection naturelle ait amené la dénudation du corps de l'homme, car, autant que je puis le savoir, aucun des nombreux quadrupèdes habitant les pays tropicaux n'a acquis un moyen spécial pour se défendre contre ces attaques. Je suis donc disposé à croire, ainsi que nous le verrons à propos de la sélection sexuelle, que l'homme, ou plutôt la femme primitive, a dû se dépouiller de ses poils dans quelque but d'ornementation; il n'y aurait rien d'étonnant alors à ce que l'homme différât si considérablement par son état de villosité de tous ses voisins inférieurs, les caractères acquis par sélection sexuelle divergeant souvent à un degré extraordinaire chez des formes d'ailleurs extrêmement rapprochées.

Selon les idées populaires, l'absence d'une queue distingue éminemment l'homme; mais ce point nous importe peu, puisque le même organe fait également défaut aux singes qui, par leur conformation, se rapprochent le plus du type humain. La queue présente souvent, chez les diverses espèces d'un même genre, des différences extraordinaires de longueur. Chez quelques espèces de Macaques, par exemple, la queue est plus longue que le corps entier et se compose de vingt-quatre vertèbres; chez d'autres, elle est réduite à un tronçon à peine visible, composé de trois ou quatre vertèbres. Il y en a vingt-cinq dans la queue de quelques espèces

88. Isid. Geoffroy Saint-Hilaire (*Hist. nat. générale*, 1859, t. II, pp. 215-217) remarque que la tête humaine est couverte de longs poils, et qu'aussi les surfaces supérieures des singes et autres mammifères sont plus fortement revêtues de poils que les surfaces inférieures. Divers auteurs l'ont également observé. Le professeur Gervais (*Hist. nat. des Mammifères*, 1854, vol. I, p. 28) constate cependant que chez le gorille le poil est plus rare sur le dos, où il est partiellement enlevé par frottement, que sur les surfaces inférieures.

89. *The Naturalist in Nicaragua*, 1874, p. 209. A l'appui des assertions de M. Belt, je puis citer le passage suivant de sir W. Denison (*Varieties of vice-regal life*, vol. I, 1870, p. 440) : « On affirme que les Australiens attaqués par des parasites ont l'habitude de flamber leurs poils. »

de Babouins, tandis que celle du Mandrill ne possède que dix petites vertèbres rabougries ou, d'après Cuvier, quelquefois cinq seulement[90]. La queue, qu'elle soit longue ou courte, s'effile presque toujours vers son extrémité, ce qui, je présume, résulte de l'atrophie par défaut d'usage des muscles terminaux, de leurs artères et de leurs nerfs, atrophie qui entraîne aussi celle des os. On n'a jusqu'à présent donné aucune explication satisfaisante des grandes différences qui existent dans la longueur de la queue ; peu nous importe, d'ailleurs, car nous n'avons à nous occuper ici que de la disparition extérieure totale de cet appendice. Le professeur Broca[91] a démontré récemment que, chez tous les quadrupèdes, la queue se compose de deux parties, entre lesquelles existe d'ordinaire une brusque séparation; la base se compose de vertèbres, forées plus ou moins parfaitement et pourvues d'apophyses comme les vertèbres ordinaires; les vertèbres qui forment l'extrémité de la queue ne présentent, au contraire, aucune trace de perforation, elles sont presque unies et ne ressemblent guère à de véritables vertèbres. Bien qu'invisible extérieurement, la queue n'en existe pas moins chez l'homme et chez les singes anthropomorphes; elle est identique au point de vue de la conformation chez les deux espèces. Les vertèbres qui composent l'extrémité de cet appendice et qui constituent l'*os coccyx* sont rudimentaires et très réduites en grandeur et en nombre. Les vertèbres de la base sont aussi en petit nombre, elles sont soudées les unes aux autres et ont subi un arrêt de développement; mais elles sont devenues beaucoup plus larges et beaucoup plus plates que les vertèbres correspondantes de la queue des animaux et constituent ce que Broca appelle les vertèbres sacrées accessoires. Ces vertèbres ont une importance fonctionnelle assez considérable en ce qu'elles soutiennent certaines parties intérieures et rendent quelques autres services; les modifications qu'elles ont subies sont, d'ailleurs, directement en rapport avec l'attitude droite ou demi-droite de l'homme et des singes anthropomorphes. Cette conclusion est d'autant plus acceptable que Broca lui-même avait autrefois une autre opinion que de nouvelles recherches l'ont conduit à abandonner. Il en résulte que les modifications qu'ont subies les vertèbres de la base de la queue chez l'homme et chez les singes anthropomorphes ont pu être amenées directement ou indirectement par la sélection naturelle.

90. M. Saint-George, Mivart, *Proc. Zoolog. Soc.*, 1865, pp. 562, 583. Docteur J.-E. Gray, *Catal. Brit. Mus.* : *Skeletons*. Owen, *Anat. of Vertebrates*, II, p. 517. Isidore Geoffroy-Saint-Hilaire, *Hist. Nat. générale*, t. II, p. 244.

91. *Revue d'Anthropologie*, 1872; *La constitution des vertèbres caudales*.

Mais comment expliquer l'état des vertèbres rudimentaires et variables de la partie extrême de la queue, vertèbres qui constituent l'*os coccyx?* On a souvent tourné en ridicule, et on le fera sans doute encore, l'hypothèse en vertu de laquelle la friction a joué un rôle dans la disparition de la partie extérieure de la queue; or, cette hypothèse n'est pas si ridicule qu'elle peut le paraître au premier abord. Le Dr Anderson[92] affirme que la queue si courte du *Macacus brunneus* se compose de onze vertèbres, y compris les vertèbres de la base enfoncés dans le corps. L'extrémité, composée de tendons, ne contient aucune vertèbre; viennent ensuite cinq vertèbres rudimentaires repliées d'un côté en forme de crochet et si petites qu'elles n'ont guère, prises toutes ensemble, que 2 millimètres de longueur. La partie libre de la queue, qui n'a guère en tout que 25 millimètres de longueur ne contient, en outre, que quatre autres petites vertèbres. Cette petite queue est droite; mais un quart environ de sa longueur totale se replie à gauche sur lui-même; cette partie terminale, qui comprend la partie en forme de crochet, sert « à remplir l'intervalle qui existe entre la portion divergente supérieure des callosités », de sorte que l'animal s'assied sur sa queue ce qui la rend rugueuse et calleuse. Le Dr Anderson résume ainsi ses observations : « Il me semble que ces faits ne peuvent s'expliquer que d'une seule façon : cette queue, à cause même de son peu de longueur, gêne le singe quand il s'assied et se loge fréquemment alors sous l'animal; le fait que la queue ne s'étend pas au-delà de l'extrémité des tubérosités ischiales semble indiquer que l'animal, dans le principe, la recourbait volontairement pour la loger dans l'intervalle qui existe entre les callosités de façon qu'elle ne soit pas pressée entre ces dernières et le sol; puis, dans le cours des temps, cette courbure devint permanente et la queue se loge d'elle-même à l'endroit approprié quand l'animal s'assied. » Dans ces conditions, il n'est pas surprenant que la queue soit devenue rugueuse et calleuse. Le Dr Murie[93], qui a étudié attentivement, au Jardin zoologique, cette espèce et trois espèces très voisines ayant une queue un peu plus longue, dit que « la queue se place nécessairement à côté des fesses quand l'animal s'assied, et que la base de l'organe, quelle que puisse être, d'ailleurs, sa longueur, est exposée à de nombreux frottements. » Il est aujourd'hui démontré que les mutilations produisent parfois des effets héréditaires[94]; il n'est donc pas absolument improbable que chez

92. *Proc. Zoolog. Soc.*, 1872, p. 210.
93. *Proc. Zoolog. Soc.*, 1872, p. 786.
94. Je fais allusion aux observations du docteur Brown-Séquard sur les effets

les singes à courte queue, la partie extérieure de cet appendice, exposée à un frottement et à des lésions continuelles et désormais inutile au point de vue fonctionnel, soit, après de nombreuses générations, devenue rudimentaire ou qu'elle se soit déformée. La partie extérieure de la queue est déformée chez le *Macacus brunneus;* elle est absolument atrophiée chez le M. *ecaudatus* et chez plusieurs singes supérieurs. Autant donc que nous pouvons en juger, la queue a disparu chez l'homme et chez les singes anthropomorphes par suite des frictions et des lésions auxquelles elle a été exposée pendant de longues périodes; en outre, la base enfouie dans le corps a diminué de volume et s'est modifiée pour se mettre en rapport avec la posture droite ou demi-droite.

J'ai cherché à démontrer que la sélection naturelle a, selon toute probabilité, amené directement, ou plus habituellement de façon indirecte, la production des principaux caractères distinctifs de l'homme. Rappelons-nous que la sélection naturelle ne peut produire des modifications de structure ou de constitution qui ne rendent aucun service à un organisme pour l'adapter à son mode de vie, aux aliments qu'il consomme, ou passivement aux conditions dans lesquelles il se trouve placé. Il ne nous appartient pas, cependant, d'indiquer avec trop d'assurance quelles sont les modifications qui peuvent être avantageuses à chaque être; car notre ignorance est si grande que nous ne saurions déterminer l'usage de nombreuses parties, et la nature des changements que peuvent subir le sang et les tissus pour adapter un organisme à un nouveau climat ou à une alimentation différente. Nous devons aussi tenir compte du principe de la corrélation qui relie les unes aux autres, comme Isidore Geoffroy l'a démontré au sujet de l'homme, bien des déviations étranges de structure. Indépendamment de la corrélation, un changement dans une partie peut entraîner des modifications tout à fait inattendues dans d'autres parties, modifications dues à l'augmentation ou à la diminution d'usage de ces parties. Il faut aussi réfléchir avec soin à des phénomènes tels que la merveilleuse croissance des galles, provoquées chez les plantes par la piqûre d'un insecte; ou tels que les changements remarquables de

héréditaires d'une opération qui provoque l'épilepsie chez les cochons d'Inde et à des recherches plus récentes sur les effets héréditaires, causés par la section du nerf sympathique dans le cou. J'aurai occasion de parler plus loin des observations de M. Salvin sur les effets héréditaires produits chez certains oiseaux qui détruisent les barbes des plumes de leur queue. Voir aussi sur ce sujet, *Variation des Animaux et des Plantes*, vol. I, ch. XII.

couleur déterminés chez les perroquets quand on les nourrit avec certains poissons, ou qu'on leur inocule le poison de certains crapauds[95]; car ces phénomènes nous prouvent que les fluides du système, altérés dans un but spécial, peuvent provoquer d'autres changements. Nous devons nous rappeler surtout que des modifications acquises, qui ont continuellement rendu des services dans le passé, ont dû probablement se fixer et devenir héréditaires.

On peut donc, avec certitude, attribuer aux résultats directs et indirects de la sélection naturelle une importance très grande bien que non définie; mais, après avoir lu l'essai de Nägeli sur les plantes, et les observations faites par divers auteurs sur les animaux, plus particulièrement celles récemment énoncées par le professeur Broca, j'admets maintenant que, dans les premières éditions de l'*Origine des Espèces*, j'ai probablement attribué un rôle trop considérable à l'action de la sélection naturelle ou à la persistance du plus apte. J'ai donc modifié la cinquième édition de cet ouvrage de manière à limiter mes remarques aux adaptations de structure; mais je suis convaincu, et les recherches faites pendant ces quelques dernières années fortifient chez moi cette conviction, qu'on découvrira l'utilité de beaucoup de conformations qui nous paraissent aujourd'hui inutiles et qu'il faudra, par conséquent, les faire rentrer dans la sphère d'action de la sélection naturelle. Néanmoins je n'ai pas, autrefois, suffisamment appuyé sur l'existence de beaucoup de conformations qui, autant que nous en pouvons juger, paraissent n'être ni avantageuses ni nuisibles; et c'est là, je crois, l'une des omissions les plus graves qu'on ait pu relever, jusqu'à présent, dans mon ouvrage. Qu'il me soit permis de dire comme excuse que j'avais en vue deux objets distincts: le premier, de démontrer que l'espèce n'a pas été créée séparément, et le second, que la sélection naturelle a été l'agent modificateur principal, bien qu'elle ait été largement aidée par les effets héréditaires de l'habitude, et un peu par l'action directe des conditions ambiantes. Toutefois je n'ai pu m'affranchir suffisamment de l'influence de mon ancienne croyance, alors généralement admise, à la création de chaque espèce dans un but spécial; ce qui m'a conduit à supposer tacitement que chaque détail de conformation, les rudiments exceptés, devait avoir quelque utilité spéciale, bien que non reconnue. Avec cette idée dans l'esprit, on est naturellement entraîné à étendre trop loin l'action de la sélection naturelle dans le passé ou dans le présent. Quelques-uns de ceux qui admettent le principe de l'évo-

95. *La Variation des Animaux*, etc., vol. II, p. 297.

lution, mais qui rejettent la sélection naturelle, paraissent oublier, en critiquant mon ouvrage, que j'avais les deux objets précités en vue; donc, si j'ai commis une erreur, soit, ce que je suis loin d'admettre, en attribuant une grande puissance à la sélection naturelle, soit, ce qui est probable en soi, en exagérant cette puissance, j'espère au moins avoir rendu quelque service en contribuant à renverser le dogme des créations distinctes.

Il est probable, je le comprends maintenant, que tous les êtres organisés, l'homme compris, présentent beaucoup de particularités de structure qui n'ont pour eux aucune utilité dans le présent, non plus que dans le passé, et qui n'ont, par conséquent, aucune importance physiologique. Nous ignorons ce qui amène chez les individus de chaque espèce d'innombrables petites différences, car le retour ne fait que reculer le problème de quelques pas; mais chaque particularité doit avoir eu une cause efficiente propre. Si ces causes, quelles qu'elles puissent être, agissaient plus uniformément et plus énergiquement pendant une longue période (et il n'y a pas de raison pour que cela n'arrive pas), il en résulterait probablement, non plus une légère différence individuelle, mais une modification constante et bien prononcée qui n'aurait, cependant, aucune importance physiologique. La sélection naturelle n'a certes pas contribué à conserver l'uniformité des modifications qui ne présentaient aucun avantage, bien qu'elle ait dû éliminer toutes celles qui étaient nuisibles. L'uniformité des caractères résulterait néanmoins naturellement de l'uniformité présumée de leurs causes déterminantes, et aussi du libre entre-croisement d'un grand nombre d'individus. Le même organisme pourrait de cette manière acquérir, pendant des périodes successives, des modifications successives, qui se transmettraient à peu près uniformément tant que les causes agissantes resteraient les mêmes, et tant que l'entre-croisement resterait libre. Quant aux causes déterminantes, nous ne pouvons que répéter ce que nous avons dit en parlant des prétendues variations spontanées, c'est qu'elles se rattachent plus étroitement à la constitution de l'organisme variable qu'à la nature des conditions auxquelles il a été soumis.

Résumé. — Nous avons vu dans ce chapitre que, de même que l'homme actuel est sujet, comme tout autre animal, à des différences individuelles multiformes ou à de légères variations, ses premiers ancêtres l'ont, sans aucun doute, également été; ces variations ont été, alors comme aujourd'hui, prévoquées par les mêmes causes, et réglées par les mêmes lois générales et complexes.

Comme tous les animaux tendent à se multiplier au-delà de leurs moyens de subsistance, il a dû en être de même des ancêtres de l'homme, ce qui a inévitablement conduit ces derniers à la lutte pour l'existence et à la sélection naturelle. Les effets héréditaires de l'augmentation d'usage de certaines parties ont dû, en outre, donner une vigueur plus considérable à l'action de la sélection naturelle; les deux phénomènes, en effet, réagissent constamment l'un sur l'autre. Il semble aussi, comme nous le verrons plus loin, que la sélection sexuelle a déterminé chez l'homme la formation de plusieurs caractères insignifiants. On doit attribuer à l'action uniforme présumée de ces influences inconnues, qui provoquent quelquefois chez nos animaux domestiques de brusques et profondes déviations de conformation, certaines autres modifications assez importantes peut-être, qu'il est impossible d'expliquer par l'action des causes précédemment indiquées.

A en juger d'après les habitudes des sauvages et de la plupart des quadrumanes, les hommes primitifs, nos ancêtres simio-humains, vivaient probablement en société. Chez les animaux rigoureusement sociables, la sélection naturelle agit parfois sur l'individu, en conservant les variations qui sont utiles à la communauté. Une association comprenant un grand nombre d'individus bien doués augmente rapidement et l'emporte sur les autres associations dont les membres sont moins bien doués, bien que chacun des individus qui composent la première n'acquière peut-être aucune supériorité sur les autres membres. Les insectes vivant en communauté ont acquis de cette façon plusieurs conformations remarquables qui ne rendent que peu ou point de service à l'individu, telles que l'appareil collecteur du pollen, l'aiguillon de l'abeille ouvrière, ou les fortes mâchoires des fourmis soldats. Je ne sache pas que, chez les animaux sociables supérieurs, aucune conformation ait été modifiée exclusivement pour le bien de la communauté, bien que quelques-unes de ces conformations rendent à la communauté des services secondaires. Les ruminants mâles, par exemple, ont sans doute acquis des cornes et les babouins mâles, de fortes canines pour lutter plus avantageusement avec leurs rivaux afin de s'emparer des femelles, mais ces armes n'en servent pas moins aussi à la défense du troupeau. Le cas est tout différent quand il s'agit de certaines facultés mentales, ainsi que nous le verrons dans le cinquième chapitre; ces facultés, en effet, ont été principalement, ou même exclusivement acquises pour l'avantage de la communauté, et les individus qui la composent en tirent, en même temps, un avantage indirect.

On a souvent objecté aux théories que nous venons d'exposer, que l'homme est une des créatures le plus hors d'état de pourvoir à ses besoins, le moins apte à se défendre, qu'il y ait dans le monde; et que cette incapacité de subvenir à ses besoins devait être plus grande encore pendant la période primitive, alors qu'il était moins bien développé. Le duc d'Argyll [96], par exemple, insiste sur ce point que « la conformation humaine s'est éloignée de celle de la brute, dans le sens d'un plus grand affaiblissement physique et d'une plus grande impuissance. C'est-à-dire qu'il s'est produit une divergence que, moins que toute autre, on peut attribuer à la simple sélection naturelle ». Il invoque l'état nu du corps, l'absence de grandes dents ou de griffes propres à la défense, le peu de force qu'a l'homme, sa faible rapidité à la course, l'insuffisance de son odorat, insuffisance telle qu'il ne peut se servir de ce sens, ni pour trouver ses aliments ni pour éviter le danger. On pourrait encore ajouter à ces imperfections son inaptitude à grimper rapidement sur les arbres pour échapper à ses ennemis. Quand on voit les Fuégiens résister sans vêtements à leur affreux climat, on comprend que la perte des poils n'ait pas été nuisible à l'homme primitif, surtout s'il habitait un pays chaud. Lorsque nous comparons l'homme sans défense aux singes qui, pour la plupart, possèdent de formidables canines, nous devons nous rappeler que ces dents n'atteignent leur développement complet que chez les mâles seuls, et leur servent principalement pour lutter avec leurs rivaux, les femelles, qui en sont privées, n'en subsistant pas moins.

Quant à la force et à la taille, nous ne savons si l'homme descend de quelque petite espèce, comme le chimpanzé, ou d'une espèce aussi puissante que le gorille; nous ne saurions donc dire si l'homme est devenu plus grand et plus fort, ou plus petit et plus faible que ne l'étaient ses ancêtres. Toutefois nous devons songer qu'il est peu probable qu'un animal de grande taille, fort et féroce, et pouvant, comme le gorille, se défendre contre tous ses ennemis, puisse devenir un animal sociable; or ce défaut de sociabilité aurait certainement entravé chez l'homme le développement de ses qualités mentales d'ordre élevé, telle que la sympathie et l'affection pour ses semblables. Il y aurait donc eu, sous ce rapport, un immense avantage pour l'homme à devoir son origine à un être comparativement plus faible.

Le peu de force corporelle de l'homme, son peu de rapidité de locomotion, sa privation d'armes naturelles, etc., sont plus que

96. *Primeval Man*, 1869, p. 66.

compensés, premièrement, par ses facultés intellectuelles, qui lui ont permis, alors qu'il était à l'état barbare, de fabriquer des armes, des outils, etc.; et, secondement, par ses qualités sociales, qu'il l'ont conduit à aider ses semblables et à en être aidé en retour. Il n'y a pas au monde de pays qui abonde autant en bêtes féroces que l'Afrique méridionale; pas de pays où les privations soient plus grandes, la vie plus rude, que dans les régions arctiques, et cependant une des races les plus chétives, celle des Boschimans, se maintient dans l'Afrique australe, de même que les Esquimaux, qui sont presque des nains, dans les régions polaires. Les premiers ancêtres de l'homme étaient sans doute inférieurs, sous le rapport de l'intelligence et probablement des dispositions sociales aux sauvages les plus infimes existant aujourd'hui; mais on comprend parfaitement qu'ils puissent avoir existé et même prospéré, si, tandis qu'ils perdaient peu à peu leur force brutale et leurs aptitudes animales, telles que celle de grimper sur les arbres, etc., ils avançaient en même temps en intelligence. D'ailleurs, en admettant même que les ancêtres de l'homme aient été plus dénués de ressources et de moyens de défense que les sauvages actuels, ils n'auraient été exposés à aucun danger particulier s'ils avaient habité quelque continent chaud, ou quelque grande île, telle que l'Australie, la Nouvelle-Guinée, ou Bornéo qui est actuellement habité par l'orang. Sur une surface aussi considérable que celle d'une de ces îles, la concurrence entre les tribus aurait été suffisante pour élever l'homme, grâce à la sélection naturelle, jointe aux effets héréditaires de l'habitude, à la haute position qu'il occupe actuellement dans l'échelle de l'organisation.

CHAPITRE III

COMPARAISON DES FACULTÉS MENTALES DE L'HOMME AVEC CELLES DES ANIMAUX INFÉRIEURS

La différence entre la puissance mentale du singe le plus élevé et celle du sauvage le plus grossier est immense. — Communauté de certains instincts. — Émotions. — Curiosité. — Imitation. — Attention. — Mémoire. — Imagination. — Raison. — Amélioration progressive. — Instruments et armes employés par les animaux. — Abstraction, conscience de soi. — Langage. — Sentiment de la beauté. — Croyance en Dieu, aux agents spirituels, superstitions.

Nous avons vu, dans les deux derniers chapitres, que la conformation corporelle de l'homme prouve clairement qu'il descend d'un type inférieur; on peut objecter, il est vrai, que l'homme diffère si considérablement de tous les autres animaux par le développement de ses facultés mentales que cette conclusion doit être erronée. Il n'y a aucun doute que, sous ce rapport, la différence ne soit immense, en admettant même que nous ne comparions au singe le mieux organisé qu'un sauvage de l'ordre le plus infime, qui n'a point de mots pour indiquer un nombre dépassant quatre, qui ne sait employer aucun terme abstrait pour désigner les objets les plus communs ou pour exprimer les affections les plus chères [1]. La différence, sans doute, resterait encore immense si même on comparait le sauvage à un des singes supérieurs, amélioré, civilisé, amené par l'éducation à occuper, par rapport aux autres singes, la position que le chien occupe aujourd'hui par rapport à ses ancêtres primordiaux, le loup et le chacal. On range les Fuégiens parmi les barbares les plus grossiers; cependant, j'ai toujours été surpris, à bord du vaisseau le *Beagle*, de voir combien trois naturels de cette race, qui avaient vécu quelques années en Angleterre et parlaient un peu la langue de ce pays, nous ressemblaient au point de vue du caractère et de la plupart des facultés intellectuelles. Si aucun être organisé, l'homme excepté, n'avait possédé quelques facultés de cet ordre, ou que ces facultés eussent été chez ce dernier d'une nature toute différente de ce qu'elles sont chez les animaux inférieurs, jamais nous n'aurions pu nous convaincre que nos hautes facultés sont la résultante d'un développement graduel. Mais on peut facilement démontrer qu'il n'existe aucune différence fondamentale de ce genre. Il faut bien admettre aussi qu'il y a un intervalle infiniment plus considérable entre les facultés intellectuelles d'un poisson de l'ordre le plus inférieur, tel qu'une lamproie ou un amphioxus, et celle de l'un des singes les plus élevés, qu'entre les facultés intellectuelles de celui-ci et celles de l'homme; cet intervalle est, cependant, comblé par d'innombrables gradations.

D'ailleurs, à ne considérer que l'homme, la distance n'est-elle pas immense au point de vue moral entre un sauvage, tel que celui dont parle l'ancien navigateur Byron, qui écrasa son enfant contre un rocher parce qu'il avait laissé tomber un panier plein d'oursins, et un Howard ou un Clarkson; au point de vue intellectuel, entre un sauvage qui n'emploie aucun terme abstrait, et un Newton ou un Shakespeare? Les gradations les plus délicates relient les différences de ce genre, qui existent entre les hommes les plus éminents des races les plus élevées et les sauvages les plus grossiers. Il est donc possible que ces facultés intellectuelles ou mo-

1. Voir les preuves sur ces points dans Lubbock, *Prehistoric Times*, p. 354, etc.

rales se développent et se confondent les unes avec les autres.

J'ai l'intention de démontrer dans ce chapitre qu'il n'existe aucune différence fondamentale entre l'homme et les mammifères les plus élevés, au point de vue des facultés intellectuelles. Je suis forcé de traiter brièvement ici les principaux côtés de ce sujet, dont chacun aurait pu faire l'objet d'un chapitre séparé. Aucune classification des facultés intellectuelles n'a encore été universellement adoptée; je disposerai donc mes remarques dans l'ordre qui convient le mieux au but que je me propose, en choisissant les faits qui m'ont le plus frappé, avec l'espoir qu'ils produiront quelque effet sur l'esprit de mes lecteurs.

Certains faits prouvent que les facultés intellectuelles des animaux placés très bas sur l'échelle sont plus élevées qu'on ne le croit ordinairement; je me réserve de signaler ces faits lorsque j'aborderai l'étude de la sélection sexuelle. Je me contenterai de citer ici quelques exemples de la variabilité des facultés chez les individus appartenant à une même espèce, ce qui constitue pour nous un point important. Mais il serait superflu d'entrer dans de trop longs détails sur ce point, car mes recherches m'ont amené à reconnaître que tous ceux qui ont longuement étudié des animaux de bien des espèces, y compris les oiseaux, pensent unanimement que les individus diffèrent beaucoup au point de vue de leurs facultés intellectuelles. Il serait tout aussi inutile de rechercher comment ces facultés se sont, dans le principe, développées chez les formes inférieures, que de rechercher l'origine de la vie. Ce sont là problèmes réservés à une époque future encore bien éloignée, si toutefois l'homme parvient jamais à les résoudre.

L'homme possède les mêmes sens que les animaux, ses intuitions fondamentales doivent donc être les mêmes. L'homme et les animaux ont quelques instincts communs : l'amour de la vie, l'amour sexuel, l'amour de la mère pour ses petits nouveau-nés, l'aptitude de ceux-ci pour téter, et ainsi de suite. L'homme, cependant, a peut-être moins d'instincts que n'en possèdent les animaux qui, dans la série, sont ses plus proches voisins. L'orang, dans les îles de la Sonde, et le chimpanzé, en Afrique, construisent des plates-formes où ils se couchent pour dormir; les deux espèces ont une même habitude, on peut donc en conclure que c'est là un fait dû à l'instinct, mais nous ne pouvons affirmer qu'il ne résulte pas de ce que ces deux espèces d'animaux ont éprouvé les mêmes besoins et possèdent les mêmes facultés de raisonnement. Ces singes, ainsi que nous pouvons l'admettre, savent reconnaître les nombreux fruits vénéneux des tropiques, faculté que l'homme ne possède pas; mais, comme les animaux domestiques, lorsqu'on les met en liberté au printemps, mangent souvent des herbes vénéneuses qu'ils évitent ensuite, nous ne pouvons pas non plus affirmer que les singes n'aient pas appris, par leur propre expérience ou par celle de leurs parents, à reconnaître les fruits qu'ils doivent choisir. Il est toutefois certain, comme nous allons le voir, que les singes éprouvent une terreur instinctive à la vue des serpents et, probablement, d'autres animaux dangereux.

Le petit nombre et la simplicité comparative des instincts chez les animaux supérieurs contrastent remarquablement avec ceux des animaux inférieurs. Cuvier soutenait que l'instinct et l'intelligence sont en raison inverse; d'autres ont pensé que les facultés intellectuelles des animaux élevés ne sont que des instincts graduellement développés. Mais Pouchet[2] a démontré dans un mémoire intéressant qu'il n'existe réellement aucune raison inverse de ce genre. Les insectes qui possèdent les instincts les plus remarquables sont certainement les plus intelligents. Les membres les moins intelligents de la classe des vertébrés, à savoir les poissons et les amphibies, n'ont pas d'instincts compliqués; et, parmi les mammifères, l'animal le plus remarquable par les siens, le castor, possède une grande intelligence, ainsi que l'admettent tous ceux qui ont lu l'excellent travail de M. Morgan[3] sur cet animal.

M. Herbert Spencer[4] soutient que les premières lueurs de l'intelligence se sont développées par la multiplication et la coordination d'actions réflexes; or, bien que la plupart des instincts les plus simples se confondent avec les actions réflexes, au point qu'il est presque impossible de les distinguer les uns des autres, la succion, par exemple, chez les jeunes animaux, les instincts plus complexes paraissent, cependant, s'être formés indépendamment de l'intelligence. Je suis toutefois très éloigné de vouloir nier que des actions instinctives puissent perdre leur caractère fixe et naturel, et être remplacées par d'autres accomplies par la libre volonté. D'autre part, certains actes d'intelligence, — tels, par exemple, que celui des oiseaux des îles de l'océan qui apprennent à éviter l'homme, — peuvent, après avoir été pratiqués pendant plusieurs générations, se transformer en instincts héréditaires. On peut dire alors que ces actes ont un caractère d'infériorité, car ce n'est plus la raison ou l'expérience qui les fait accomplir. Mais la plupart des instincts plus complexes paraissent avoir été acquis d'une manière toute

2. *L'Instinct chez les Insectes* (*Revue des Deux Mondes*, février 1870, p. 690).
3. *The American Beaver and his Works*, 1868.
4. *The Principles of Psychology*, 2e édit., 1870, pp. 418-443.

différente, par la sélection naturelle des variations d'actes instinctifs plus simples. Ces variations paraissent résulter des mêmes causes inconnues qui, occasionnant de légères variations ou des différences individuelles dans les autres parties du corps, agissent de même sur l'organisation cérébrale, et déterminent des changements que, dans notre ignorance, nous considérons comme spontanés. Je ne crois pas que nous puissions arriver à une autre conclusion sur l'origine des instincts les plus complexes, lorsque nous songeons à ceux des fourmis ou des abeilles ouvrières stériles, instincts d'autant plus remarquables que les individus qui les possèdent ne laissent point de descendants pour hériter des effets de l'expérience et des habitudes modifiées.

Bien qu'un degré élevé d'intelligence soit certainement compatible avec l'existence d'instincts complexes, comme nous le prouve l'exemple du castor et des insectes dont nous venons de parler, et bien que les actions dépendant d'abord de la volonté puissent ensuite être accomplies grâce à l'habitude avec la rapidité et la sûreté d'une action réflexe, il n'est cependant pas improbable qu'il existe une certaine opposition entre le développement de l'intelligence et celui de l'instinct, car ce dernier implique certaines modifications héréditaires du cerveau. Nous savons bien peu de chose sur les fonctions du cerveau, mais nous pouvons concevoir que, à mesure que les facultés intellectuelles se développent davantage, les diverses parties du cerveau doivent être en rapports de communications plus complexes, et que, comme conséquence, chaque portion distincte doit tendre à devenir moins apte à répondre d'une manière définie et héréditaire, c'est-à-dire instinctive, à des sensations particulières. Il semble même y avoir certains rapports entre une faible intelligence et une forte tendance à la formation d'habitudes fixes, mais non pas héréditaires; car, comme me l'a fait remarquer un médecin très sagace, les personnes légèrement imbéciles tendent à se laisser guider en tout par la routine ou l'habitude, et on les rend d'autant plus heureuses qu'on encourage cette disposition.

J'ai cru devoir faire cette digression parce que nous pouvons aisément estimer au-dessous de sa valeur l'activité mentale des animaux supérieurs et surtout de l'homme, lorsque nous comparons leurs actes, basés sur la mémoire d'événements passés, sur la prévoyance, la raison et l'imagination, avec d'autres actes tout à fait semblables accomplis instinctivement par des animaux inférieurs. Dans ce dernier cas, l'aptitude à accomplir ces actes a été acquise graduellement, grâce à la variabilité des organes mentaux et à la sélection naturelle, sans que, dans chaque génération successive, l'animal en ait eu conscience et sans que l'intelligence y ait aucune part. Il n'y a pas à douter, ainsi que le soutient M. Wallace[5], qu'une grande part du travail intellectuel effectué par l'homme ne soit due à l'imitation et non à la raison; mais il y a, entre les actes de l'homme et ceux des animaux, cette grande différence que l'homme ne peut pas, malgré sa faculté d'imitation, fabriquer d'emblée, par exemple, une hache en pierre ou une pirogue. Il faut qu'il apprenne à travailler; un castor, au contraire, construit sa digue ou son canal, un oiseau fait son nid, une araignée tisse sa toile merveilleuse, presque aussi bien ou même tout aussi bien dès son premier essai que lorsqu'il est plus âgé et plus expérimenté[6].

Pour en revenir à notre sujet immédiat : les animaux inférieurs, de même que l'homme, ressentent évidemment le plaisir et la douleur, le bonheur et le malheur. On ne saurait trouver une expression de bonheur plus évidente que celle que manifestent les petits chiens et les petits chats, les agneaux, etc., lorsque, comme nos enfants, ils jouent les uns avec les autres. Les insectes eux-mêmes jouent les uns avec les autres, ainsi que l'a démontré un excellent observateur P. Huber[7], qui a vu des fourmis se poursuivre et se mordiller, comme le font les petits chiens.

Le fait que les animaux sont aptes à ressentir les mêmes émotions que nous me paraît assez prouvé pour que je n'aie pas à importuner mes lecteurs par de nombreux détails. La terreur agit sur eux comme sur nous, elle cause un tremblement des muscles, des palpitations du cœur, le relâchement des sphincters, et le redressement des poils. La défiance, conséquence de la peur, caractérise éminemment la plupart des animaux sauvages. Il est, je crois, impossible de lire la description que fait sir E. Tennent de la conduite des éléphants femelles, dressées à attirer les éléphants sauvages, sans admettre qu'elles ont parfaitement l'intention de tromper ces derniers et qu'elles savent parfaitement ce qu'elles font. Le courage et la timidité sont extrêmement variables chez les individus d'une même espèce, comme on peut facilement l'observer chez nos chiens. Certains chiens et certains chevaux ont un mauvais caractère et boudent aisément, d'autres ont bon caractère; toutes ces qualités sont héréditaires. Chacun sait combien les animaux sont sujets aux colères furieuses, et combien ils le manifestent clairement. On a publié de nombreuses anecdotes probablement

5. *Contributions to the Theory of Natural Selection*, 1870, p. 212.

6. Pour les preuves sur ce point, voir le très intéressant ouvrage de M. J. Traherne Moggridge, *Harvesting ants, and trap-doors spiders*, 1873, pp. 126-128.

7. *Recherches sur les mœurs des fourmis*, 1810, p. 173.

vraies, sur les vengeances habiles et souvent longtemps différées de divers animaux. Rengger et Brehm[8] affirment que les singes américains et africains qu'ils ont apprivoisés se vengeaient parfois. Sir Andrew Smith, zoologiste dont chacun admet l'exactitude absolue, m'a raconté le fait suivant dont il a été témoin oculaire : un officier, au cap de Bonne-Espérance, prenait plaisir à taquiner un babouin; un dimanche, l'animal, le voyant s'approcher en grand uniforme pour se rendre à la parade, se hâta de délayer de la terre et, quand il eut fait de la boue bien épaisse, il la jeta sur l'officier au moment où celui-ci passait; depuis lors, le babouin prenait un air triomphant dès qu'il apercevait sa victime.

L'amitié du chien pour son maître est proverbiale; et, comme le dit un vieil écrivain[9] : « Le chien est le seul être sur cette terre qui vous aime plus qu'il ne s'aime lui-même. »

On a vu un chien à l'agonie caresser encore son maître. Chacun connaît le fait de ce chien, qui, étant l'objet d'une vivisection, léchait la main de celui qui faisait l'opération; cet homme, à moins d'avoir réalisé un immense progrès pour la science, à moins d'avoir un cœur de pierre, a dû toute sa vie éprouver du remords de cette aventure.

Whewell[10] se demande avec beaucoup de raison : « Lorsqu'on lit les exemples touchants d'affection maternelle qu'on raconte si souvent sur les femmes de toutes nations et sur les femelles de tous les animaux, qui peut douter que le mobile de l'action ne soit le même dans les deux cas? » Nous voyons l'affection maternelle se manifester dans les détails les plus insignifiants. Ainsi, Rengger a vu un singe américain (un *Cebus*) chasser avec soin les mouches qui tourmentaient son petit; Duvaucel a vu un Hylobates qui lavait la figure de ses petits dans un ruisseau. Les guenons, lorsqu'elles perdent leurs petits, éprouvent un tel chagrin qu'elles en meurent, comme Brehm l'a remarqué dans le nord de l'Afrique. Les singes, tant mâles que femelles, adoptent toujours les singes orphelins et en prennent les plus grands soins. Un babouin femelle, remarquable par sa bonté, adoptait non-seulement les jeunes singes d'autres espèces, mais encore volait des jeunes chiens et des jeunes chats, qu'elle emportait partout avec elle. Sa tendresse, toutefois, n'allait pas jusqu'à partager ses aliments avec ses enfants

8. Tous les renseignements qui suivent, donnés sur l'autorité de ces deux naturalistes, sont empruntés à Rengger, *Naturheschichte der Saügethiere von Paraguay*, 1830, pp. 41, 57; et à Brehm, *Thierleben*, vol. I, p. 10, 87.

9. Cité par le docteur Lauder Lindsay, *Physiology of Mind in the lover animals* (*Journal of mental science*) avril 1871, p. 38.

10. *Bridgevater Treatise*, p. 263.

d'adoption, fait qui étonna Brehm, car ses singes partageaient toujours très loyalement avec leurs propres petits. Un petit chat ayant égratigné sa mère adoptive, celle-ci, très étonnée du fait, et très intelligente, examina les pattes du chat [11], et, sans autre forme de procès, enleva aussitôt les griffes avec ses dents. Un gardien du Jardin zoologique de Londres me signala une vieille femelle babouin (*Cynocephalus chacma*) qui avait adopté un singe Rhésus. Cependant, lorsqu'on introduisit dans sa cage deux jeunes singes, un Drill et un Mandrille, elle parut s'apercevoir que ces deux individus, quoique spécifiquement distincts, étaient plus voisins de son espèce; elle les adopta aussitôt et repoussa le Rhésus. Ce dernier, très contrarié de cette expulsion, cherchait toujours, comme un enfant mécontent, à attaquer les deux autres jeunes toutes les fois qu'il le pouvait sans danger, conduite qui excitait toute l'indignation de la vieille guenon. Brehm affirme que les singes défendent leur maître contre toute attaque, et prennent même le parti des chiens qu'ils affectionnent contre tous les autres chiens. Mais nous empiétons ici sur la sympathie et sur la fidélité, sujets auquels j'aurai à revenir. Quelques-uns des singes de Brehm prenaient un grand plaisir à tracasser, par toutes sortes de moyens très ingénieux, un vieux chien qu'ils n'aimaient pas, ainsi que d'autres animaux.

De même que nous, les animaux supérieurs ressentent la plupart des émotions les plus complexes. Chacun sait combien le chien se montre jaloux de l'affection de son maître, lorsque ce dernier caresse toute autre créature; j'ai observé le même fait chez les singes. Ceci prouve que les animaux, non-seulement aiment, mais aussi recherchent l'affection. Ils éprouvent très évidemment le sentiment de l'émulation. Ils aiment l'approbation et la louange; le chien qui porte le panier de son maître s'avance tout plein d'orgueil et manifeste un vif contentement. Il n'y a pas, je crois, à douter que le chien n'éprouve quelque honte, abstraction faite de toute crainte, et quelque chose qui ressemble beaucoup à l'humiliation, lorsqu'il mendie trop souvent sa nourriture. Un gros chien n'a que du mépris pour le grognement d'un roquet, c'est ce qu'on peut appeler de la magnanimité. Plusieurs observateurs ont constaté que les singes n'aiment certainement pas qu'on se moque d'eux, et

11. Un critique (*Quarterly Review*, juillet 1871, p. 72) dans le but de discréditer mon ouvrage, nie, sans preuves à l'appui, la possibilité de cet acte décrit par Brehm. J'ai donc résolu de m'assurer s'il était possible de l'accomplir et j'ai trouvé que je pouvais facilement saisir avec mes dents les petites griffes aiguës d'un chat âgé de cinq semaines.

ils ressentent souvent des injures imaginaires. J'ai vu, au Jardin zoologique un babouin qui se mettait toujours dans un état de rage furieuse lorsque le gardien sortait de sa poche une lettre ou un livre et se mettait à lire à haute voix; sa fureur était si violente que, dans une occasion dont j'ai été témoin, il se mordit la jambe jusqu'au sang. Les chiens possèdent ce qu'on pourrait appeler le sentiment de la plaisanterie qui est absolument distinct du simple jeu. En effet, si l'on jette à un chien un bâton ou un objet semblable, il se précipite dessus et le transporte à une certaine distance, puis il se couche auprès et attend que son maître s'approche pour le reprendre; il se lève alors et s'enfuit un peu plus loin en triomphe pour recommencer le même manège, et il est évident qu'il est très heureux du tour qu'il vient de jouer.

Passons maintenant aux facultés et aux émotions plus intellectuelles, qui ont une plus grande importance en ce qu'elles constituent les bases du développement des aptitudes mentales plus élevées. Les animaux manifestent très évidemment qu'ils recherchent la gaieté et redoutent de l'ennui; cela s'observe chez les chiens, et, d'après Rengger, chez les singes. Tous les animaux éprouvent de l'*étonnement*, et beaucoup font preuve de *curiosité*. Cette dernière aptitude leur est quelquefois nuisible, comme, par exemple, lorsque le chasseur les distrait par des feintes et les attire vers lui en affectant des poses extraordinaires. Je l'ai observé pour le cerf; il en est de même pour le chamois, si méfiant cependant, et pour quelques espèces de canards sauvages. Brehm nous fait une description intéressante de la terreur instinctive que ses singes éprouvaient à la vue des serpents; cependant, leur curiosité était si grande qu'ils ne pouvaient s'empêcher de temps à autre de rassasier, pour ainsi dire, leur horreur d'une manière des plus humaines, en soulevant le couvercle de la boîte dans laquelle les serpents étaient renfermés. Très étonné de ce récit, je transportai un serpent empaillé et enroulé dans l'enclos des singes au Jardin zoologique, où il provoqua une grande effervescence; ce spectacle fut un des plus curieux dont j'aie jamais été témoin. Trois Cercopithèques étaient tout particulièrement alarmés; ils s'agitaient violemment dans leurs cages en poussant des cris aigus, signal de danger qui fut compris des autres singes. Quelques jeunes et un vieil Anubis ne firent aucune attention au serpent. Je plaçai alors le serpent empaillé dans un des grands compartiments. Au bout de quelques instants, tous les singes formaient un grand cercle autour de l'animal, qu'ils regardaient fixement; ils présentaient alors l'aspect le plus comique. Mais ils étaient surexcités au plus haut degré; un léger mouvement imprimé à une boule de bois, à demi-cachée sous la paille, et qui leur était familière comme leur servant de jouet habituel, les fit décamper aussitôt. Ces singes se comportaient tout différemment lorsqu'on introduisait dans leurs cages un poisson mort, une souris [12], une tortue vivante, car, bien que ressentant d'abord une certaine frayeur, ils ne tardaient pas à s'en approcher pour les examiner et les manier. Je mis alors un serpent vivant dans un sac de papier mal fermé que je déposai dans un des plus grands compartiments. Un des singes s'en approcha immédiatement, entr'ouvrit le sac avec précaution, y jeta un coup d'œil, et se sauva à l'instant. Je fus alors témoin de ce qu'a décrit Brehm, car tous les singes, les uns après les autres, la tête levée et tournée de côté, ne purent résister à la tentation de jeter un rapide regard dans le sac, au fond duquel le terrible animal restait immobile. Il semblerait presque que les singes ont quelques notions sur les affinités zoologiques, car ceux que Brehm a élevés témoignaient d'une terreur instinctive étrange, quoique non motivée, devant d'innocents lézards ou des grenouilles. On a observé aussi qu'un orang a ressenti une grande frayeur la première fois qu'il a vu une tortue [13].

La faculté de l'*imitation* est puissante chez l'homme, et surtout, comme j'ai pu m'en assurer moi-même, chez l'homme à l'état sauvage. La tendance à l'imitation devient excessive dans certains états morbides du cerveau; les personnes atteinte d'hémiplégie ou de ramollissement du cerveau répètent inconsciemment, pendant les premières phases de la maladie, tous les mots qu'ils entendent, que ces mots appartiennent ou non à leur propre langage, ou imitent tous les gestes qu'ils voient faire auprès d'eux [14]. Desor [15] fait remarquer qu'aucun animal n'imite volontairement une action accomplie par l'homme jusqu'à ce que, remontant l'échelle, on arrive aux singes, dont on connaît la tendance à être de comiques imitateurs. Les animaux, cependant, imitent quelquefois les actions des autres animaux qui les entourent : ainsi, deux loups appartenant à des espèces différentes, élevés par des chiens, avaient appris à aboyer, comme le fait parfois le chacal [16], mais reste à savoir si on peut appeler cela une imitation volontaire. Les

12. Voir l'*Expression des Émotions*, p. 155, pour l'attitude des singes dans cette occasion.
13. W.-C.-L. Martin, *Nat. hist. of Mammalia*, 1841, p. 405.
14. Docteur Bateman, *On Aphasia*, 1870, p. 110.
15. Cité par Vogt, *Mémoires sur les Microcéphales*, 1867, p. 168.
16. Darwin, *Variations des Animaux et des Plantes à l'état domestique*, vol. I, p. 29 (Paris, Reinwald).

oiseaux imitent les chants de leurs parents, et, parfois aussi, ceux d'autres oiseaux; chacun sait que les perroquets imitent tous les sons qu'ils entendent souvent. Dureau de la Malle [17] cite le cas d'un chien, élevé par une chatte, qui avait appris à imiter l'action si connue du chat qui se lèche les pattes pour se nettoyer ensuite la face et les oreilles; le célèbre naturaliste Audouin a aussi observé ce fait, qui m'a, d'ailleurs, été confirmé de divers côtés. Un de mes correspondants m'écrit, par exemple, qu'il a possédé pendant treize ans un chien qui n'avait pas été nourri par une chatte, mais qui avait été élevé avec des petits chats et qui, ayant contracté l'habitude dont nous venons de parler, la garda jusqu'à sa mort. Le chien de Dureau de la Malle avait aussi emprunté aux jeunes chats l'habitude de jouer avec une balle en la roulant autour de ses pattes et en sautant dessus. Un correspondant m'affirme que sa chatte plongeait, pour les lécher ensuite, ses pattes dans une jarre pleine de lait, dont le goulot était trop étroit pour qu'elle pût y fourrer la tête; un petit de cette chatte imita bientôt sa mère et garda jusqu'à sa mort l'habitude qu'il avait contractée.

On peut dire que les parents de beaucoup d'animaux, se fiant à cette tendance à l'imitation et surtout à leurs instincts héréditaires, font, pour ainsi dire l'éducation de leurs petits. Qui n'a vu une chatte apporter une souris vivante à ses petits? Dureau de la Malle, dans le mémoire que nous venons de citer, relate ses observations sur les faucons qui enseignent à leurs petits à avoir des mouvements rapides et à juger des distances en laissant tomber d'une grande hauteur des souris ou des hirondelles mortes jusqu'à ce qu'ils apprennent à les saisir, puis, qui continuent cette éducation en leur apportant des oiseaux vivants qu'ils lâchent en l'air.

Il n'est presque pas de faculté qui soit plus importante pour le progrès intellectuel de l'homme que celle de l'*attention*. Elle se manifeste clairement chez les animaux; lorsqu'un chat, par exemple, guette à côté d'un trou et se prépare à s'élancer sur sa proie. Les animaux sauvages ainsi occupés sont souvent absorbés au point qu'ils se laissent aisément approcher. M. Barlett m'a fourni une preuve curieuse de la variabilité de cette faculté chez les singes. Un homme, qui dresse les singes à jouer certains rôles, avait l'habitude d'acheter à la Société zoologique des singes d'espèce commune au prix de 125 francs pièce, mais il en offrait le double si on lui permettait d'en garder trois ou quatre pendant quelques jours, pour faire son choix. On lui demanda comment il parvenait, en si peu

17. *Annales des Sc. nat.*, 1e série; vol. XXII, p. 397.

de temps, à savoir si un singe quelconque pouvait devenir bon acteur; il répondit que cela dépendait entièrement de la puissance d'attention de l'animal. Si, pendant qu'il parlait à son singe, ou lui expliquait quelque chose, l'animal était facilement distrait par une mouche ou tout autre sujet insignifiant, il fallait y renoncer. S'il essayait, par les punitions, de forcer un singe inattentif au travail, celui-ci se mettait à bouder. Il pouvait au contraire toujours dresser un singe qui lui prêtait attention.

Il est presque superflu de constater que les animaux sont doués d'une excellente *mémoire* portant sur les personnes et les lieux. Sir Andrew Smith affirme qu'un babouin, au cap de Bonne-Espérance, a poussé des cris de joie en le revoyant après une absence de neuf mois. J'ai eu un chien très sauvage et qui avait de l'aversion pour toute personne étrangère, dont j'ai mis la mémoire à l'épreuve après une absence de cinq ans et deux jours. Je me rendis près de l'écurie où il se trouvait, et l'appelai suivant mon ancienne habitude; le chien ne témoigna aucune joie, mais me suivit immédiatement en m'obéissant comme si je l'avais quitté depuis un quart d'heure seulement. Une série d'anciennes associations, qui avaient sommeillé pendant cinq ans, s'étaient donc instantanément éveillées dans son esprit. P. Huber [18] a clairement démontré que les fourmis peuvent, après une séparation de quatre mois, reconnaître leurs camarades appartenant à la même communauté. Les animaux ont certainement quelques moyens d'apprécier les intervalles de temps écoulés entre les événements qui se reproduisent.

Une des plus hautes prérogatives de l'homme est, sans contredit, l'*imagination*, faculté qui lui permet de grouper, en dehors de la volonté, des images et des idées anciennes, et de créer ainsi des résultats brillants et nouveaux. Ainsi que le fait remarquer Jean-Paul Richter [19] : « Si un poète doit réfléchir avant de savoir s'il fera dire oui ou non à un personnage, ce n'est qu'un imbécile. » Le rêve nous donne la meilleure notion de cette faculté; et comme le dit encore Jean-Paul : « Le rêve est un art poétique involontaire. » La valeur des produits de notre imagination dépend, cela va sans dire, du nombre, de la précision et de la lucidité de nos impressions; du jugement ou du goût avec lequel nous admettons et nous repoussons les combinaisons involontaires, et jusqu'à un certain point, de l'aptitude que nous avons à les combiner volontairement. Comme les chiens, les chats, les chevaux et probable-

18. *Les Mœurs des fourmis*, 1810, p. 150.
19. Cité dans Maudsley, *Physiology and Pathology of Mind*, 1868, pp. 19, 220.

ment tous les animaux supérieurs, même les oiseaux [20], sont sujets au rêve, comme le prouvent leurs mouvements et leurs cris pendant le sommeil, nous devons admettre qu'ils sont doués d'une certaine imagination. L'habitude qu'ont les chiens de hurler pendant la nuit, surtout quand il y a de la lune, d'une façon si remarquable et si mélancolique, doit être provoquée par quelque cause spéciale. Tous les chiens n'ont pas cette habitude. Houzeau [21] affirme que les chiens ne regardent pas la lune, mais quelque point fixe près de l'horizon; il pense que leur imagination est troublée par les vagues apparences des objets environnants qui se transforment pour eux en images fantastiques. S'il en est ainsi, on pourrait presque dire que c'est de la superstition.

On est, je crois, d'accord pour admettre que la *raison* est la première de toutes les facultés de l'esprit humain. Peu de personnes contestent encore aux animaux une certaine aptitude au raisonnement. On les voit constamment s'arrêter, réfléchir et prendre un parti. Plus un naturaliste a étudié les habitudes d'un animal quelconque, puis il croit à la raison, et moins aux instincts spontanés de cet animal; c'est là un fait très significatif [22]. Nous verrons, dans les chapitres suivants, que certains animaux placés très bas sur l'échelle font évidemment preuve de raison, bien qu'il soit, sans doute, souvent difficile de distinguer entre la raison et l'instinct. Ainsi, dans son ouvrage *la Mer polaire ouverte*, le Dr Hayes fait remarquer, à plusieurs reprises, que les chiens qui remorquaient les traîneaux, au lieu de continuer à se serrer en une masse compacte lorsqu'ils arrivaient sur une mince couche de glace, s'écartaient les uns des autres pour répartir leur poids sur une surface plus grande. C'était souvent pour les voyageurs le seul avertissement, la seule indication que la glace devenait plus mince et plus dangereuse. Or, les chiens agissaient-ils ainsi par suite de leur expérience individuelle, ou suivaient-ils l'exemple des chiens plus âgés et plus expérimentés, ou obéissaient-ils à une habitude héréditaire, c'est-à-dire à un instinct? Cet instinct remonterait peut-être à l'époque déjà ancienne où les naturels commencèrent à employer les chiens pour remorquer leurs traîneaux, ou bien, les loups arctiques, souche du chien esquimau, peuvent avoir acquis

20. Docteur Jerdon, *Birds of India*, vol. I, 1862, p. XXI. Houzeau affirme que les perroquets et les serins rêvent parfois, *Facultés mentales*, vol. II, p. 136.

21. *Facultés mentales des animaux*, 1872, vol. II, p. 181.

22. L'ouvrage de M. L.-H. Morgan, sur *le castor américain*, 1868, fournit un excellent exemple de cette remarque; cependant, je ne puis pas m'empêcher de trouver qu'il accorde trop peu de valeur à l'énergie de l'instinct.

cet instinct, qui les portait à ne pas attaquer leur proie en masses trop serrées sur la glace mince.

C'est seulement en examinant les circonstances au milieu desquelles s'accomplissent les actions que nous pouvons juger s'il convient de les attribuer à l'instinct, à la raison, ou à une simple association d'idées; faisons remarquer en passant que cette dernière faculté se rattache étroitement à la raison. Le professeur Möbius[23] cite un exemple curieux: un brochet, séparé par une glace d'un autre compartiment d'un aquarium plein de poissons, se précipitait avec une telle violence contre la glace pour attraper les autres poissons qu'il restait souvent étourdi du coup qu'il s'était porté. Ce manège dura pendant trois mois environ, puis le brochet devenu prudent cessa de se précipiter sur la glace. On enleva alors la glace qui formait la séparation; toutefois, l'idée d'un choc violent s'était si bien associée dans le faible esprit du brochet avec les efforts infructueux qu'il avait faits pour atteindre les poissons qui avaient été si longtemps ses voisins, qu'il ne les attaqua jamais, bien qu'il n'hésitât pas à se précipiter sur les poissons nouveaux qu'on introduisait dans l'aquarium. Si un sauvage, qui n'a jamais vu une fenêtre fermée par une glace épaisse, venait à se précipiter sur cette glace et à rester étourdi sur le coup, les idées de glace et de coup s'associeraient évidemment pendant longtemps dans son esprit; mais, au contraire du brochet, il réfléchirait probablement sur la nature de l'obstacle et se montrerait plein de prudence s'il se trouvait placé dans des circonstances analogues. Les singes, comme nous allons le voir tout à l'heure, s'abstiennent ordinairement de répéter une action qui leur a causé une première fois une impression pénible ou simplement désagréable. Or, si nous attribuons cette différence entre le singe et le brochet uniquement au fait que l'association des idées est beaucoup plus vive et beaucoup plus persistante chez l'un que chez l'autre, bien que le brochet ait souffert beaucoup plus, nous est-il possible de maintenir que, quand il s'agit de l'homme, une différence analogue implique la possession d'un esprit fondamentalement différent?

Houzeau[24] raconte que, tandis qu'il traversait une grande plaine du Texas, ses deux chiens souffraient beaucoup de la soif, et que, trente ou quarante fois pendant la journée, ils se précipitèrent dans les dépressions du sol pour y chercher de l'eau. Ces dépressions n'étaient pas des vallées, il n'y poussait aucun arbre, on n'y remar-

23. *Die Bevegungen der Thiere*, etc., 1873, p. 11.
24. *Facultés mentales des Animaux*, 1872; vol. II, p. 265.

quait aucune différence de végétation, et on n'y pouvait sentir aucune humidité, car le sol y était absolument sec. Les chiens se conduisaient donc comme s'ils savaient qu'une dépression du sol leur offrait la meilleure chance de trouver de l'eau. Houzeau a observé le même fait chez d'autres animaux.

J'ai observé, et beaucoup de mes lecteurs ont observé sans doute, au Jardin zoologique, le moyen qu'emploie l'éléphant pour rapprocher un objet qu'il ne peut atteindre : il souffle violemment sur le sol avec sa trompe au delà de l'objet en question pour que le courant d'air réfléchi de tous côtés rapproche assez l'objet pour qu'il puisse le saisir. M. Westropp, ethnologiste bien connu, m'apprend qu'il a vu à Vienne un ours créer avec sa patte un courant artificiel pour ramener dans sa cage un morceau de pain qui flottait à l'extérieur des barreaux. On ne peut guère attribuer à l'instinct ou à une habitude héréditaire ces actes de l'éléphant ou de l'ours, car ils auraient peu d'utilité pour l'animal à l'état de nature. Or, quelle différence y a-t-il entre ces actes, qu'ils soient accomplis par le sauvage ou par un des animaux supérieurs?

Le sauvage et le chien ont souvent trouvé de l'eau dans les dépressions du sol, et la coïncidence de ces deux circonstances s'est associée dans leur esprit. Un homme civilisé ferait peut-être quelque raisonnement général à ce sujet; mais tout ce que nous savons sur les sauvages nous autorise à penser qu'ils ne feraient sans doute pas ce raisonnement et le chien ne le ferait certainement pas. Toutefois le sauvage, aussi bien que le chien, malgré de nombreux désappointements, continuerait ses recherches; et, chez tous deux, ces recherches semblent constituer également un acte de raison, qu'ils aient ou non conscience qu'ils agissent en vertu d'un raisonnement[25]. Les mêmes remarques s'appliquent à l'éléphant et à l'ours qui créent un courant artificiel dans l'air ou dans l'eau. Le sauvage, dans un cas semblable, s'inquiéterait fort peu de savoir en vertu de quelle loi s'effectuent les mouvements qu'il désire obtenir; cependant cet acte serait aussi certainement le résultat d'un raisonnement, grossier, si l'on veut, que le sont les déductions les plus ardues d'un philosophe. Sans doute, on constaterait, entre le sauvage et l'animal supérieur, cette différence, que le premier remarquerait des circonstances et des conditions bien plus

25. Le professeur Huxley a analysé avec une admirable clarté les différentes phases intellectuelles que traverse un homme aussi bien qu'un chien pour en arriver à une conclusion dans un cas analogue à celui indiqué dans le texte. Voir à ce sujet son article : *M. Darwin's critics*, dans *Contemporary Review*, nov. 1871, p. 462, et dans *Critiques and Essays*, 1873, p. 279.

légères, et qu'il lui faudrait une expérience moins longue pour reconnaître les rapports qui existent entre ces circonstances; or c'est là un point qui a une grande importance. J'ai noté chaque jour les actions d'un de mes enfants, alors qu'il avait environ onze mois et qu'il ne pouvait pas encore parler; or j'ai été continuellement frappé de la promptitude plus grande avec laquelle toutes sortes d'objets et de sons s'associaient dans son esprit, comparativement avec ce qui se passait dans l'esprit des chiens les plus intelligents que j'aie connus. Mais les animaux supérieurs diffèrent exactement de la même façon des animaux inférieurs, tels que le brochet, par cette faculté de l'association des idées, aussi bien que par la faculté d'observation et de déduction.

Les actions suivantes, accomplies après une courte expérience par les singes américains qui occupent un rang peu élevé dans leur ordre, prouvent évidemment l'intervention de la raison. Rengger, observateur très circonspect, raconte que les premières fois qu'il donna des œufs à ses singes, ils les écrasèrent si maladroitement qu'ils laissèrent échapper une grande partie du contenu; bientôt, ils imaginèrent de frapper doucement une des extrémités de l'œuf contre un corps dur, puis d'enlever les fragments de la coquille à l'aide de leurs doigts. Après s'être coupés *une fois* seulement avec un instrument tranchant, ils n'osèrent plus y toucher, ou ne le manièrent qu'avec les plus grandes précautions. On leur donnait souvent des morceaux de sucre enveloppés dans du papier; Rengger, ayant quelquefois substitué une guêpe vivante au sucre, ils avaient été piqués en déployant le papier trop vite, si bien qu'ensuite ils eurent soin de toujours porter le paquet à leur oreille pour s'assurer si quelque bruit se produisait à l'intérieur[26].

Les cas suivants se rapportent à des chiens. M. Colquhoun[27] blessa à l'aile deux canards sauvages qui tombèrent sur la rive opposée d'un ruisseau; son chien chercha à les rapporter tous les deux ensemble sans pouvoir y parvenir. L'animal qui, auparavant, n'avait jamais froissé une pièce de gibier, se décida à tuer un des oiseaux, apporta celui qui était encore vivant et retourna chercher le mort. Le colonel Hutchinson raconte que sur deux perdrix atteintes d'un même coup de feu, l'une fut tuée et l'autre blessée; cette dernière se sauva et fut rattrapée par le chien, qui, en reve-

26. M. Belt, dans son très intéressant ouvrage *The naturalist in Nicaragua*, 1874, p. 119, décrit aussi diverses actions d'un Cebus apprivoisé; ces actions démontrent, je crois, que cet animal possédait, dans une certaine mesure, la faculté du raisonnement.

27. *The Moor and the Loch*, p. 45. — Col. Hutchinson, *Dog Breaking*, 1850, p. 46.

nant sur ses pas, rencontra l'oiseau mort : « Il s'arrêta, évidemment très embarrassé, et, après une ou deux tentatives, voyant qu'il ne pouvait pas relever la perdrix morte sans risquer de lâcher celle qui vivait encore, il tua résolûment cette dernière et les rapporta toutes les deux. C'était la première fois que ce chien avait volontairement détruit une pièce de gibier. » C'est là, sans contredit, une preuve de raison, bien qu'imparfaite, car le chien aurait pu rapporter d'abord l'oiseau blessé, puis retourner chercher l'oiseau mort, comme dans le cas précédent relatif aux deux canards sauvages. Je cite ces exemples parce qu'ils reposent sur deux témoignages indépendants l'un de l'autre, et parce que, dans les deux cas, les chiens, après mûre délibération, ont violé une habitude héréditaire chez eux, celle de ne pas tuer le gibier qu'ils ramassent; or, il faut que la faculté du raisonnement ait été chez eux bien puissante pour les amener à vaincre une habitude fixe.

J'emprunte un dernier exemple à l'illustre Humboldt [28]. Les muletiers de l'Amérique du Sud disent : « Je ne vous donnerai pas la mule dont le pas est le plus agréable, mais *la mas racional*, — celle qui raisonne le mieux; » et Humboldt ajoute : « Cette expression populaire, dictée par une longue expérience, démolit le système des machines animées, mieux peut-être que ne le feraient tous les arguments de la philosophie spéculative. » Néanmoins quelques écrivains nient encore aujourd'hui que les animaux supérieurs possèdent un atome de raison; ils essaient de faire passer pour de simples contes à dormir debout les faits tels que ceux précédemment cités [29].

Nous avons, je crois, démontré que l'homme et les animaux supérieurs, les primates surtout, ont quelques instincts communs. Tous possèdent les mêmes sens, les mêmes intuitions, éprouvent les mêmes sensations; ils ont des passions, des affections et des émotions semblables, même les plus compliquées, telles que la jalousie, la méfiance, l'émulation, la reconnaissance et la magnanimité; ils aiment à tromper et à se venger; ils redoutent le ridi-

28. *Personnal Narrative*, t. III, p. 106.

29. Je suis heureux de voir qu'un penseur aussi distingué que M. Leslie Stephen (*Darwinism and Divinity*, *Essays on Free-thinking*, 1873, p. 80), parlant de la prétendue barrière infranchissable qui existe entre l'homme et les animaux inférieurs, s'exprime en ces termes : « Il nous semble, en vérité, que la ligne de démarcation qu'on a voulu établir ne repose sur aucune base plus solide qu'un grand nombre de distinctions métaphysiques; on suppose, en effet, que, dès que l'on peut donner à deux choses deux noms différents, ces deux choses doivent avoir des natures essentiellement différentes. Il est difficile de comprendre que quiconque a possédé ou vu un éléphant puisse avoir le moindre doute sur la faculté qu'ont ces animaux de déduire des raisonnements. »

cule; ils aiment la plaisanterie; ils ressentent l'étonnement et la curiosité; ils possèdent les mêmes facultés d'imitation, d'attention, de délibération, de choix, de mémoire, d'imagination, d'association des idées et de raisonnement, mais, bien entendu, à des degrés très différents. Les individus appartenant à une même espèce représentent toutes les phases intellectuelles, depuis l'imbécillité absolue jusqu'à la plus haute intelligence. Les animaux supérieurs sont même sujets à la folie, quoique bien moins souvent que l'homme [30].

Néanmoins beaucoup de savants soutiennent que les facultés mentales de l'homme constituent, entre lui et les animaux, une infranchissable barrière. J'ai recueilli autrefois une vingtaine d'aphorismes de ce genre; mais je ne crois pas qu'ils vaillent la peine d'être cités ici, car ils sont si différents et si nombreux qu'il est facile de comprendre la difficulté, sinon l'impossibilité d'une semblable démonstration. On a affirmé que l'homme seul est capable d'amélioration progressive; que seul il emploie des outils et connaît le feu; que seul il réduit les autres animaux en domesticité et a le sentiment de la propriété; qu'aucun autre animal n'a des idées abstraites, n'a conscience de soi, ne se comprend ou possède des idées générales; que l'homme seul possède le langage, a le sens du beau, est sujet au caprice, éprouve de la reconnaissance, est sensible au mystère, etc., croit en Dieu, ou est doué d'une conscience. Je hasarderai quelques remarques sur ceux de ces points qui sont les plus importants et les plus intéressants.

L'archevêque Sumner [31] a autrefois soutenu que l'homme seul est susceptible d'amélioration progressive. Personne ne conteste que l'homme fait des progrès beaucoup plus grands, beaucoup plus rapides qu'aucun autre animal, ce qui résulte évidemment du langage et de la faculté qu'il a de transmettre à ses descendants les connaissances qu'il a acquises. En ce qui regarde l'animal, et d'abord l'individu, tous ceux qui ont quelque expérience en matière de chasse au piège savent que les jeunes animaux se font prendre bien plus aisément que les vieux; l'ennemi qui poursuit un animal peut aussi s'approcher plus facilement des jeunes. Il est même impossible de prendre beaucoup d'animaux âgés dans un même lieu et dans une même sorte de trappe, ou de les détruire au moyen d'une seule espèce de poison; il est, cependant, improbable que tous aient goûté au poison; il est impossible que tous aient

30. Docteur W. Lauder Lindsay, *Madness in animals*, dans *Journal of Mental Science*, juillet 1871.

31. Cité par sir C. Lyell, *Antiquity of Man*, p. 497.

été pris dans le même piège. C'est la capture ou l'empoisonnement de leurs semblables qui a dû leur enseigner la prudence. Dans l'Amérique du Nord, où l'on chasse depuis longtemps les animaux à fourrure, tous les témoignages des observateurs s'accordent à leur reconnaître une dose incroyable de sagacité, de prudence et de ruse; mais, dans ce pays, on a employé la trappe depuis assez longtemps pour que l'hérédité ait pu entrer en jeu. Quand on établit une ligne télégraphique dans un pays où il n'y en a jamais eu, beaucoup d'oiseaux se tuent en se heurtant contre les fils; mais, au bout de quelques années, les nombreux accidents de cette nature dont ils sont chaque jour témoins semblent leur apprendre à éviter ce danger [32].

Si nous considérons plusieurs générations successives ou une race entière, on ne peut douter que les oiseaux et les autres animaux n'acquièrent et ne perdent à la fois et graduellement leur prudence vis-à-vis de l'homme ou de leurs autres ennemis [33]; si cette prudence est en grande partie une habitude ou un instinct transmis par hérédité, elle résulte aussi en partie de l'expérience individuelle. Leroy [34], excellent observateur, a constaté que là où on chasse beaucoup le renard, les jeunes prennent incontestablement beaucoup plus de précautions dès qu'ils quittent leur terrier que ne le font les vieux renards qui habitent des régions où on les dérange peu.

Nos chiens domestiques descendent des loups et des chacals [35], et bien peut-être qu'ils n'aient pas gagné en ruse, et puissent avoir perdu en circonspection et en prudence, ils ont, cependant, acquis certaines qualités morales, telles que l'affection, la fidélité, le bon caractère et probablement l'intelligence générale. Le rat commun a exterminé plusieurs autres espèces et s'est établi en conquérant en Europe, dans quelques parties de l'Amérique du Nord, à la Nouvelle-Zélande, et récemment à Formose, ainsi qu'en Chine, M. Swinhoe [36]. qui décrit ces deux dernières invasions, attribue la victoire du rat commun sur le grand *Mus coninga*, à sa ruse plus développée, qualité qu'on peut attribuer à l'emploi et à l'exercice

32. Voir pour d'autres détails, Houzeau, les *Facultés mentales*, etc., vol. II. 1872, p. 147.

33. Voir pour les oiseaux dans les îles de l'Océan, Darwin, *Voyage d'un naturaliste autour du monde* (Paris, Reinwald), 1845, p. 398; *Origine des espèces* p. 231.

34. *Lettres philosophiques sur l'intelligence des animaux*, nouvelle édition, 1802, p. 86.

35. Voir les preuves à cet égard dans la *Variation des Animaux et des Plantes*, etc. vol. I, chap. I.

36. *Proceedings of Zoological Society*, 1864, p. 186.

habituel de toutes ses facultés pour échapper à l'extirpation par l'homme, ainsi qu'au fait qu'il a successivement détruit tous les rats moins rusés et moins intelligents que lui. Il est possible, cependant, que le succès du rat commun dépende de ce qu'il était plus rusé que les autres espèces du même genre avant de s'être trouvé en contact avec l'homme. Vouloir soutenir sans preuves directes que, dans le cours des âges, aucun animal n'a progressé en intelligence ou en d'autres facultés mentales, est supposer ce qui est en question dans l'évolution de l'espèce. Nous verrons plus loin que, d'après Lartet, certains mammifères existants, appartenant à plusieurs ordres, ont le cerveau plus développé que leurs anciens prototypes de l'époque tertiaire.

On a souvent affirmé qu'aucun animal ne se sert d'outils; mais, à l'état de nature, le chimpanzé se sert d'une pierre pour briser un fruit indigène à coque dure[37], ressemblant à une noix. Rengger[38] enseigna facilement à un singe américain à ouvrir ainsi des noix de palme; le singe se servit ensuite du même procédé pour ouvrir d'autres sortes de noix, ainsi que des boîtes. Il enlevait aussi la peau des fruits, quand elle était désagréable au goût. Un autre singe, auquel on avait appris à soulever le couvercle d'une grande caisse avec un bâton, se servit ensuite d'un bâton comme d'un levier pour remuer les corps pesants, et j'ai, moi-même, vu un jeune orang enfoncer un bâton dans une crevasse, puis, le saisissant par l'autre bout, s'en servir comme d'un levier. On sait que, dans l'Inde, les éléphants apprivoisés brisent des branches d'arbres et s'en servent comme de chasse-mouches; on a observé un éléphant sauvage qui avait la même habitude[39]. J'ai vu un jeune orang femelle s'envelopper d'une couverture ou se couvrir de paille pour se protéger contre les coups quand elle redoutait d'être fouettée. Les pierres et les bâtons servent d'outils dans les cas précités; les animaux les emploient généralement comme armes. Brehm[40] affirme, sur l'autorité du voyageur bien connu Schimper, qu'en Abyssinie, lorsque les babouins de l'espèce *C. gelada* descendent en troupe des montagnes pour piller les champs, ils rencontrent quelquefois des bandes d'une autre espèce (*C. hamadryas*) avec lesquelles ils se battent. Les geladas font rouler, sur le flanc de la montagne, de grosses pierres que les hamadryas cherchent à éviter, puis les adversaires se précipitent avec fureur les uns sur les

37. Savage et Wyman, *Boston Journal of Nat. History*, 1843-44, vol. IV, p. 383.
38. *Saügethiere von Paraguay*, 1830, pp. 51, 56.
39. *The Indian Field*, 4 mars 1871.
40. *Thierleben* vol. I, pp. 79, 82.

autres en faisant un vacarme effroyable. Brehm, qui accompagnait le duc de Cobourg-Gotha, prit part à une attaque faite avec des armes à feu contre une troupe de babouins dans la passe de Mensa, en Abyssinie. Ceux-ci ripostèrent en faisant rouler sur les flancs de la montagne une telle quantité de pierres, dont quelques-unes avaient la grosseur d'une tête d'homme, que les assaillants durent battre vivement en retraite; la caravane ne put même franchir la passe pendant quelques jours. Il faut remarquer que, dans cette circonstance, les singes agissaient de concert. M. Wallace [41] a vu, dans trois occasions différentes, des orangs femelles, accompagnées de leurs petits, « arracher les branches et les fruits épineux de l'arbre Durian avec toute l'apparence de la fureur, et lancer une grêle de projectiles telle que nous ne pouvions approcher ». Le chimpanzé, comme j'ai pu le constater bien souvent, jette tout ce qui lui tombe sous la main à la tête de quiconque l'offense; nous avons vu qu'un babouin, au cap de Bonne-Espérance, avait préparé de la boue dans ce but.

Un singe, au jardin zoologique, dont les dents étaient faibles, avait pris l'habitude de se servir d'une pierre pour casser les noisettes; un des gardiens m'a affirmé que cet animal, après s'en être servi, cachait la pierre dans la paille, et s'opposait à ce qu'aucun autre singe y touchât. Il y a là une idée de propriété, mais cette idée est commune à tout chien qui possède un os, et à la plupart des oiseaux qui construisent un nid.

Le duc d'Argyll [42] fait remarquer que le fait de façonner un instrument dans un but déterminé est absolument particulier à l'homme, et considère que ce fait établit entre lui et les animaux une immense distinction. La distinction est incontestablement importante, mais il me semble y avoir beaucoup de vraissemblance dans la suggestion faite par sir Lubbock [43]. Il suppose que l'homme primitif a employé d'abord des silex pour un usage quelconque; en s'en servant, il les a, sans doute, accidentellement brisés, et il a alors tiré parti de leurs éclats tranchants. De là à les briser avec intention, puis à les façonner grossièrement, il n'y a qu'un pas. Ce dernier progrès, cependant, peut avoir nécessité une longue période, si nous en jugeons par l'immense laps de temps qui s'est écoulé avant que les hommes de la période néolithique en soient arrivés à aiguiser et à polir leurs outils en pierre. En brisant les silex, ainsi que le fait remarquer encore sir J. Lubbock, des

41. *The Malay Archipelago*, vol. I, 1869, p. 87.
42. *Primeval Man*, 1869, p. 145, 147.
43. *Prehistoric Times*, 1865, p. 473, etc.

étincelles ont pu se produire, et, en les aiguisant, de la chaleur se dégager : « d'où l'origine possible des deux méthodes ordinaires pour se procurer le feu. » La nature du feu devait, d'ailleurs, être connue dans les nombreuses régions volcaniques où la lave coule parfois dans les forêts. Les singes anthropomorphes, guidés probablement par l'instinct, construisent pour leur usage des plates-formes temporaires; mais, comme beaucoup d'instincts sont largement contrôlés par la raison, les plus simples, tels que celui qui pousse à la construction d'une plate-forme, ont pu devenir un acte volontaire et conscient. On sait que l'orang se couvre la nuit avec des feuilles de Pandanus, et Brehm constate qu'un de ses babouins avait l'habitude de s'abriter de la chaleur du soleil en se couvrant la tête avec un paillasson. Les habitudes de ce genre représentent probablement les premiers pas vers quelques-uns des arts les plus simples, notamment l'architecture grossière et l'habillement, tels qu'ils ont dû se pratiquer chez les premiers ancêtres de l'homme.

Abstraction, conceptions générales, conscience de soi, individualité mentale. — Jusqu'à quel point les animaux possèdent-ils des traces de ces hautes facultés intellectuelles ? C'est là une question qu'il est difficile, pour ne point dire impossible, de résoudre. Cette difficulté provient de ce qu'il nous est impossible de savoir ce qui se passe dans l'esprit de l'animal, en outre, on est loin d'être d'accord sur la signification exacte qu'il convient d'attribuer à ces divers termes. Si l'on en peut juger par divers articles publiés récemment, on semble s'appuyer surtout sur le fait que les animaux ne possèdent pas la faculté de l'abstraction, c'est-à-dire qu'ils sont incapables de concevoir des idées générales. Mais, quand un chien aperçoit un autre chien à une grande distance, son attitude indique souvent qu'il conçoit que c'est un chien, car, quand il s'approche, cette attitude change du tout au tout s'il reconnnaît un ami. Un écrivain récent fait remarquer que, dans tous les cas, c'est une pure supposition que d'affirmer que l'acte mental n'a pas exactement la même nature chez l'animal et chez l'homme. Si l'un et l'autre rattachent ce qu'ils conçoivent au moyen de leurs sens à une conception mentale, tous deux agissent de la même manière [44]. Quand je crie à mon chien de chasse, et j'en ai fait l'expérience bien des fois : « Hé, hé, où est-il ? » il comprend immédiatement qu'il s'agit de chasser un animal quelconque; ordinairement

44. M. Hookham, dans une lettre adressée au professeur Max Müller, *Birmingham News*, mai 1873.

il commence par jeter rapidement les yeux autour de lui, puis il s'élance dans le bosquet le plus voisin pour chercher la trace du gibier, puis enfin, ne trouvant rien, il regarde les arbres pour découvrir un écureuil. Or, ces divers actes n'indiquent-ils pas clairemeet que mes paroles ont éveillé dans son esprit l'idée générale ou la conception qu'il y a là, auprès de lui, un animal quelconque qu'il s'agit de découvrir et de poursuivre ?

On peut évidemment admettre qu'aucun animal ne possède la conscience de lui-même si l'on implique par ce terme qu'il se demande d'où il vient et où il va, — qu'il raisonne sur la mort ou sur la vie, et ainsi de suite. Mais, sommes-nous bien sûrs qu'un vieux chien, ayant une excellente mémoire et quelque imagination, comme le prouvent ses rêves, ne réfléchisse jamais à ses anciens plaisirs à la chasse ou aux déboires qu'il a éprouvés ? Ce serait là une forme de conscience de soi. D'autre part, comme le fait remarquer Büchner[45], comment la femme australienne, surmenée par le travail, qui n'emploie presque point de mots abstraits et ne compte que jusqu'à quatre, pourrait-elle exercer sa conscience ou réfléchir sur la nature de sa propre existence ? On admet généralement que les animaux supérieurs possèdent les facultés de la mémoire, de l'attention, de l'association et même une certaine dose d'imagination et de raison. Si ces facultés, qui varient beaucoup chez les différents animaux, sont susceptibles d'amélioration, il ne semble pas absolument impossible que des facultés plus complexes, telles que les formes supérieures de l'abstraction et de la conscience de soi, etc., aient résulté du développement et de la combinaison de ces facultés plus simples. On a objecté contre cette hypothèse qu'il est impossible de dire à quel degré de l'échelle les animaux deviennent susceptibles de voir se développer chez eux les facultés de l'abstraction, etc. ; mais qui peut dire à quel âge ce phénomène se produira chez nos jeunes enfants ? Nous pouvons constater tout au moins que, chez nos enfants, ces facultés se développent par des degrés imperceptibles.

Le fait que les animaux conservent leur individualité mentale est au-dessus de toute contestation. Si ma voix a évoqué, dans le cas de mon chien précédemment cité, toute une série d'anciennes associations, il faut bien admettre qu'il a conservé son individualité mentale, bien que chaque atome de son cerveau ait dû se renouveler plus d'une fois pendant un intervalle de cinq ans. Ce chien aurait pu invoquer l'argument récemment avancé pour écraser tous

45. *Conférences sur la Théorie darwinienne* (trad. franç.), 1869, p. 132.

les évolutionnistes, et dire : « Je persiste, au milieu de toutes les dispositions mentales et de tous les changements matériels... La théorie que les atomes laissent à titre de legs les impressions qu'ils ont reçues aux autres atomes prenant la place qu'ils quittent, est contraire à l'affirmation de l'état conscient, et est, par conséquent, fausse; or, comme cette théorie est nécessaire à l'évolution, cette dernière hypothèse est par conséquent fausse[46]. »

Langage. — On pense avec raison que cette faculté est un des principaux caractères distinctifs qui séparent l'homme des animaux. Mais, ainsi que le fait remarquer un juge compétent, l'archevêque Whately : « L'homme n'est pas le seul animal qui se serve du langage pour exprimer ce qui se passe dans son esprit, et qui puisse comprendre plus ou moins ce que pense un autre individu[47]. » Le *Cebus azaræ* du Paraguay, lorsqu'il est excité, fait entendre au moins six cris distincts, qui provoquent, chez les autres singes de son espèce, des émotions analogues[48]. Nous comprenons la signification des gestes et des mouvements de la face des singes; Rengger et d'autres observateurs déclarent que les singes comprennent en partie les nôtres. Le chien depuis sa domestication, fait plus remarquable encore, a appris à aboyer dans quatre ou cinq tons distincts au moins[49]. Bien que l'aboiement soit un art nouveau, il n'est pas douteux que les especes sauvages, ancêtres du chien, exprimaient leurs sentiments par des cris de nature diverse. Chez le chien domestique, on distingue facilement l'aboiement impatient, comme à la chasse; le cri de la colère et le grognement; le glapissement du désespoir, comme lorsque l'animal est enfermé; le hurlement pendant la nuit; l'aboiement joyeux, lors du départ pour la promenade, et le cri très distinct et très suppliant par lequel le chien demande qu'on lui ouvre la porte ou la fenêtre. Houzeau [50], qui s'est tout particulièrement occupé de ce sujet, affirme que la poule domestique fait entendre au moins douze cris significatifs différents.

Le langage articulé est spécial à l'homme; mais, comme les animaux inférieurs, l'homme n'en exprime pas moins ses intentions par des gestes, et par les mouvements des muscles de son visage[51],

46. Le rév. docteur J.-M' Cann, *Antidarwinism*, 1869, p. 13.
47. Cité dans *Anthropological Review*, 1864, p. 158.
48. Rengger, *op. cit.*, p. 45.
49. *Variation des Animaux*, etc., vol, I, p. 29.
50. *Facultés mentales*, etc., vol. II, 1872, pp. 346-349.
51. Ce sujet fait l'objet d'une discussion fort intéressante dans l'ouvrage de M. E.-B. Tylor, *Researches into the Early History of Mankind*, 1865, c. II à IV.

par des cris inarticulés, ce qui est surtout vrai pour l'expression des sentiments les plus simples et les plus vifs, qui ont peu de rapports avec ce qu'il y a de plus élevé dans notre intelligence. Nos cris de douleur, de crainte, de surprise, de colère, joints aux gestes qui leur sont appropriés, le babillage de la mère avec son enfant chéri, sont plus expressifs que n'importe quelles paroles. Ce qui distingue l'homme des animaux inférieurs, ce n'est pas la faculté de comprendre les sons articulés, car, comme chacun le sait, les chiens comprennent bien des mots et bien des phrases. Sous ce rapport les chiens se trouvent dans le même état de développement que les enfants, âgés de dix à douze mois, qui comprennent bien des mots et bien des phrases, mais qui ne peuvent pas encore prononcer un seul mot. Ce n'est pas la faculté d'articuler; car le perroquet et d'autres oiseaux possèdent cette faculté. Ce n'est pas, enfin, la simple faculté de rattacher des sons définis à des idées définies, car il est évident que certains perroquets qui ont appris à parler appliquent sans se tromper le mot propre à certaines choses et rattachent les personnes aux événements [52]. Ce qui distingue l'homme des animaux inférieurs, c'est la faculté infiniment plus grande qu'il possède d'associer les sons les plus divers aux idées les plus différentes, et cette faculté dépend évidemment du développement extraordinaire de ses facultés mentales.

Un des fondateurs de la noble science de la philologie, Horne Tooke, remarque que le langage est un art, au même titre que l'art de fabriquer de la bière ou du pain; il me semble, toutefois, que l'écriture eût été un terme de comparaison bien plus convenable. Le langage n'est certainement pas un instinct dans le sens propre du mot, car tout langage doit être appris. Il diffère beaucoup, cependant, de tous les arts ordinaires en ce que l'homme a une tendance instinctive à parler, comme nous le prouve le babillage des jeunes enfants, tandis qu'aucun enfant n'a de tendance ins-

52. J'ai reçu à cet égard plusieurs communications très détaillées. L'amiral sir J. Sulivan, que je connais pour un observateur très soigneux, m'assure qu'un perroquet, qui est resté très longtemps dans la maison de son père, appelait par leur nom certains membres de la famille et certains visiteurs assidus. Il disait « bonjour » à quiconque venait déjeuner et « bonsoir » aux personnes qui quittaient le soir la chambre où il se trouvait; il ne fit jamais aucune erreur à cet égard. Il ajoutait au bonjour qu'il adressait au père de sir J. Sulivan, une courte phrase qu'il ne répéta plus après la mort de son maître. Ce perroquet rabroua d'étrange façon un chien étranger qui pénétra dans la chambre par la fenêtre ouverte, ainsi qu'un autre perroquet qui, sorti de sa cage, alla manger des pommes sur la table de la cuisine. Voir aussi, sur les perroquets, Houzeau, *Op. cit.*, vol. II, p. 309. Le docteur A. Moschkau m'apprend qu'il a connu un sansonnet qui disait en allemand « bonjour » et « bonsoir » selon les cas sans jamais se tromper. Je pourrais ajouter beaucoup d'autres exemples.

tinctive à brasser, à faire du pain ou à écrire. En outre, aucun philologue n'oserait soutenir aujourd'hui qu'un langage ait été inventé de toutes pièces; chacun d'eux s'est lentement et inconsciemment développé [53]. Les sons que font entendre les oiseaux offrent, à plusieurs points de vue, la plus grande analogie avec le langage; en effet, tous les individus appartenant à une même espèce expriment leurs émotions par les mêmes cris instinctifs, et tous ceux qui peuvent chanter exercent instinctivement cette faculté; mais c'est le père ou le père nourricier qui leur apprend le véritable chant, et même les notes d'appel. Ces chants et ces cris, ainsi que l'a prouvé Daines Barrington [54], « ne sont pas plus innés chez les oiseaux que le langage ne l'est chez l'homme. Les premiers essais de chant chez les oiseaux peuvent être comparés aux tentatives imparfaites que traduisent les premiers bégaiements de l'enfant ». Les jeunes mâles continuent à s'exercer, ou, comme disent les éleveurs, à étudier pendant dix ou onze mois. Dans leurs premiers essais, on reconnaît à peine les rudiments du chant futur, mais, à mesure qu'ils avancent en âge, on voit où ils veulent en arriver, et ils finissent par chanter très bien. Les couvées qui ont appris le chant d'une espèce autre que la leur, comme les canaris qu'on élève dans le Tyrol, enseignent leur nouveau chant à leurs propres descendants. On peut comparer, comme le fait si ingénieusement remarquer Barrington, les légères différences naturelles du chant chez une même espèce, habitant des régions diverses, « à des dialectes provinciaux »; et les chants d'espèces alliées, mais distinctes, aux langages des différentes races humaines. J'ai tenu à donner les détails qui précèdent pour montrer qu'une tendance instinctive à acquérir un art n'est point un fait particulier, restreint à l'homme seul.

Quelle est l'origine du langage articulé? Après avoir lu, d'une part, les ouvrages si intéressants de M. Hensleigh Wedgwood, du rév. F. Farrar, et du professeur Schleicher [55], et, d'autre part, les

53. Voir quelques excellentes remarques sur ce point par le prof. Whitney, *Oriental and linguistic studies*, 1873, p. 354. Il fait observer que le désir de communiquer avec ses semblables est chez l'homme la force vitale qui dans le développement du langage agit « consciemment et inconsciemment; consciemment en ce qui concerne le but immédiat à obtenir, inconsciemment en ce qui concerne les autres conséquences de l'acte ».

54. Hon. Daines Barrington, *Philosophical Transactions*, 1773, p. 262. Voir aussi Dureau de la Malle, *Annales des sciences naturelles*, IIIe série, *Zoologie*, t. X, p. 119.

55. H. Wedgwood, *On the origin of language*, 1866; rév. F.-W. Farrar, *Chapters on language*, 1865. Ces ouvrages offrent le plus grand intérêt. Albert Lemoine, *De la Physiologie et de la Parole*, 1865, p. 190. Le docteur Bikkers a

célèbres leçons de Max Müller, je ne puis douter que le langage ne doive son origine à des imitations et à des modifications, accompagnées de signes et de gestes, de divers sons naturels, des cris d'autres animaux, et des cris instinctifs propres à l'homme lui-même. Nous verrons, lorsque nous nous occuperons de la sélection sexuelle, que les hommes primitifs, ou plutôt quelque antique ancêtre de l'homme s'est probablement beaucoup servi de sa voix, comme le font encore aujourd'hui certains gibbons, pour émettre de véritables cadences musicales, c'est-à-dire pour chanter. Nous pouvons conclure d'analogies très généralement répandues que cette faculté s'exerçait principalement aux époques où les sexes se recherchent, pour exprimer les diverses émotions de l'amour, de la jalousie, du triomphe, ou pour défier les rivaux. Il est donc probable que l'imitation des cris musicaux par des sons articulés ait pu engendrer des mots exprimant diverses émotions complexes. Nous devons ici appeler l'attention, car ce fait explique en grande partie ces imitations, sur la forte tendance qu'ont les formes les plus voisines de l'homme, les singes, les idiots microcéphales [56], et les races barbares de l'humanité, à imiter tout ce qu'ils entendent. Les singes comprennent certainement une grande partie de ce que l'homme leur dit, et, à l'état de nature, poussent des cris différents pour signaler un danger à leurs camarades [57]; les poules sur terre et les faucons dans l'air poussent un cri particulier pour avertir d'un danger les animaux appartenant à la même espèce, et les chiens comprennent ces deux cris [58]; il ne semble donc pas impossible que quelque animal ressemblant au singe ait eu l'idée d'imiter le hurlement d'un animal féroce pour avertir ses semblables du genre de danger qui les menaçait. Il y aurait, dans un fait de cette nature, un premier pas vers la formation d'un langage.

A mesure que la voix s'est exercée davantage, les organes vocaux ont dû se renforcer et se perfectionner en vertu du principe des effets héréditaires de l'usage; ce qui a dû réagir sur la faculté de la parole. Mais les rapports entre l'usage continu du langage et le développement du cerveau ont été, sans aucun doute, beaucoup plus importants. L'ancêtre primitif de l'homme, quel qu'il soit,

traduit en anglais l'ouvrage qu'a publié sur ce sujet le professeur Aug. Schleicher, sous le titre de *Darwinism tested by the science of Language*, 1869.

56. Vogt, *Mémoires sur les Microcéphales*, 1867, p. 169. En ce qui concerne les sauvages, j'ai signalé quelques faits dans mon *Voyage d'un naturaliste autour du monde* (Paris, Reinwald), p. 206.

57. On trouvera de nombreuses preuves à cet égard dans les deux ouvrages si souvent cités de Brehm et de Rengger.

58. Voir Houzeau, *op. cit.*, vol. II, p. 348.

devait posséder des facultés mentales beaucoup plus développées qu'elles ne le sont chez les singes existant aujourd'hui, avant même qu'aucune forme de langage, si imparfaite qu'on la suppose, ait pu s'organiser. Mais nous pouvons admettre hardiment que l'usage continu et l'amélioration de cette faculté ont dû réagir sur l'esprit en lui permettant et en lui facilitant la réalisation d'une plus longue suite d'idées. On peut ne pas plus poursuivre une pensée prolongée et complexe sans l'aide des mots, parlés ou non, qu'on ne peut faire un long calcul sans l'emploi des chiffres ou de l'algèbre. Il semblerait aussi que le cours même des idées ordinaires nécessite quelque forme de langage, car on a observé que Laura Bridgman, fille aveugle, sourde et muette, se servait de ses doigts quand elle rêvait [59]. Une longue succession d'idées vives et se reliant les unes aux autres peut néanmoins traverser l'esprit sans le concours d'aucune espèce de langage, fait que nous pouvons déduire des rêves prolongés qu'on observe chez les chiens. Nous avons vu aussi que les animaux peuvent raisonner dans une certaine mesure, ce qu'ils font évidemment sans l'aide d'aucun langage. Les affections curieuses du cerveau, qui atteignent particulièrement l'articulation et qui font perdre la mémoire des substantifs tandis que celles des autres mots reste intacte [60], prouvent évidemment les rapports intimes qui existent entre le cerveau et la faculté du langage, telle qu'elle est développée aujourd'hui chez l'homme. Il n'y a pas plus d'improbabilité à ce que les effets de l'usage continu des organes de la voix et de l'esprit soient devenus héréditaires qu'il n'y en a à ce que la forme de l'écriture, qui dépend à la fois de la structure de la main et de la disposition de l'esprit, soit aussi héréditaire; or il est certain [61] que la faculté d'écrire se transmet par hérédité.

Plusieurs savants, et principalement le professeur Max Müller [62], ont soutenu dernièrement, en insistant beaucoup sur ce point, que l'usage du langage implique la faculté de la conception d'idées générales; or, comme on n'admet pas que les animaux possèdent cette faculté, il en résulte une barrière infranchissable entre eux et l'homme [63]. J'ai déjà essayé de démontrer que les animaux pos-

59. Pour des remarques sur ce sujet, voir docteur Maudsley, *Physiology and Pathology of Mind*, 2e édition, 1868, p. 199.

60. On a enregistré beaucoup de cas de ce genre. Voir par exemple *Inquiries concernig the intellectual Powers*, par le docteur Abercrombie, 1838, p. 150. Voir aussi docteur Bateman, *On Aphasia*, 1870, pp. 27, 31, 53, 100.

61. *Variation des Animaux*, etc., vol. II, p. 6.

62. *Lectures on M. Darwin's Philosophy of language*, 1873.

63. Le jugement d'un philologue aussi distingué que le professeur Whitney

sèdent cette faculté au moins à l'état naissant et de façon très grossière. Quant aux enfants, âgés de dix à onze mois, et aux sourds-muets, il me semble incroyable qu'ils puissent rattacher certains sons à certaines idées générales aussi rapidement qu'ils le font, à moins que l'on admette que ces idées générales étaient déjà formées dans leur esprit. On peut appliquer la même remarque aux animaux les plus intelligents, car, comme le fait observer M. Leslie Stephen [64] : « Un chien se fait une idée générale des chats et des moutons et connaît les mots correspondants tout aussi bien que peut les connaître un philosophe. La faculté de comprendre est, à un degré inférieur, il est vrai, une aussi bonne preuve de l'intelligence vocale, que peut l'être la faculté de parler. »

Il n'est pas difficile de concevoir pourquoi les organes, qui servent actuellement au langage, ont été plutôt que d'autres originellement perfectionnés dans ce but. Les fourmis communiquent facilement les unes avec les autres au moyen de leurs antennes, ainsi que l'a prouvé Huber, qui consacre un chapitre entier à leur langage. Nous aurions pu nous servir de nos doigts comme instruments efficaces, car, avec de l'habitude, on peut transmettre à un sourd chaque mot d'un discours prononcé en public; mais alors l'impossibilité de nous servir de nos mains, pendant qu'elles auraient été occupées à exprimer nos pensées, eût constitué pour nous un inconvénient sérieux. Tous les mammifères supérieurs ont les organes vocaux construits sur le même plan général que les nôtres, et se servent de ces organes comme moyen de communiquer avec leurs congénères; il est donc extrêmement probable que, dès que les communications devinrent plus fréquentes et plus importantes, ces organes ont dû se développer dans la mesure des nouveaux besoins; c'est ce qui est arrivé, en effet, et ces progrès

aura beaucoup plus de poids sur ce point que tout ce que je pourrai dire. Le professeur fait remarquer, *Oriental and linguistic studies*, 1873, p. 297; en discutant les opinions de Bleck : « Bleck, se basant sur ce que le langage est un auxiliaire de la pensée presque indispensable à son développement, à la netteté, à la variété et à la complexité des sensations qui déterminent la conscience, en conclut que la pensée est absolument impossible sans la parole, et il confond ainsi la faculté avec l'instrument. Il pourrait tout aussi bien soutenir que la main humaine est incapable d'agir sans le concours d'un outil. En partant d'une semblable doctrine, il lui est impossible de ne pas accepter les paradoxes les plus regrettables de Müller et de ne pas soutenir qu'un enfant (*infans* ne parlant pas) n'est pas un être humain et qu'un sourd-muet n'acquiert la raison que quand il a appris à se servir de ses doigts pour figurer le langage ! » Max Müller, *op. cit.*, a soin de souligner l'aphorisme suivant : « Il n'y a pas plus de pensée sans parole qu'il n'y a de parole sans pensée. » Quelle étrange définition du terme pensée !

64. *Essays on Free-thinking*, etc. 1873, p. 82.

ont été principalement obtenus à l'aide de ces parties si admirablement ajustées, la langue et les lèvres [65]. Le fait que les singes supérieurs ne se servent pas de leurs organes vocaux pour parler, dépend, sans doute, de ce que leur intelligence n'a pas suffisamment progressé. Les singes possèdent, en somme, des organes qui, avec une longue pratique, auraient pu leur donner la parole, mais ils ne s'en sont jamais servi; nous trouvons, d'ailleurs, chez beaucoup d'oiseaux, un exemple analogue : ils possèdent tous les organes nécessaires au chant, et cependant ils ne chantent jamais. Ainsi, les organes vocaux du rossignol et ceux du corbeau ont une construction analogue; le premier s'en sert pour moduler les chants les plus variés; le second ne fait jamais entendre qu'un simple croassement [66]. Mais pourquoi les singes n'ont-ils pas eu une intelligence aussi développée que celle de l'homme? C'est là une question à laquelle on ne peut répondre qu'en invoquant des causes générales; en effet, notre ignorance relativement aux phases successives du développement qu'a traversées chaque créature est si incomplète qu'il serait déraisonnable de s'attendre à rien de défini.

Il est à remarquer, et c'est un fait extrêmement curieux, que les causes qui expliquent la formation des langues différentes expliquent aussi la formation des espèces distinctes; ces causes peuvent se résumer en un seul mot : le développement graduel; et les preuves à l'appui sont exactement les mêmes dans les deux cas [67]. Nous pouvons, toutefois, remonter plus près de l'origine de bien des mots que de celle des espèces, car nous pouvons saisir, pour ainsi dire, sur le fait, la transformation de certains sons en mots, lesquels ne sont après tout que des imitations de ces sons. Nous rencontrons, dans des langues distinctes, des homologies frappantes dues à la communauté de descendance, et des analogies dues à un procédé semblable de formation. L'altération de certaines lettres ou de certains sons, produite par la modification d'autres lettres ou

65. Voir pour quelques excellentes remarques sur ce point, docteur Maudsley, *Physiology and Pathology of Mind*, 1868, p. 199.

66. Macgillivray, *History of British Birds*, 1839, t. II. p. 29. Un excellent observateur, M. Blackwall, remarque que la pie apprend à prononcer des mots isolés et même de courtes phrases plus promptement que tout autre oiseau anglais; cependant il ajoute qu'après avoir fait de longues et minutieuses recherches sur ses habitudes il n'a jamais trouvé que, à l'état de nature, cet oiseau manifestât aucune capacité inusitée pour l'imitation. (*Researches in Zoology*, 1834, p. 158.)

67. Voy. l'intéressant parallélisme entre le développement des espèces et celui des langages, établi par sir C. Lyell, *The Geological Evidences of the Antiquity of Man*, 1863, ch. XXIII.

d'autres sons, rappelle la corrélation de croissance. Dans les deux cas, langues et espèces, nous observons la réduplication des parties, les effets de l'usage longtemps continué, et ainsi de suite. La présence fréquente de rudiments, tant dans les langues que dans les espèces, est encore plus remarquable. Dans l'orthographe des mots, il reste souvent des lettres représentant les rudiments d'anciennes prononciations. Les langues, comme les êtres organisés, peuvent se classer en groupes subordonnés ; on peut aussi les classer naturellement selon leur dérivation, ou artificiellement, d'après d'autres caractères. Les langues et les dialectes dominants se répandent rapidement et amènent l'extinction d'autres langages. De même qu'une espèce, une langue une fois éteinte ne reparaît jamais, ainsi que le fait remarquer sir C. Lyell. Le même langage ne surgit jamais en deux endroits différents ; et des langues distinctes peuvent se croiser ou se fondre les unes avec les autres [68]. La variabilité existe dans toutes les langues, et des mots nouveaux s'introduisent constamment ; mais, comme la mémoire est limitée, certains mots, comme des langues entières, disparaissent peu à peu : « On observe dans chaque langue, ainsi que Max Müller [69] l'a fait si bien remarquer, une lutte incessante pour l'existence entre les mots et les formes grammaticales. Les formes les plus parfaites, les plus courtes et les plus faciles, tendent constamment à prendre le dessus, et doivent leur succès à leur vertu propre. » On peut, je crois, à ces causes plus importantes de la persistance de certains mots, ajouter la simple nouveauté et la mode ; car il y a dans l'esprit humain un amour prononcé pour de légers changements en toutes choses. Cette persistance, cette conservation de certains mots favorisés dans la lutte pour l'existence, est une sorte de sélection naturelle.

On a soutenu que la construction parfaitement régulière et étonnamment complexe des langues d'un grand nombre de nations barbares est une preuve, soit de l'origine divine de ces langues, soit de la haute intelligence et de l'antique civilisation de leurs fondateurs. « Nous observons fréquemment, dit à ce sujet F. von Schlegel, dans les langues qui paraissent représenter le degré le plus infime de la culture intellectuelle, une structure grammaticale admirablement élaborée. On peut appliquer cette remarque principalement au basque et au lapon, ainsi qu'à beaucoup de langues amé-

68. Voir à ce sujet les remarques contenues dans un article intéressant du rév. F.-W. Farrar, intitulé *Phylosophy and Darwinism*, publié dans le n° du 24 mars 1870, p. 528, du journal *Nature*.
69. *Nature*, 6 janvier 1870, p. 257.

ricaines [70]. » Mais il est certainement inexact de comparer un langage à un art, en ce sens qu'il aurait été élaboré et formé méthodiquement. Les philologues admettent aujourd'hui que les conjugaisons, les déclinaisons, etc., existaient à l'origine comme mots distincts, depuis réunis; or, comme ce genre de mots exprime les rapports les plus clairs entre les objets et les personnes, il n'est pas étonnant qu'ils aient été employés par la plupart des races pendant les premiers âges. L'exemple suivant prouve combien il nous est facile de nous tromper sur ce qui constitue la perfection. Un Crinoïde se compose parfois de cent cinquante mille pièces [71] d'écailles, toutes rangées avec une parfaite symétrie en lignes rayonnantes; mais le naturaliste ne considère point un animal de ce genre comme plus parfait qu'un animal du type bilatéral, formé de parties moins nombreuses et qui ne sont semblables entre elles que sur les côtés opposés du corps. Il considère, avec raison, que la différenciation et la spécialisation des organes constituent la perfection. Il en est de même pour les langues; la plus symétrique et la plus compliquée ne doit pas être mise au-dessus d'autres plus irrégulières, plus brèves, résultant de nombreux croisements, car ces dernières ont emprunté des mots expressifs et d'utiles formes de construction à diverses races conquérantes, conquises ou immigrantes.

Ces remarques, assurément incomplètes, m'amènent à conclure que la construction très complexe et très régulière d'un grand nombre de langues barbares ne prouve point qu'elles doivent leur origine à un acte spécial de création [72]. La faculté du langage articulé ne constitue pas non plus, comme nous l'avons vu, une objection insurmontable à l'hypothèse que l'homme descend d'une forme inférieure.

Sentiment du beau. — Ce sentiment est, assure-t-on, spécial à l'homme. Je m'occupe seulement ici du plaisir que l'on ressent à contempler certaines couleurs et certaines formes, ou à entendre certains sons, ce qui constitue certainement le sentiment du beau; toutefois ces sensations, chez l'homme civilisé, s'associent étroitement à des idées complexes. Quand nous voyons un oiseau mâle étaler orgueilleusement, devant la femelle, ses plumes gracieuses ou ses splendides couleurs, tandis que d'autres oiseaux,

70. Cité par C.-S. Wake, *Chapters on Man*, 1868, p. 101.
71. Buckland, *Bridgewater Treatise*, p. 411.
72. Voir quelques excellentes remarques sur la simplification des langages, par sir J. Lubbock, *Origines de la civilisation*, p. 278.

moins bien partagés, ne se livrent à aucune démonstration semblable, il est impossible de ne pas admettre que les femelles admirent la beauté des mâles. Dans tous les pays, les femmes se parent de ces plumes; on ne saurait donc contester la beauté de ces ornements. Les oiseaux-mouches et certains autres oiseaux disposent avec beaucoup de goût des objets brillants pour orner leur nid et les endroits où ils se rassemblent; c'est évidemment là une preuve qu'ils doivent éprouver un certain plaisir à contempler ces objets. Toutefois, autant que nous en pouvons juger, le sentiment pour le beau, chez la grande majorité des animaux, se limite aux attractions du sexe opposé. Les douces mélodies que soupirent beaucoup d'oiseaux mâles pendant la saison des amours sont certainement l'objet de l'admiration des femelles, fait dont nous fournirons plus loin la preuve. Si les femelles étaient incapables d'apprécier les splendides couleurs, les ornements et la voix des mâles, toute la peine, tous les soins qu'ils prennent pour déployer leurs charmes devant elles seraient inutiles, ce qu'il est impossible d'admettre. Il est, je crois, aussi difficile d'expliquer le plaisir que nous causent certaines couleurs et certains sons harmonieux que l'agrément que nous procurent certaines saveurs et certaines odeurs; mais l'habitude joue certainement un rôle considérable, car certaines sensations qui nous étaient d'abord désagréables finissent par devenir agréables, et les habitudes sont héréditaires. Helmholtz a expliqué dans une certaine mesure, en se basant sur les principes physiologiques, pourquoi certaines harmonies et certaines cadences nous sont agréables. En outre, certains bruits se reproduisant fréquemment à des intervalles irréguliers nous sont très désagréables, ainsi que l'admettra quiconque a entendu pendant la nuit sur un navire le battement irrégulier d'un cordage. Le même principe semble s'appliquer quand il s'agit du sens de la vue, car l'œil préfère évidemment la symétrie ou les images qui se reproduisent régulièrement. Les sauvages les plus infimes adoptent comme ornements des dessins de cette espèce et la sélection sexuelle les a développés dans l'ornementation de quelques animaux mâles. Quoi qu'il en soit, et que nous puissions expliquer ou non les sensations agréables causées ainsi à la vue ou à l'ouïe, il est certain que l'homme et beaucoup d'animaux inférieurs admirent les mêmes couleurs, les mêmes formes gracieuses et les mêmes sons.

Le sentiment du beau, en tant qu'il s'agit tout au moins de la beauté chez la femme, n'est pas absolu dans l'esprit humain, car il diffère beaucoup chez les différentes races, et il n'est même pas identique chez toutes les nations appartenant à une même race. A en juger par les ornements hideux et la musique non moins atroce qu'admirent la plupart des sauvages, on pourrait conclure que leurs facultés esthétiques sont à un état de développement inférieur à celui qu'elles ont atteint chez quelques animaux, les oiseaux par exemple. Il est évident qu'aucun animal ne serait capable d'admirer une belle nuit étoilée, un beau paysage ou une musique savante; mais ces goûts relevés dépendent, il ne faut pas l'oublier, de l'éducation et de l'association d'idées complexes, et ne sont appréciés ni par les barbares, ni par les personnes dépourvues d'éducation.

La plupart des facultés qui ont le plus contribué à l'avancement progressif de l'homme, telles que l'imagination, l'étonnement, la curiosité, le sentiment indéfini du beau, la tendance à l'imitation, l'amour du mouvement et de la nouveauté, ne pouvaient manquer d'entraîner l'humanité à des changements capricieux de coutumes et de modes. Je fais allusion à ce point, parce qu'un écrivain [73] vient, assez étrangement, de désigner le caprice « comme une des différences typiques les plus remarquables entre les sauvages et les animaux ». Or nous pouvons non-seulement comprendre comment il se fait que l'homme soit capricieux, mais prouver, ce que nous ferons plus loin, que l'animal l'est aussi dans ses affections, dans ses aversions, dans le sentiment qu'il a du beau. En outre, il y a de bonnes raisons de supposer que l'animal aime la nouveauté pour elle-même.

Croyance en Dieu. — Religion. — Rien ne prouve que l'homme ait été primitivement doué de la croyance à l'existence d'un Dieu omnipotent. Nous possédons, au contraire, des preuves nombreuses que nous ont fournies, non pas des voyageurs de passage, mais des hommes ayant longtemps vécu avec les sauvages, d'où il résulte qu'il a existé et qu'il existe encore un grand nombre de peuplades qui ne croient ni à un ni à plusieurs dieux, et qui n'ont même pas, dans leur langue, de mot pour exprimer l'idée de la divinité [74]. Cette question est, cela va sans dire, distincte de celle d'ordre plus élevé, de savoir s'il existe un Créateur maître de l'univers, question à laquelle les plus hautes intelligences de tous les temps ont répondu affirmativement.

Toutefois, si nous entendons par le terme religion la croyance

73. *The Spectator*, 4 déc. 1869, p. 1430.
74. Voir sur ce sujet un excellent article du rév. F.-W. Farrar, dans *Anthropological Review*, août 1864, p. CCXVII. Pour d'autres faits, voir sir J. Lubbock, *Prehistoric Times*, 2e édit., 1869, p. 564, et surtout les chapitres sur la religion, dans son *Origin of Civilisation*, 1870.

à des agents invisibles ou spirituels, le cas est tout différent, car cette croyance paraît être presque universelle chez les races les moins civilisées. Il n'est, d'ailleurs, pas difficile d'en comprendre l'origine. Dès que les facultés importantes de l'imagination, de l'étonnement et de la curiosité, outre quelque puissance de raisonnement, se sont partiellement développées; l'homme a dû naturellement chercher à comprendre ce qui se passait autour de lui, et à spéculer vaguement sur sa propre existence. « L'homme, dit M. M' Lennan [75], est poussé, ne fût-ce que pour sa propre satisfaction, à inventer quelque explication des phénomènes de la vie; et, à en juger d'après son universalité, la première, la plus simple hypothèse qui se soit présentée à lui semble avoir été qu'on peut attribuer les phénomènes naturels à la présence, dans les animaux, dans les plantes, dans les choses, dans les forces de la nature, d'esprits inspirant les actions, esprits semblables à celui dont l'homme se conçoit lui-même le possesseur. » Il est aussi très probable, ainsi le démontre M. Tylor, que la première notion des esprits ait pris son origine dans le rêve, car les sauvages n'établissent guère aucune distinction entre les impressions subjectives et les impressions objectives. Le sauvage, qui voit des figures en songe, pense que ces figures viennent de loin et qu'elles lui sont supérieures; ou bien encore que « l'âme du rêveur part en voyage, et revient avec le souvenir de ce qu'elle a vu [76] ». Mais il fallait que les facultés dont nous avons parlé, c'est-à-dire l'imagination, la curiosité, la raison, etc., eussent acquis, déjà, un degré considérable de développement dans l'esprit humain, pour que les rêves pussent amener l'homme à croire aux esprits; car, auparavant, ses rêves ne devaient

75. *The Worship of Animals and Plants*, dans *Fortnightly Review*, oct. 1, 1869, p. 422.

76. Tylor, *Early History of Mankind*, 1865, p. 6. Voir aussi les trois excellents chapitres sur le développement de la religion dans les *Origines de la Civilisation* (1870), de Lubbock. De même, M. Herbert Spencer, dans son ingénieux article dans la *Fortnightly Review* (mai I, 1880, p. 535), explique les premières phases des croyances religieuses dans le monde, par le fait que l'homme est conduit par les rêves, les ombres et autres causes, à se considérer comme ayant une double essence, corporelle et spirituelle. Comme l'être spirituel est supposé exister après la mort, et avoir une puissance, on se le rend favorable par divers dons et cérémonies, et on invoque son secours. Il montre ensuite que les noms ou surnoms d'animaux ou autres objets qu'on donne aux premiers ancêtres ou fondateurs d'une tribu, sont, au bout d'un temps fort long, supposés représenter l'ancêtre réel de la tribu, et cet animal ou cet objet est alors naturellement considéré comme existant à l'état d'esprit, tenu pour sacré et adoré comme un dieu. Toutefois je ne puis m'empêcher de soupçonner qu'il y ait eu un état encore plus ancien et plus grossier, où tout ce qui manifestait le pouvoir ou le mouvement était regardé comme doué de quelque forme de vie et pourvu de facultés mentales analogues aux nôtres.

pas avoir plus d'influence sur son esprit que les rêves d'un chien n'en ont sur le sien.

Un petit fait, que j'ai eu occasion d'observer chez un chien qui m'appartenait, peut faire comprendre la tendance qu'ont les sauvages à s'imaginer que des essences spirituelles vivantes sont la cause déterminante de toute vie et de tout mouvement. Mon chien, animal assez âgé et très raisonnable, était couché sur le gazon un jour que le temps était très chaud et très lourd ; à quelque distance de lui se trouvait une ombrelle ouverte que la brise agitait de temps en temps ; il n'eût certainement fait aucune attention à ces mouvements de l'ombrelle si quelqu'un eût été auprès. Or, chaque fois que l'ombrelle bougeait, si peu que ce fût, le chien se mettait à gronder et à aboyer avec fureur. Un raisonnement rapide, inconscient, devait dans ce moment traverser son esprit ; il se disait, sans doute, que ce mouvement sans cause apparente indiquait la présence de quelque agent étranger, et il aboyait pour chasser l'intrus qui n'avait aucun droit à pénétrer dans la propriété de son maître.

Il n'y a qu'un pas, facile à franchir, de la croyance aux esprits à celle de l'existence d'un ou de plusieurs dieux. Les sauvages, en effet, attribuent naturellement aux esprits les mêmes passions, la même soif de vengeance, forme la plus simple de la justice, les mêmes affections que celles qu'ils éprouvent eux-mêmes. Les Fuégiens paraissent, sous ce rapport, se trouver dans un état intermédiaire, car lorsque, à bord du *Beagle*, le chirurgien tua quelques canards pour enrichir sa collection, Yorck Minster s'écria de la manière la plus solennelle : « Oh ! M. Bynoe, beaucoup de pluie, beaucoup de neige, beaucoup de vent ; » c'était évidemment là pour lui la punition qui devait nous atteindre, car nous avions gaspillé des aliments propres à la nourriture de l'homme. Ainsi, il nous racontait que, son frère ayant tué un « sauvage », les orages avaient longtemps régné, et qu'il était tombé beaucoup de pluie et de neige. Et cependant les Fuégiens ne croyaient à rien que nous puissions appeler un Dieu, et ne pratiquaient aucune cérémonie religieuse ; Jemmy Button soutenait résolument, avec un juste orgueil, qu'il n'y avait pas de diables dans son pays. Cette dernière assertion est d'autant plus remarquable que les sauvages croient bien plus facilement aux mauvais esprits qu'aux bons.

Le sentiment de la dévotion religieuse est très complexe ; il se compose d'amour, d'une soumission complète à un être mystérieux et supérieur, d'un vif sentiment de dépendance[77], de crainte, de

77. Voir un article remarquable sur les *Éléments psychiques de la religion*, par M.-L. Owen Pike, dans *Anthropological Review*, avril 1870, p. LXIII.

respect, de reconnaissance, d'espoir pour l'avenir, et peut-être encore d'autres éléments. Aucun être ne saurait éprouver une émotion aussi complexe, à moins que ses facultés morales et intellectuelles n'aient acquis un développement assez considérable. Nous remarquons, néanmoins, quelque analogie, bien faible il est vrai, entre cet état d'esprit et l'amour profond qu'a le chien pour son maître, amour auquel se joignent une soumission complète, un peu de crainte et peut-être d'autres sentiments. La conduite du chien, lorsqu'il retrouve son maître après une absence, et, je puis l'ajouter celle d'un singe vis-à-vis de son gardien qu'il adore, est très différente de celle que tiennent ces animaux vis-à-vis de leurs semblables. Dans ce dernier cas, les transports de joie paraissent être moins intenses, et toutes les actions manifestent plus d'égalité. Le professeur Braubach [78] va jusqu'à soutenir que le chien regarde son maître comme un dieu.

Les mêmes hautes facultés mentales qui ont tout d'abord poussé l'homme à croire à des esprits invisibles, puis qui l'ont conduit au fétichisme, au polythéisme, et enfin au monothéisme, devaient fatalement lui faire adopter des coutumes et des superstitions étranges tant que sa raison était restée peu développée. Au nombre de ces coutumes et de ces superstitions il y en a eu de terribles : — les sacrifices d'êtres humains immolés à un dieu sanguinaire; les innocents soumis aux épreuves du poison ou du feu; la sorcellerie, etc. Il est, cependant, utile de penser quelquefois à ces superstitions, car nous comprenons alors tout ce que nous devons aux progrès de la raison, à la science et à toutes nos connaissances accumulées. Ainsi que l'a si bien fait remarquer sir J. Lubbock [79] : « Nous n'exagérons pas en disant qu'une crainte, qu'une terreur constante de l'inconnu couvre la vie sauvage d'un nuage épais et en empoisonne tous les plaisirs. » On peut comparer aux erreurs incidentes que l'on remarque parfois dans l'instinct des animaux cet avortement misérable, ces conséquences indirectes de nos plus hautes facultés.

78. *Religion, Moral*, etc., *der Darwin'schen Art-Lehre*, 1869, p. 53. On affirme (Docteur W. Lauder Lindsay, *Journal of mental Science*, 1871. p. 43) que Bacon et que le poète Burns partageaient la même opinion.

79. *Prehistoric Times*, 2e édit., p. 571. On trouvera dans cet ouvrage (p. 553) une excellente description de beaucoup de coutumes bizarres et capricieuses des sauvages.

CHAPITRE IV

COMPARAISON DES FACULTÉS MENTALES DE L'HOMME AVEC CELLES DES ANIMAUX (SUITE).

Le sens moral. — Proposition fondamentale. — Les qualités des animaux sociables. — Origine de la sociabilité. — Lutte entre les instincts contraires. — L'homme, animal sociable. — Les instincts sociaux durables l'emportent sur d'autres instincts moins persistants. — Les sauvages n'estiment que les vertus sociales. — Les vertus personnelles s'acquièrent à une phase postérieure du développement. — Importance du jugement des membres d'une même communauté sur la conduite. — Transmission des tendances morales. — Résumé.

Je partage entièrement l'opinion des savants [1] qui affirment que, de toutes les différences existant entre l'homme et les animaux, c'est le sens moral ou la conscience, qui est de beaucoup la plus importante. Le sens moral, ainsi que le fait remarquer Mackintosh [2], « l'emporte à juste titre sur tout autre principe d'action humaine »; il se résume dans ce mot court, mais impérieux, le *devoir*, dont la signification est si élevée. C'est le plus noble attribut de l'homme, qui le pousse à risquer, sans hésitation, sa vie pour celle d'un de ses semblables; ou l'amène, après mûre délibération, à la sacrifier à quelque grande cause, sous la seule impulsion d'un profond sentiment de droit ou de devoir. Kant s'écrie : « Devoir! pensée merveilleuse qui n'agis ni par l'insinuation, ni par la flatterie, ni par la menace, mais en te contentant de te présenter à l'âme dans ton austère simplicité; tu commandes ainsi le respect, sinon toujours l'obéissance; devant toi tous les appétits restent muets, si rebelles qu'ils soient en secret; d'où tires-tu ton origine [3]? »

Bien des écrivains de grand mérite ont discuté cette immense question [4]; si je l'effleure ici, c'est qu'il m'est impossible de la passer sous silence, et que personne, autant que je le sache toutefois, ne l'a abordée exclusivement au point de vue de l'histoire naturelle. La recherche en elle-même offre, d'ailleurs, un vif intérêt, puisqu'elle nous permet de déterminer jusqu'à quel point l'étude

1. Voir par exemple, sur ce sujet, de Quatrefages, *Unité de l'espèce humaine*, 1861, p. 21, etc.
2. *Dissertation on Ethical Philosophy*, 1837, p. 231.
3. J.-W. Semple, *Metaphysics of Ethics*, Edimbourg, 1836, p. 136.
4. Dans son ouvrage, *Mental and moral science*, 1868, pp. 543, 725, M. Bain cite une liste de vingt-six auteurs anglais qui ont traité ce sujet; à ces noms bien connus j'ajouterai celui de M. Bain lui-même et ceux de MM. Lecky, Shadworth Hodgson, et sir J. Lubbock, pour n'en citer que quelques-uns.

des animaux inférieurs peut jeter quelque lumière sur une des plus hautes facultés psychiques de l'homme.

La proposition suivante me paraît avoir un haut degré de probabilité : un animal quelconque, doué d'instincts sociaux prononcés [5], en comprenant, bien entendu, au nombre de ces instincts, l'affection des parents pour leurs enfants et celle des enfants pour leurs parents, acquerrait inévitablement un sens moral ou une conscience, aussitôt que ses facultés intellectuelles se seraient développées aussi complètement ou presque aussi complètement qu'elles le sont chez l'homme. *Premièrement*, en effet, les instincts sociaux poussent l'animal à trouver du plaisir dans la société de ses semblables, à éprouver une certaine sympathie pour eux, et à leur rendre divers services. Ces services peuvent avoir une nature définie et évidemment instinctive ; ou n'être qu'une disposition ou qu'un désir qui pousse à les aider d'une manière générale, comme cela arrive chez les animaux sociables supérieurs. Ces sentiments et ces services ne s'étendent nullement, d'ailleurs, à tous les individus appartenant à la même espèce, mais seulement à ceux qui font partie de la même association. *Secondement :* une fois les facultés intellectuelles hautement développées, le cerveau de chaque individu est constamment rempli par l'image de toutes ses actions passées et par les motifs qui l'ont poussé à agir comme il l'a fait ; or il doit éprouver ce sentiment de regret qui résulte invariablement d'un instinct auquel il n'a pas été satisfait, ainsi que nous le verrons plus loin, chaque fois qu'il s'aperçoit que l'instinct social actuel et persistant

5. Sir B. Brodie, après avoir fait observer (*Psychological Enquiries*, 1854, p. 192) que l'homme est un animal sociable, pose une importante question : « Ceci ne devrait-il pas trancher la discussion sur l'existence du sens moral ? » Des idées analogues ont dû venir à beaucoup de personnes, comme cela est arrivé, il y a longtemps, à Marc-Aurèle. M. J.-S. Mill, dans son célèbre ouvrage, *Utilitarianism* (1864, p. 46), parle du sentiment social comme « d'un puissant sentiment naturel », et le considère comme « la base naturelle du sentiment de la moralité utilitaire ». Puis il ajoute : « Comme toutes les autres facultés acquises auxquelles j'ai déjà fait allusion, la faculté morale, si elle ne fait pas partie de notre nature, en est, pour ainsi dire, une excroissance naturelle, susceptible dans une certaine mesure de surgir spontanément comme toutes les autres facultés. » Mais, contrairement à cette assertion, il fait aussi remarquer que « si, comme je le crois, les sentiments moraux ne sont pas innés, mais acquis, ils n'en sont pas pour cela moins naturels ». Ce n'est pas sans hésitation que j'ose avoir un avis contraire à celui d'un penseur si profond, mais on ne peut guère contester que les sentiments sociaux sont instinctifs ou innés chez les animaux inférieurs ; pourquoi donc ne le seraient-ils pas chez l'homme ? M. Bain (*the Emotions and the Will*, 1865, p. 481) et d'autres croient que chaque individu acquiert le sens moral pendant le cours de sa vie. Ceci est au moins fort improbable étant donnée la théorie générale de l'évolution. Il me semble que M. Mill a commis une erreur fâcheuse en n'admettant pas la transmission héréditaire des qualités mentales.

a cédé chez lui à quelque autre instinct, plus puissant sur le moment, mais qui n'est ni permanent par sa nature, ni susceptible de laisser une impression bien vive. Il est évident qu'un grand nombre de désirs instinctifs, tels que celui de la faim, n'ont, par leur nature même, qu'une courte durée; dès qu'ils sont satisfaits, le souvenir de ces instincts s'efface, car ils ne laissent qu'une trace légère. *Troisièmement :* dès le développement de la faculté du langage et, par conséquent, dès que les membres d'une même association peuvent clairement exprimer leurs désirs, l'opinion commune, sur le mode suivant lequel chaque membre doit concourir au bien public, devient naturellement le principal guide d'action. Mais il faut toujours se rappeler que, quelque poids qu'on attribue à l'opinion publique, le respect que nous avons pour l'approbation ou le blâme exprimé par nos semblables dépend de la sympathie, qui, comme nous le verrons, constitue une partie essentielle de l'instinct social et en est même la base. *Enfin*, l'habitude, chez l'individu, joue un rôle fort important dans la direction de la conduite de chaque membre d'une association; car la sympathie et l'instinct social, comme tous les autres instincts, de même que l'obéissance aux désirs et aux jugements de la communauté, se fortifient considérablement par l'habitude. Nous allons maintenant discuter ces diverses propositions subordonnées, et en traiter quelques-unes en détail.

Je dois faire remarquer d'abord que je n'entends pas affirmer qu'un animal rigoureusement sociable, en admettant que ses facultés intellectuelles devinssent aussi actives et aussi hautement développées que celles de l'homme, doive acquérir exactement le même sens moral que le nôtre. De même que divers animaux possèdent un certain sens du beau, bien qu'ils admirent des objets très différents, de même aussi ils pourraient avoir le sens du bien et du mal, et être conduits par ce sentiment à adopter des lignes de conduite très différentes. Si, par exemple, pour prendre un cas extrême, les hommes se reproduisaient dans des conditions identiques à celles des abeilles, il n'est pas douteux que nos femelles non mariées, de même que les abeilles ouvrières, considéreraient comme un devoir sacré de tuer leurs frères, et que les mères chercheraient à détruire leurs filles fécondes, sans que personne songeât à intervenir[6]. Néanmoins il me semble que, dans le cas que nous suppo-

6. M. H. Sidgwick, qui a discuté ce sujet de façon très remarquable (*Academy*, 15 juin 1872, p. 231), fait remarquer « qu'une abeille très intelligente essaierait, nous pouvons en être assurés, de trouver une solution plus douce à la question de la population ». Toutefois, à en juger par les coutumes de la plupart des

sons, l'abeille, ou tout autre animal sociable, acquerrait quelque sentiment du bien et du mal, c'est-à-dire une conscience. Chaque individu, en effet, aurait le sens intime qu'il possède certains instincts plus forts ou plus persistants, et d'autres qui le sont moins; il aurait, en conséquence, à lutter intérieurement pour se décider à suivre telle ou telle impulsion; il éprouverait un sentiment de satisfaction, de regret, ou même de remords, à mesure qu'il comparerait à sa conduite présente ses impressions passées qui se représenteraient incessamment à son esprit. Dans ce cas, un conseiller intérieur indiquerait à l'animal qu'il aurait mieux fait de suivre une impulsion plutôt qu'une autre. Il comprendrait qu'il aurait dû suivre une direction plutôt qu'une autre; que l'une était bonne et l'autre mauvaise; mais j'aurai à revenir sur ce point.

Sociabilité. — Plusieurs espèces d'animaux sont sociables; certaines espèces distinctes s'associent même les unes aux autres, quelques singes américains, par exemple, et les bandes unies de corneilles, de freux et d'étourneaux. L'homme manifeste le même sentiment dans son affection pour le chien, affection que ce dernier lui rend avec usure. Chacun a remarqué combien les chevaux, les chiens, les moutons, etc., sont malheureux, lorsqu'on les sépare de leurs compagnons; et combien les deux premières espèces surtout se témoignent d'affection lorsqu'on les réunit. Il est curieux de se demander quels sont les sentiments d'un chien qui se tient tranquille dans une chambre, pendant des heures, avec son maître ou avec un membre de la famille, sans qu'on fasse la moindre attention à lui, tandis que, si on le laisse seul un instant, il se met à aboyer ou à hurler tristement. Nous bornerons nos remarques aux animaux sociables les plus élevés, à l'exclusion des insectes, bien que ces derniers s'entr'aident de bien des manières. Le service que les animaux supérieurs se rendent le plus ordinairement les uns aux autres est de s'avertir réciproquement du danger au

sauvages, l'homme résout le problème par le meurtre des enfants femelles, par la polyandrie et par la communauté des femmes; on est en droit de douter que ces méthodes soient beaucoup plus douces. Miss Cobbe, en discutant le même exemple (*Darwinism in Morals, Theological Review*, avril 1872, pp. 188-191), soutient que les *principes* du devoir social seraient ainsi violés. Elle entend par là, je suppose, que l'accomplissement d'un devoir social deviendrait nuisible aux individus; mais il me semble qu'elle oublie, ce qu'elle doit cependant admettre, que l'abeille a acquis ces instincts parce qu'ils sont avantageux pour la communauté. Miss Cobbe va jusqu'à dire que, si on admettait généralement la théorie de la morale exposée dans ce chapitre, « l'heure du triomphe de cette théorie sonnerait en même temps le signal funèbre de la destruction de la vertu chez l'humanité »! Il faut espérer que la persistance de la vertu sur cette terre ne repose pas sur des bases aussi fragiles.

moyen de l'union des sens de tous. Les chasseurs savent, ainsi que le fait remarquer le Dr Jæger[7], combien il est difficile d'approcher d'animaux réunis en troupeau. Je crois que ni les chevaux sauvages, ni les bestiaux, ne font entendre un signal de danger; mais l'attitude que prend le premier qui aperçoit l'ennemi avertit les autres. Les lapins frappent fortement le sol de leurs pattes postérieures comme signal d'un danger; les moutons et les chamois font de même, mais avec les pieds de devant, et lancent en même temps un coup de sifflet. Beaucoup d'oiseaux et quelques mammifères placent des sentinelles, qu'on dit être généralement des femelles chez les phoques[8]. Le chef d'une troupe de singes en est la sentinelle, et pousse des cris pour indiquer, soit le danger, soit la sécurité[9]. Les animaux sociables se rendent une foule de petits services réciproques, les chevaux se mordillent et les vaches se lèchent mutuellement sur les points où ils éprouvent quelque démangeaison; les singes se débarrassent les uns les autres de leurs parasites; Brehm assure que, lorsqu'une bande de *Cercopithecus griseo-viridis* a traversé une fougère épineuse, chaque singe s'étend à tour de rôle sur une branche, et est aussitôt visité par un de ses camarades, qui examine avec soin sa fourrure et en extrait toutes les épines.

Les animaux se rendent encore des services plus importants: ainsi les loups et quelques autres bêtes féroces chassent par bandes et s'aident mutuellement pour attaquer leurs victimes. Les pélicans pêchent de concert. Les hamadryas soulèvent les pierres pour chercher des insectes, etc., et, quand ils en rencontrent une trop grosse, ils se mettent autour en aussi grand nombre que possible pour la soulever, la retournent et se partagent le butin. Les animaux sociables se défendent réciproquement. Les bisons mâles, dans l'Amérique du Nord, placent, au moment du danger, les femelles et les jeunes au milieu du troupeau, et les entourent pour les défendre. Je citerai, dans un chapitre subséquent, l'exemple de deux jeunes taureaux sauvages à Chillingham, qui se réunirent pour attaquer un vieux taureau, et de deux étalons cherchant ensemble à en chasser un troisième loin d'un troupeau de juments. Brehm rencontra, en Abyssinie, une grande troupe de babouins

7. *Die Darwin'sche Theorie*, p. 101.
8. M. R. Brown, *Proceedings Zoolog. Soc.*, 1868, p. 409.
9. Brehm, *Thierleben*, vol. I. 1864, pp. 52, 79. Pour le cas des singes qui se débarrassent mutuellement des épines, p. 54. Le fait des hamadryas qui retournent les pierres est donné (p. 79) sur l'autorité d'Alvarez, aux observations duquel Brehm croit qu'on peut avoir confiance. Voy. p. 79 pour les cas de vieux babouins attaquant les chiens, et pour l'aigle, p. 56.

qui traversaient une vallée; une partie avait déjà gravi la montagne opposée, les autres étaient encore dans la vallée. Ces derniers furent attaqués par des chiens; aussitôt les vieux mâles se précipitèrent en bas des rochers, la bouche ouverte et poussant des cris si terribles que les chiens battirent en retraite. On encouragea ceux-ci à une nouvelle attaque, mais dans l'intervalle tous les babouins avaient remonté sur les hauteurs, à l'exception toutefois d'un jeune ayant six mois environ, qui, grimpé sur un bloc de rocher où il fut entouré, appelait à grands cris à son secours. Un des plus grands mâles, véritable héros, redescendit la montagne, se rendit lentement vers le jeune, le rassura, et l'emmena triomphalement. — Les chiens étaient trop étonnés pour l'attaquer. Je ne puis résister au désir de citer une autre scène qu'a observée le même naturaliste : un jeune cercopithèque, saisi par un aigle, s'accrocha à une branche et ne fut pas enlevé d'emblée; il se mit à crier au secours; les autres membres de la bande arrivèrent en poussant de grands cris, entourèrent l'aigle, et lui arrachèrent tant de plumes, qu'il lâcha sa proie et ne songea plus qu'à s'échapper. Brehm fait remarquer avec raison que désormais cet aigle ne se hasardera probablement plus à attaquer un singe faisant partie d'une troupe[10].

Il est évident que les animaux associés ressentent des sentiments d'affection réciproque, qui n'existent pas chez les animaux adultes non sociables. Il est plus douteux qu'ils éprouvent de la sympathie pour les peines ou les plaisirs de leurs congénères, surtout pour les plaisirs. M. Buxton a pu, toutefois, constater, grâce à d'excellents moyens d'observation[11], que ses perroquets, vivant en liberté dans le Norfolk, prenaient un intérêt considérable à un couple qui avait un nid; ils entouraient la femelle « en poussant d'effroyables cris pour l'acclamer, toutes les fois qu'elle quittait son nid ». Il est souvent difficile de juger si les animaux éprouvent quelque sentiment de pitié pour les souffrances de leurs semblables. Qui peut dire ce que ressentent les vaches lorsqu'elles entourent et fixent du regard une de leurs camarades morte ou mourante ? Il est probable, cependant, que, comme le fait remarquer Houzeau, elles ne ressentent aucune pitié. L'absence de toute sympathie chez les

10. M. Belt raconte que, dans une forêt du Nicaragua, il entendit un ateles crier pendant deux heures de suite; il finit par s'approcher et vit un aigle perché sur une branche tout auprès du singe. L'oiseau semblait hésiter à attaquer le singe tant que celui-ci le regardait bien en face. M. Belt, qui a étudié avec tant de soin les habitudes des singes de ce pays, croit pouvoir affirmer qu'ils vont toujours par groupes de deux ou trois pour se défendre contre les aigles. *The Naturalist in Nicaragua*, 1874, p. 118.

11. *Annals and Mag. of Nat. History*, nov. 1868, p. 382.

animaux n'est quelquefois que trop certaine, car on les voit expulser du troupeau un animal blessé, ou le poursuivre et le persécuter jusqu'à la mort. C'est là le fait le plus horrible que relate l'histoire naturelle, à moins que l'explication qu'on en a donnée soit la vraie, c'est-à-dire que leur instinct ou leur raison les pousse à expulser un compagnon blessé, de peur que les bêtes féroces, l'homme compris, ne soient tentés de suivre la troupe. Dans ce cas, leur conduite ne serait pas beaucoup plus coupable que celle des Indiens de l'Amérique du Nord qui laissent périr dans la plaine leurs camarades trop faibles pour les suivre, ou que celle des Fijiens qui enterrent vivants leurs parents âgés ou malades[12].

Beaucoup d'animaux, toutefois, font certainement preuve de sympathie réciproque dans des circonstances dangereuses ou malheureuses. On observe cette sympathie même chez les oiseaux. Le capitaine Stansbury[13] a rencontré, sur les bords d'un lac salé de l'Utah, un pélican vieux et complètement aveugle qui était fort gras, et qui devait être nourri depuis longtemps pas ses compagnons. M. Blyth m'informe qu'il a vu des corbeaux indiens nourrir deux ou trois de leurs compagnons aveugles, et j'ai eu connaissance d'un fait analogue observé chez un coq domestique. Nous pouvons, si bon nous semble, considérer ces actes comme instinctifs ; mais les exemples sont trop rares pour qu'on puisse admettre le développement d'aucun instinct spécial[14]. J'ai moi-même vu un chien qui ne passait jamais à côté d'un de ses grands amis, un chat malade dans un panier, sans le lécher en passant, le signe le plus certain d'un bon sentiment chez le chien.

Il faut bien appeler sympathie le sentiment qui porte le chien courageux à s'élancer sur qui frappe son maître, ce qu'il n'hésite pas à faire. J'ai vu une personne simuler de frapper une dame ayant sur ses genoux un chien fort petit et très timide; on n'avait jamais fait cet essai. Le petit chien s'éloigna aussitôt, mais, après que les coups eurent cessé, il vint lécher la figure de sa maîtresse, et il était vraiment touchant de voir tous les efforts qu'il faisait pour la consoler. Brehm[15] constate que, lorsqu'on poursuivait un ba-

12. Sir J. Lubbock, *Prehistoric Times*, 2e édit., p. 446.

13. Cité par M. L.-H. Morgan, *The American Beaver*, 1868, p. 272. Le capitaine Stansbury raconte qu'un très jeune pélican, emporté par un fort courant, fut guidé et encouragé dans ses efforts pour atteindre la rive par une demi-douzaine de vieux oiseaux.

14. Comme le dit M. Bain : « Un secours effectif porté à un être souffrant émane d'un sentiment de pure sympathie. » (*Mental and Moral science*, 1868, p. 245.)

15. *Thierleben*, I, p. 85.

bouin en captivité pour le punir, les autres cherchaient à le protéger. Ce devait être la sympathie qui poussait, dans les exemples que nous venons de citer, les babouins et les cercopithèques à défendre leurs jeunes camarades contre les chiens et contre l'aigle. Je me bornerai à citer un seul autre exemple de conduite sympathique et héroïque de la part d'un petit singe américain. Il y a quelques années, un gardien du Jardin zoologique me montra quelques blessures profondes, à peine cicatrisées, que lui avait faites au cou un babouin féroce, pendant qu'il était occupé à côté de lui. Un petit singe américain, grand ami du gardien, vivait dans le même compartiment, et avait une peur horrible du babouin. Néanmoins, dès qu'il vit son ami le gardien en péril, il s'élança à son secours, et tourmenta tellement le babouin, par ses morsures et par ses cris, que l'homme, après avoir couru de grands dangers pour sa vie, put s'échapper.

Outre l'amour et la sympathie, les animaux possèdent d'autres qualités que chez l'homme nous regardons comme des qualités morales, et je suis d'accord avec Agassiz [16] pour reconnaître que le chien possède quelque chose qui ressemble beaucoup à la conscience.

Le chien a certainement un certain empire sur lui-même, et cette qualité ne paraît pas provenir entièrement de la crainte. Le chien, comme le fait remarquer Braubach [17], s'abstient de voler des aliments en l'absence de son maître. Depuis très longtemps, on regarde les chiens comme le type de la fidélité et de l'obéissance. L'éléphant est aussi très fidèle à son gardien qu'il regarde probablement comme le chef de la troupe. Le Dr Hooker m'a raconté qu'un éléphant sur lequel il voyageait dans l'Inde s'enfonça un jour si complètement dans une tourbière qu'il lui fut impossible de se dégager et qu'on dut l'extraire le lendemain à grand renfort de cordes. Dans ces occasions les éléphants saisissent avec leur trompe tout ce qui est à leur portée, chose ou individu, et le placent sous leurs genoux pour éviter d'enfoncer davantage dans la boue. Aussi le cornac craignait-il que l'animal ne saisît le Dr Hooker pour le placer au-dessous de lui dans la tourbière. Quant au cornac lui-même, il n'avait absolument rien à craindre : or, cet empire sur soi-même, dans une circonstance si épouvantable pour un animal très pesant, est certainement une preuve étonnante de noble fidélité [18].

Tous les animaux vivant en troupe, qui se défendent l'un l'autre,

16. *De l'Espèce et de la Classe*, 1869, p. 97.
17. *Die Darwin'sche Art-Lehre*, 1869, p. 54.
18. Voir aussi Hooker, *Himalayan Journals*, vol. II, 1854, p. 333.

ou qui se réunissent pour attaquer leurs ennemis, doivent, dans une certaine mesure, avoir de la fidélité les uns pour les autres; ceux qui suivent un chef doivent lui obéir jusqu'à un certain point. Les babouins qui, en Abyssinie [19], vont en troupe piller un jardin, suivent leur chef en silence. Si un jeune animal imprudent fait du bruit, les autres lui donnent une claque pour lui enseigner le silence et l'obéissance. M. Galton [20], qui a eu d'excellentes occasions d'étudier les bestiaux à demi sauvages de l'Afrique méridionale, affirme qu'ils ne peuvent supporter même une séparation momentanée de leur troupeau. Ces bestiaux semblent avoir le sentiment inné de l'obéissance; ils ne demandent qu'à se laisser guider par celui d'entre eux qui a assez de confiance en soi pour accepter la position de chef. Les hommes qui dressent ces animaux à la voiture choisissent avec soin pour en faire les chefs d'un attelage ceux qui, en s'éloignant de leurs congénères pour brouter, prouvent ainsi qu'il ont une certaine dose de volonté. M. Galton ajoute que ces derniers sont rares et qu'ils ont, par conséquent, beaucoup de valeur; d'ailleurs, ils sont vite éliminés, car les lions sont toujours à l'affût pour saisir ceux qui s'écartent du troupeau.

Quant à l'impulsion, qui conduit certains animaux à s'associer et à s'entr'aider de diverses manières, nous pouvons conclure que, dans la plupart des cas, ils sont poussés par les mêmes sentiments de joie et de plaisir que leur procure la satisfaction d'autres actions instinctives, ou par le sentiment de regret que l'instinct non satisfait laisse toujours après lui. Nous pourrions citer, à cet égard, d'innombrables exemples, et les instincts acquis de nos animaux domestiques nous fournissent quelques-uns des plus frappants : ainsi, un jeune chien de berger est heureux de conduire un troupeau de moutons, il court joyeusement autour du troupeau, mais sans harceler les moutons; un jeune chien, dressé à chasser le renard, aime à poursuivre cet animal, tandis que d'autres chiens, ainsi que j'en ai été témoin, semblent s'étonner du plaisir qu'il y prend. Quel immense bonheur intime ne doit pas ressentir l'oiseau, pour qu'il consente, lui, si plein d'activité, à couver ses œufs pendant des journées entières! Les oiseaux migrateurs sont malheureux si on les empêche d'émigrer, et peut-être éprouvent-ils de la joie à entreprendre leur long voyage; mais il est difficile de croire que l'oie décrite par Audubon, à laquelle on avait attaché les ailes et qui, le temps venu, n'en partit pas moins à pied

19. Brehm, *Thierleben*, I, p. 76.
20. Voir son très intéressant mémoire, *Gregariousness in Cattle and in Man*, — *Macmillan Magazine*, fév. 1871, p. 353.

pour faire son long voyage de plusieurs milliers de kilomètres, ait pu ressentir une joie quelconque en se mettant en route. Quelques instincts dérivent seulement de sentiments pénibles, tels que la crainte, qui conduit à la conservation de soi-même, ou qui met en garde contre certains ennemis. Je crois que personne ne peut analyser les sensations du plaisir ou de la peine. Il est toutefois probable que, dans beaucoup de cas, les instincts se perpétuent par la seule force de l'hérédité, sans le stimulant du plaisir ou de la peine. Un jeune chien d'arrêt, flairant le gibier pour la première fois, semble ne pas pouvoir s'empêcher de tomber en arrêt. L'écureuil dans sa cage, qui cherche à enterrer les noisettes qu'il ne peut manger, n'est certainement pas poussé à cet acte par un sentiment de peine ou de plaisir. Il en résulte que l'opinion commune, qui veut que l'homme n'accomplisse une action que sous l'influence d'un plaisir ou d'une peine, peut être erronée. Bien qu'une habitude puisse devenir aveugle ou involontaire, abstraction faite de toute impression de plaisir ou de peine éprouvée sur le moment, il n'en est pas moins vrai que la suppression brusque et forcée de cette habitude entraîne, en général, un vague sentiment de regret.

On a souvent affirmé que les animaux sont d'abord devenus sociables, et que, en conséquence, ils éprouvent du chagrin lorsqu'ils sont séparés les uns des autres, et ressentent de la joie lorsqu'ils sont réunis; mais il est bien plus probable que ces sensations se sont développées les premières, pour déterminer les animaux qui pouvaient tirer un parti avantageux de la vie en société à s'associer les uns aux autres; de même que le sentiment de la faim et le plaisir de manger ont été acquis d'abord pour engager les animaux à se nourrir. L'impression de plaisir que procure la société est probablement une extension des affections de parenté ou des affections filiales; on peut attribuer cette extension principalement à la sélection naturelle, et peut-être aussi, en partie, à l'habitude. Car, chez les animaux pour lesquels la vie sociale est avantageuse, les individus qui trouvent le plus de plaisir à être réunis peuvent le mieux échapper à divers dangers, tandis que ceux qui s'inquiètent moins de leurs camarades et qui vivent solitaires doivent périr en plus grand nombre. Il est inutile de spéculer sur l'origine de l'affection des parents pour leurs enfants et de ceux-ci pour leurs parents; ces affections constituent évidemment la base des affections sociales; mais nous pouvons admettre qu'elles ont été, dans une grande mesure, produites par la sélection naturelle. On peut, presque certainement, en effet, attribuer à la sélection naturelle le sentiment extraordinaire et tout opposé de la haine entre les parents les plus proches; ainsi, par exemple, les abeilles ouvrières qui tuent leurs frères et les reines-abeilles qui détruisent leurs propres filles, car le désir de détruire leurs proches parents, au lieu de les aimer, constitue, dans ce cas, un avantage pour la communauté. On a observé chez certains animaux placés extrêmement bas sur l'échelle, chez les astéries ou les araignées, par exemple, l'existence de l'affection paternelle, ou de quelque sentiment analogue qui la remplace. Ce sentiment existe aussi parfois chez quelques membres seuls de tout un groupe d'animaux, comme chez les *Forficula*, ou perce-oreilles.

Le sentiment si important de la sympathie est distinct de celui de l'amour. Quelque passionné que soit l'amour qu'une mère puisse ressentir pour son enfant endormi, on ne saurait pas dire qu'elle éprouve en ce moment de la sympathie pour lui. L'affection que l'homme a pour son chien, l'amour du chien pour son maître, ne ressemblent en rien à de la sympathie. Adam Smith a affirmé autrefois, comme M. Bain l'a fait récemment, que la sympathie repose sur le vif souvenir que nous ont laissé d'anciens états de douleur ou de plaisir. Il en résulte que « le spectacle d'une autre personne qui souffre de la faim, du froid, de la fatigue, nous rappelle le souvenir de ces sensations, qui nous sont douloureuses même en pensée ». Il en résulte aussi que nous sommes disposés à soulager les souffrances d'autrui, pour adoucir dans une certaine mesure les sentiments pénibles que nous éprouvons. C'est le même motif qui nous dispose à participer aux plaisirs des autres[21]. Mais je ne crois pas que cette hypothèse explique comment il se fait qu'une personne, qui nous est chère, excite notre sympathie à un bien plus haut degré qu'une personne qui nous est indifférente. le spectacle seul de la souffrance, sans tenir compte de l'amour, suffirait pour évoquer dans notre esprit des souvenirs et des comparaisons vivaces. Il est possible peut-être d'expliquer ce phénomène en supposant que, chez tous les animaux, la sympathie ne s'exerce qu'envers les membres de la même communauté, c'est-à-dire envers les membres qui leur sont bien connus et qu'ils aiment

21. Voir le premier et excellent chapitre de la *Théorie des sentiments moraux*, d'Adam Smith. Voir aussi *Mental and Moral science*, de M. Bain, pp. 244, 275 et 282. M. Bain affirme, « que la sympathie est indirectement une source de plaisir pour celui qui sympathise »; et il explique cette réciprocité. Il remarque « que la personne qui a reçu le bienfait, ou d'autres à sa place, peuvent reconnaître le sacrifice par leur sympathie et leurs bons offices ». Mais si, comme cela paraît être le cas, la sympathie n'est qu'un instinct, son exercice serait la cause d'un plaisir direct, de la même manière, ainsi que nous l'avons déjà vu, que l'exercice de tout autre instinct.

plus ou moins, mais non pas envers tous les individus de la même espèce. On sait, d'ailleurs, et c'est là un fait à peu près analogue, que beaucoup d'animaux redoutent tout particulièrement certains ennemis. Les espèces non sociables, telles que les tigres et les lions, ressentent sans aucun doute de la sympathie pour les souffrances de leurs petits, mais non pas pour celles d'autres animaux. Chez l'homme, l'égoïsme, l'expérience et l'imitation ajoutent probablement, ainsi que le fait remarquer M. Bain, à la puissance de la sympathie; car l'espoir d'un échange de bons procédés nous pousse à accomplir pour d'autres des actes de bienveillance sympathique; on ne saurait mettre en doute, d'ailleurs, que les sentiments de sympathie se fortifient beaucoup par l'habitude. Quelle que soit la complexité des causes qui ont engendré ce sentiment, comme il est d'une utilité absolue à tous les animaux qui s'aident et se défendent mutuellement, la sélection naturelle a dû le développer beaucoup; en effet, les associations contenant le plus grand nombre de membres éprouvant de la sympathie, ont dû réussir et élever un plus grand nombre de descendants.

D'ailleurs, il est impossible, dans beaucoup de cas, de déterminer si certains instincts sociaux sont la conséquence de l'action de la sélection naturelle ou s'ils sont le résultat indirect d'autres instincts et d'autres facultés, tels que la sympathie, la raison, l'expérience et la tendance à l'imitation; ou bien encore, s'ils sont simplement le résultat de l'habitude longuement continuée. L'instinct remarquable qui pousse à poster des sentinelles pour avertir le troupeau du danger ne peut guère être le résultat indirect d'aucune autre faculté; il faut donc qu'il ait été directement acquis. D'autre part, l'habitude qu'ont les mâles de quelques espèces sociables de défendre la communauté et de se réunir, pour attaquer leurs ennemis ou leur proie, résulte peut-être de la sympathie mutuelle; mais le courage, et, dans la plupart des cas, la force, ont dû être préalablement acquis, probablement par sélection naturelle.

Certaines habitudes et certains instincts sont beaucoup plus vifs que d'autres, c'est-à-dire, il en est qui procurent plus de plaisir s'ils sont satisfaits, et plus de peine s'ils ne le sont pas; ou, ce qui est probablement tout aussi important, il en est qui sont transmis héréditairement d'une manière plus persistante sans exciter aucun sentiment spécial de plaisir ou de peine. Nous comprenons nous-mêmes que certaines habitudes sont, beaucoup plus que d'autres, difficiles à guérir ou à changer. Aussi peut-on souvent observer, chez les animaux, des luttes entre des instincts divers, ou entre un instinct et quelque tendance habituelle; ainsi, lorsqu'un chien s'élance après un lièvre, est rappelé, s'arrête, hésite, reprend la poursuite ou revient honteux vers son maître; ou bien encore la lutte entre l'amour maternel d'une chienne pour ses petits et son affection pour son maître, lorsqu'on la voit se dérober pour aller vers les premiers, en ayant l'air honteux de ne pas accompagner le second. Un des exemples les plus curieux que je connaisse d'un instinct en dominant un autre est celui de l'instinct de la migration qui l'emporte sur l'instinct maternel. Le premier est étonnamment fort; un oiseau captif, lors de la saison du départ, se jette contre les barreaux de sa cage jusqu'à se dépouiller la poitrine de ses plumes et à se mettre en sang. Il fait bondir les jeunes saumons hors de l'eau douce, où ils pourraient, cependant, continuer à vivre, et leur fait ainsi commettre un suicide involontaire. Chacun connaît la force de l'instinct maternel, qui pousse des oiseaux très timides à braver de grands dangers, bien qu'ils le fassent avec hésitation et contrairement aux inspirations de l'instinct de la conservation. Néanmoins, l'instinct de la migration est si puissant, qu'on voit en automne des hirondelles et des martinets abandonner fréquemment leurs jeunes et les laisser périr misérablement dans leurs nids[22].

Nous pouvons concevoir qu'une impulsion instinctive, si elle est, de quelque façon que ce soit, plus avantageuse à une espèce qu'un instinct autre ou opposé, devienne la plus énergique grâce à l'action de la sélection naturelle; les individus, en effet, qui la possèdent au plus haut degré doivent persister en plus grand nombre. Il y a lieu de douter, toutefois, qu'il en soit ainsi de l'instinct migrateur comparé à l'instinct maternel. La persistance et l'action soutenue du premier pendant tout le jour, à certaines époques de l'année, peuvent lui donner, pour un temps, une énergie prépondérante.

L'homme animal sociable. — On admet généralement que l'homme est un être sociable. Il suffit pour le prouver de rappeler son aversion pour la solitude et son goût pour la société, outre celle de sa

22. Le Rév. L. Jenyns (*White's Nat. Hist. of Selborne*, 1853, p. 204) assure que ce fait a été observé pour la première fois par l'illustre Jenner (*Philos. Transactions*, 1824). et a été confirmé depuis par plusieurs naturalistes, surtout par M. Blackwall. Ce dernier a examiné, tard en automne. et pendant deux ans, trente-six nids; il en trouva douze contenant des jeunes oiseaux morts; cinq, des œufs sur le point d'éclore, et trois, des œufs qui en étaient encore bien loin. Les oiseaux, encore trop jeunes pour pouvoir entreprendre un long voyage, restent en arrière. Blackwall, *Researches in Zoology*, 1834, pp. 108, 118. Voir aussi Leroy, *Lettres philosophiques*, 1802, p. 217. Gould, *Introduction to the Birds of Great Britain*, 1823, p. 5. M. Adams, *Popular Science Review* juillet 1873 p. 283, a observé, au Canada, des faits analogues.

propre famille. La réclusion solitaire est une des punitions les plus terribles qu'on puisse lui infliger. Quelques auteurs supposent que l'homme a vécu primitivement en familles isolées; mais actuellement, bien que des familles dans cette condition, ou réunies par deux ou trois, parcourent les solitudes de quelques pays sauvages, elle conservent toujours, autant que je puis le savoir, des rapports d'amitié avec d'autres familles habitant la même région. Ces familles se rassemblent quelquefois en conseil, et s'unissent pour la défense commune. On ne peut pas invoquer contre la sociabilité du sauvage l'argument que les tribus, habitant des districts voisins, sont presque toujours en guerre les unes avec les autres, car les instincts sociaux ne s'étendent jamais à tous les individus de la même espèce. A en juger par l'analogie de la grande majorité des quadrumanes, il est probable que les animaux à forme de singe, ancêtres primitifs de l'homme, étaient également sociables; mais ceci n'a pas pour nous une bien grande importance. Bien que l'homme, tel qu'il existe actuellement, n'ait que peu d'instincts spéciaux, car il a perdu ceux que ses premiers ancêtres ont pu posséder, ce n'est pas une raison pour qu'il n'ait pas conservé, depuis une époque extrêmement reculée, quelque degré d'affection et de sympathie instinctive pour ses semblables. Nous avons même toute conscience que nous possédons des sentiments sympathiques de cette nature[23]; mais notre conscience ne nous dit pas s'ils sont instinctifs, si leur origine remonte à une époque très reculée comme chez les animaux inférieurs, ou si nous les avons acquis, chacun en particulier, dans le cours de nos jeunes années. Comme l'homme est un animal sociable, il est probable qu'il reçoit héréditairement une tendance à la fidélité envers ses semblables et à l'obéissance envers le chef de la tribu, qualités communes à la plupart des animaux sociables. Il doit de même posséder quelque aptitude au commandement de soi-même. Il peut, par suite d'une tendance héréditaire, être disposé à défendre ses semblables avec le concours des autres et être prêt à leur venir en aide, à condition que cela ne soit pas trop contraire à son propre bien-être ou à ses désirs.

Quand il s'agit de porter secours aux membres de leur communauté, les animaux sociables, occupant le bas de l'échelle, obéis-

23. Hume remarque (*An Enquiry concerning the principles of Morals*, 1751, p. 132) : « Il faut confesser que le bonheur et la misère d'autrui ne sont pas des spectacles qui nous soient indifférents; mais que la vue du premier... nous communique une joie secrète; l'apparence du dernier... jette une tristesse mélancolique sur l'imagination. »

sent presque exclusivement à des instincts spéciaux; les animaux plus élevés obéissent en grande partie aux mêmes instincts; mais l'affection et la sympathie réciproques, et évidemment aussi, la raison, dans une certaine mesure, contribuent à augmenter ces instincts. Bien que l'homme, comme nous venons de le faire remarquer, n'ait pas d'instincts spéciaux qui lui indiquent comment il doit aider ses semblables, l'impulsion existe cependant chez lui et, grâce à ses hautes facultés intellectuelles, il se laisse naturellement guider sous ce rapport par la raison et par l'expérience. La sympathie qu'il possède à l'état instinctif lui fait aussi apprécier hautement l'approbation de ses semblables; car, ainsi que l'a démontré M. Bain[24], l'amour des louanges, le sentiment puissant de la gloire et la crainte encore plus vive du mépris et de l'infamie « sont la conséquence et l'œuvre immédiate de la sympathie ». Les désirs, l'approbation ou le blâme de ses semblables, exprimés par les gestes et par le langage, doivent donc exercer une influence considérable sur la conduite de l'homme. Ainsi les instincts sociaux, qui ont dû être acquis par l'homme alors qu'il était à un état très grossier, probablement même déjà par ses ancêtres simiens primitifs, donnent encore l'impulsion à la plupart de ses meilleures actions; mais les désirs et les jugements de ses semblables, et, malheureusement plus souvent encore ses propres désirs égoïstes, ont une influence considérable sur ses actions. Toutefois, à mesure que les sentiments d'affection et de sympathie, et de la faculté de l'empire sur soi-même, se fortifient par l'habitude; à mesure que la puissance du raisonnement devient plus lucide et lui permet d'apprécier plus sainement la justice des jugements de ses semblables, il se sent poussé, indépendamment du plaisir ou de la peine qu'il en éprouve dans le moment, à adopter certaines règles de conduite. Il peut dire alors, ce que ne saurait faire le sauvage ou le barbare: « Je suis le juge suprême de ma propre conduite », et, pour employer l'expression de Kant: « Je ne veux point violer dans ma personne la dignité de l'humanité. »

Les instincts sociaux les plus durables l'emportent sur les instincts moins persistants. — Nous n'avons, toutefois, pas encore abordé le point fondamental sur lequel pivote toute la question du sens moral. Pourquoi l'homme comprend-il qu'il doit obéir à tel désir instinctif plutôt qu'à tel autre? Pourquoi regrette-t-il amèrement d'avoir cédé à l'instinct énergique de la conservation, et de n'avoir

24. *Mental and Moral Science*, 1868, p. 254.

pas risqué sa vie pour sauver celle de son semblable ; ou pourquoi regrette-t-il d'avoir volé des aliments, pressé qu'il était par la faim ?

Il est évident d'abord que, chez l'homme, les impulsions instinctives ont divers degrés d'énergie. Un sauvage n'hésite pas à risquer sa vie pour sauver un membre de la tribu à laquelle il appartient, mais il reste absolument passif et indifférent dès qu'il s'agit d'un étranger. Une mère jeune et timide, sollicitée par l'instinct maternel, se jette, sans la moindre hésitation, dans le plus grand danger pour sauver son enfant, mais non pas pour sauver le premier venu. Néanmoins, bien des hommes, bien des enfants même, qui n'avaient jamais risqué leur vie pour d'autres, mais chez lesquels le courage et la sympathie sont très développés, méprisant tout à coup l'instinct de la conservation, se plongent dans un torrent pour sauver leur semblable qui se noie. L'homme est, dans ce cas, poussé par ce même instinct que nous avons signalé plus haut à l'occasion de l'héroïque petit singe américain qui attaqua le grand et redouté babouin pour sauver son gardien. De semblables actions paraissent être le simple résultat de la prépondérance des instincts sociaux ou maternels sur tous les autres ; car elles s'accomplissent trop instantanément pour qu'il y ait réflexion, ou pour qu'elles soient dictées par un sentiment de plaisir ou de peine ; et, cependant, si l'homme hésite à accomplir une action de cette nature, il éprouve un sentiment de regret. D'autre part, l'instinct de la conservation est parfois assez énergique chez l'homme timide pour le faire hésiter et l'empêcher de courir aucun risque, même pour sauver son propre enfant.

Quelques philosophes, je le sais, soutiennent que des actes comme les précédents, accomplis sous l'influence de causes impulsives, échappent au domaine du sens moral et ne méritent pas le nom d'actes moraux. Ils réservent ce terme pour des actions faites de propos délibéré, à la suite d'une victoire remportée sur des désirs contraires, ou pour des actes inspirés par des motifs élevés. Mais il est presque impossible de tracer une ligne de démarcation[25]. En tant qu'il s'agit de motifs élevés, on pourrait citer de nombreux exemples de sauvages, dépourvus de tout sentiment

25. Je fais allusion ici à la distinction qu'on a établie entre ce qu'on a appelé la morale *matérielle* et la morale *raisonnée*. Je suis heureux de voir que le professeur Huxley (*Critiques and Addresses*, 1873, p. 287) partage à cet égard les mêmes opinions que moi. M. Leslie Stephen (*Essays on Free-thinking and Plain-speaking*, 1873, p. 83) fait remarquer que « la distinction métaphysique que l'on cherche à établir entre la morale matérielle et la morale raisonnée est aussi absurde que les autres distinctions analogues ».

de bienveillance générale envers l'humanité et insensibles à toute idée religieuse, qui, faits prisonniers, ont bravement sacrifié leur vie [26] plutôt que de trahir leurs compagnons ; il est évident qu'on doit voir là un acte moral. Quant à la réflexion et à la victoire remportée sur des motifs contraires, ne voyons-nous pas des animaux hésiter entre des instincts opposés, au moment de venir au secours de leurs petits ou de leurs semblables en danger? Cependant, on ne qualifie pas de morales ces actions accomplies au profit d'autres individus. En outre, si nous répétons souvent un acte, nous finissons par l'accomplir sans hésitation, sans réflexion, et alors il ne se distingue plus d'un instinct ; personne ne saurait prétendre, cependant, que cet acte cesse d'être moral. Nous sentons tous, au contraire, qu'un acte n'est parfait, n'est accompli de la manière la plus noble, qu'à condition qu'il soit exécuté impulsivement, sans réflexion et sans effort, exécuté, en un mot, comme il le serait par l'homme chez lequel les qualités requises sont innées. Celui qui, pour agir, est obligé de surmonter sa frayeur ou son défaut de sympathie, mérite, cependant, dans un sens, plus d'éloges que l'homme dont la tendance innée est de bien agir sans effort. Ne pouvant distinguer les motifs, nous appelons morales toutes les actions de certaine nature, lorsqu'elles sont accomplies par un être moral. Un être moral est celui qui est capable de comparer ses actes ou ses motifs passés ou futurs, et de les approuver ou de les désapprouver. Nous n'avons aucune raison pour supposer que les animaux inférieurs possèdent cette faculté ; en conséquence, lorsqu'un chien de Terre-Neuve se jette dans l'eau pour en retirer un enfant, lorsqu'un singe brave le danger pour sauver son camarade, ou prend à sa charge un singe orphelin, nous n'appliquons pas le terme « moral » à sa conduite. Mais, dans le cas de l'homme, qui seul peut être considéré avec certitude comme un être moral, nous qualifions de « morales » les actions d'une certaine nature, que ces actions soient exécutées après réflexion, après une lutte contre des motifs contraires, par suite des effets d'habitudes acquises peu à peu, ou enfin d'une manière impulsive et par instinct.

Pour en revenir à notre sujet immédiat, bien que quelques instincts soient plus énergiques que d'autres et provoquent ainsi des actes correspondants, on ne saurait, cependant, affirmer que les instincts sociaux (y compris l'amour des louanges et la crainte du blâme) soient ordinairement plus énergiques chez l'homme ou

26. J'ai indiqué (*Voyage d'un Naturaliste*, etc., p. 103) un cas analogue, celui de trois Patagons qui préférèrent se laisser fusiller l'un après l'autre plutôt que de trahir leurs compagnons.

soient devenus tels par habitude longtemps continuée, que les instincts, par exemple, de la conservation, de la faim, de la convoitise, de la vengeance, etc. Pourquoi l'homme regrette-t-il, alors même qu'il pourrait tenter de bannir ce genre de regrets, d'avoir cédé à une impulsion naturelle plutôt qu'à une autre, et pourquoi sent-il, en outre, qu'il doit regretter sa conduite? Sous ce rapport, l'homme diffère profondément des animaux inférieurs; nous pouvons, cependant, je crois, expliquer assez clairement la raison de cette différence.

L'homme, en raison de l'activité de ses facultés mentales, ne saurait échapper à la réflexion; les impressions et les images du passé traversent sans cesse sa pensée avec une netteté absolue. Or, chez les animaux qui vivent en société d'une manière permanente, les instincts sociaux sont toujours présents et persistants. Ces animaux sont toujours prêts, entraînés, si l'on veut, par l'habitude, à pousser le signal du danger pour défendre la communauté et à prêter aide et secours à leurs camarades; ils éprouvent à chaque instant pour ces derniers, sans y être stimulés par aucune passion ni par aucun désir spécial, une certaine affection et quelque sympathie; ils ressentent du chagrin s'ils en sont longtemps séparés, et ils sont toujours heureux de se trouver dans leur société. Il en est de même pour nous. Alors même que nous sommes isolés, nous nous demandons bien souvent, et cela ne laisse pas de nous occasionner du bonheur ou de la peine, ce que les autres pensent de nous; nous nous inquiétons de leur approbation ou de leur blâme; or ces sentiments procèdent de la sympathie, élément fondamental des instincts sociaux. L'homme qui ne posséderait pas de semblables sentiments serait un monstre. Au contraire, le désir de satisfaire la faim, ou une passion comme la vengeance, est un sentiment passager de sa nature, et peut être rassasié pour un temps. Il n'est même pas facile, peut-être est-il impossible, d'évoquer dans toute sa plénitude la sensation de la faim, par exemple, et, comme on l'a souvent remarqué, celle d'une souffrance quelle qu'elle soit. Nous ne ressentons l'instinct de la conservation qu'en présence du danger, et plus d'un poltron s'est cru brave jusqu'à ce qu'il se soit trouvé en face de son ennemi. L'envie de la propriété d'autrui est peut-être un des désirs les plus persistants; mais, même dans ce cas, la satisfaction de la possession réelle est généralement une sensation plus faible que ne l'est celle du désir. Bien des voleurs, à condition qu'ils ne le soient pas par profession, se sont, après le succès de leur vol, étonnés de l'avoir commis [27].

27. L'inimitié ou la haine semble être aussi un instinct très persistant, plus

L'homme, ne pouvant s'opposer à ce que ses anciennes impressions traversent sans cesse son esprit, est contraint de comparer ses impressions plus faibles, la faim passée, la vengeance satisfaite, ou le danger évité aux dépens d'autres hommes, par exemple, avec ses instincts de sympathie et de bienveillance pour ses semblables, instincts qui sont toujours présents et, dans une certaine mesure, toujours actifs dans son esprit. Il comprend alors qu'un instinct plus fort a cédé à un autre qui lui semble maintenant relativement faible, et il éprouve inévitablement ce sentiment de regret auquel l'homme est sujet, comme tout autre animal, dès qu'il refuse d'obéir à un instinct.

Le cas de l'hirondelle, que nous avons cité plus haut, fournit un exemple d'ordre inverse, celui d'un instinct temporaire, mais très énergique dans le moment, qui l'emporte sur un autre instinct qui est habituellement prépondérant sur tous les autres. Lorsque la saison est arrivée, ces oiseaux paraissent tout le jour préoccupés du désir d'émigrer ; leurs habitudes changent; ils s'agitent, deviennent bruyants et se rassemblent en troupe. Tant que l'oiseau femelle nourrit ou couve ses petits, l'instinct maternel est probablement plus fort que celui de la migration ; mais c'est l'instinct le plus tenace qui l'emporte, et, enfin, dans un moment où ses petits ne sont pas sous ses yeux, elle prend son vol et les abandonne. Arrivé à la fin de son long voyage, l'instinct migrateur cessant d'agir, quel remords ne ressentirait pas l'oiseau, si, doué d'une grande activité mentale, il ne pouvait s'empêcher de voir repasser constamment dans son esprit l'image de ses petits, qu'il a laissés dans le Nord périr de faim et de froid ?

énergique même qu'aucun autre. On a défini l'envie, la haine qu'on ressent pour un autre à cause de ses succès ou d'une suprématie quelconque qu'il exerce; Bacon dit (*Essay* IX) : « L'envie est la plus importune et la plus continue de toutes les affections. » Les chiens sont très portés à haïr les hommes et les chiens qu'ils ne connaissent pas, surtout s'ils vivent dans le voisinage et appartiennent à une autre famille, à une autre tribu ou à un autre clan. Ce sentiment semble donc être inné et est certainement très persistant. Il paraît être, en un mot, le complément et l'inverse du vrai instinct social. Les sauvages éprouvent un sentiment analogue. On comprend donc facilement que le sauvage puisse appliquer ce sentiment à un membre de la même tribu au cas où ce dernier lui a causé quelque préjudice et est devenu son ennemi. Il n'est guère probable, d'ailleurs, que la conscience primitive ait reproché à l'homme d'avoir attaqué son ennemi, elle lui aurait plutôt reproché peut-être de ne s'être pas vengé. Faire le bien pour le mal, aimer son ennemi, constitue un développement de la morale que nos instincts sociaux seuls ne nous auraient probablement jamais fait atteindre. Il faut, pour que ces principes admirables aient pris naissance et qu'ils soient devenus assez puissants pour que nous leur obéissions, que les instincts sociaux et la sympathie aient été très cultivés outre la raison, l'instruction, l'amour ou la crainte de Dieu.

Au moment de l'action, l'homme est sans doute capable de suivre l'impulsion la plus puissante; or, bien que cette impulsion puisse le pousser aux actes les plus nobles, elle le porte le plus ordinairement à satisfaire ses propres désirs aux dépens de ses semblables. Mais, après cette satisfaction donnée à ses désirs, lorsqu'il compare ses impressions passées et affaiblies avec ses instincts sociaux plus durables, le châtiment vient inévitablement. L'homme est alors en proie au repentir, au regret, au remords ou à la honte; toutefois, cette dernière sensation se rapporte presque exclusivement au jugement de ses semblables. Il prend, en conséquence, la résolution, plus ou moins ferme, d'en agir autrement à l'avenir. C'est là la conscience, qui se reporte en arrière, et nous sert de guide pour l'avenir.

La nature et l'énergie des sensations que nous appelons regret, honte, repentir ou remords, dépendent évidemment non seulement de l'énergie de l'instinct que nous avons violé, mais aussi de la puissance de la tentation, et plus encore, bien souvent, du cas que nous faisons du jugement de nos semblables. L'homme fait plus ou moins de cas du jugement de ses semblables, selon que son instinct de sympathie, inné ou acquis, est plus ou moins vigoureux, et selon qu'il est plus ou moins susceptible de comprendre les conséquences futures de ses actes. Un autre sentiment très important, mais non pas indispensable, vient s'ajouter à ceux que nous avons indiqués : c'est le respect pour un ou plusieurs dieux ou pour les esprits, ou la crainte que l'homme éprouve pour ces dieux; ce sentiment entre surtout en jeu quand il s'agit du remords. Plusieurs critiques m'ont objecté que si on peut expliquer, par l'hypothèse exposée dans ce chapitre, une certaine dose de regret ou de repentir, il est impossible d'y trouver l'explication du sentiment si puissant du remords. J'avoue ne pas saisir complètement la force de l'objection. Mes critiques ne définissent pas ce qu'ils entendent par le remords; or je crois que le remords est tout simplement le repentir poussé à l'extrême; en un mot, le remords semble avoir avec le repentir le même rapport que la rage avec la colère, l'agonie avec la souffrance. Est-il donc si étrange que, si une femme viole l'instinct si énergique et si généralement admiré de l'amour maternel, elle éprouve le chagrin le plus profond, le plus cuisant, dès que s'affaiblit l'impression de la cause qui l'a portée à cette désobéissance? Alors même qu'une de nos actions n'est contraire à aucun instinct spécial, nous n'en éprouvons pas moins un vif chagrin si nous savons que nos amis et nos égaux nous méprisent parce que nous l'avons commise. Qui pourrait nier qu'un homme qui, poussé par la crainte, a refusé de se battre en duel, n'éprouve un vif sentiment de honte? On affirme que bien des Hindous ont été remués jusqu'au fond de l'âme parce qu'ils avaient absorbé des aliments impurs. Voici un autre exemple de ce que l'on doit, je pense, appeler un remords. Le Dr Landor[28], qui faisait fonctions de magistrat dans une des provinces de l'Australie occidentale, raconte qu'un indigène employé dans sa ferme vint à perdre une de ses femmes par suite de maladie; il vint trouver le Dr Landor et lui dit « qu'il partait en voyage; il allait visiter une tribu éloignée dans le but de tuer une femme afin de remplir un devoir sacré envers la femme qu'il avait perdue. Je lui répondis que, s'il commettait cet acte, je le metterais en prison et l'y laisserais toute sa vie. En conséquence, il resta dans la ferme pendant quelques mois, mais il dépérissait chaque jour; il se plaignait de ne pouvoir ni dormir ni manger; l'esprit de sa femme le hantait perpétuellement parce qu'il n'avait pas pris une vie en échange de la sienne. Je restai inexorable et tâchai de lui faire comprendre que rien ne pourrait le sauver s'il commettait un meurtre. » Néanmoins, l'homme disparut pendant plus d'une année et revint en parfaite santé; sa seconde femme raconta alors au Dr Landor qu'il s'était rendu dans une autre tribu et qu'il avait assassiné une femme, mais il fut impossible de le punir, car on ne put établir légalement la preuve de cet assassinat. Ainsi donc, la violation d'une règle tenue pour sacrée par la tribu excite les regrets ou les remords les plus cuisants, et, il faut le remarquer, cette règle ne touche aux instincts sociaux qu'en ce qu'elle est basée sur le jugement de la communauté. Nous ne saurions dire comment de si étranges superstitions ont pu se produire; nous ne saurions dire non plus comment il se fait que quelques crimes abominables, tels que l'inceste, excitent l'horreur des sauvages les plus infimes, bien que ce sentiment soit loin d'être universel. Il est même douteux que, chez quelques tribus, l'inceste excite une plus grande horreur que le ferait le mariage d'un homme avec une femme portant le même nom que lui, bien que cette femme ne soit sa parente à aucun degré. « Violer cette loi est un crime pour lequel les Australiens professent la plus grande horreur, et leurs idées concordent absolument sur ce point avec celles de certaines tribus de l'Amérique septentrionale. Si l'on demande à un indigène de l'un ou l'autre de ces deux pays lequel est le plus grand crime, de tuer une jeune fille appartenant à une autre tribu, ou d'épouser une jeune fille de

28. *Insanity in relation to law*. Ontario, États-Unis, 1871, p. 14.

la même tribu que le mari, il répondra sans hésiter un instant de façon toute contraire à ce que nous ferions nous-mêmes[29]. » Nous pouvons donc rejeter l'hypothèse, soutenue dernièrement avec beaucoup d'insistance par plusieurs écrivains, que l'horreur pour l'inceste provient de ce que Dieu nous a donné un instinct spécial à cet égard. En résumé, on comprend facilement qu'un homme poussé par un sentiment aussi énergique que le remords, bien que ce remords résulte de causes semblables à celles indiquées ci-dessus, en arrive à pratiquer ce qu'on lui a dit être une expiation pour son crime, en arrive, par exemple, à se livrer lui-même à la justice.

L'homme guidé par la conscience parvient, grâce à une longue habitude, à acquérir assez d'empire sur lui-même pour que ses passions et ses désirs finissent par céder aussitôt et sans qu'il y ait lutte à ses sympathies et à ses instincts sociaux, y compris le cas qu'il fait du jugement de ses semblables. L'homme encore affamé ne songe plus à voler des aliments, celui dont la vengeance n'est pas encore satisfaite ne songe plus à l'assouvir. Il est possible, il est même probable, comme nous le verrons plus loin, que l'habitude de commander à soi-même soit héréditaire comme les autres habitudes. L'homme en arrive ainsi à comprendre, par habitude acquise ou héréditaire, qu'il est préférable d'obéir à ses instincts les plus persistants. Le terme impérieux *devoir* ne semble donc impliquer que la conscience de l'existence d'une règle de conduite, quelle qu'en soit l'origine. On soutenait autrefois que l'homme insulté *devait* se battre en duel. Nous disons même que les chiens d'arrêt *doivent* arrêter, et que les chiens rapporteurs *doivent* rapporter le gibier. S'ils n'agissent pas ainsi, ils ont tort et manquent à leur devoir.

Un désir ou un instinct peut pousser un homme à accomplir un acte contraire au bien d'autrui; si ce désir lui paraît encore, lorsqu'il se le rappelle, aussi vif ou plus vif que son instinct social, il n'éprouve aucun regret d'y avoir cédé; mais il a conscience que, si sa conduite était connue de ses semblables, elle serait désapprouvée par eux, et il est peu d'hommes qui soient assez dépourvus de sympathie pour n'être pas désagréablement affectés par cette idée. S'il n'éprouve pas de pareils sentiments de sympathie, si les désirs qui le poussent à de mauvaises actions sont très énergiques à de certains moments, si, enfin, quand il les examine froidement, ses désirs ne sont pas maîtrisés par les instincts sociaux persistants, c'est alors un homme essentiellement méchant[30]; il n'est plus re-

29. E.-B. Tylor, *Contemporary Review*, avril 1873, p. 707.
30. Le docteur Prosper Despine cite (*Psychologie naturelle*, 1868, t. I, p. 243;

tenu que par la crainte du châtiment et la conviction qu'à la longue il vaut mieux, même dans son propre intérêt, respecter le bien des autres que consulter uniquement son égoïsme.

Il est évident que, avec une conscience souple, un homme peut satisfaire ses propres désirs, s'ils ne heurtent pas ses instincts sociaux, c'est-à-dire le bien-être des autres ; mais, pour qu'il soit à l'abri de ses propres reproches ou au moins de toute anxiété, il est indispensable qu'il évite le blâme, raisonnable ou non, de ses semblables. Il ne faut pas non plus qu'il rompe avec les habitudes établies de sa vie, surtout si elles sont basées sur la raison, car alors il éprouverait sûrement certains regrets. Il faut également qu'il évite la réprobation du dieu ou des dieux auxquels, suivant ses connaissances ou ses superstitions, il peut croire; mais, dans ce cas, la crainte d'une punition divine intervient fréquemment.

Les vertus strictement sociales estimées seules dans le principe. — Cet aperçu de l'origine et de la nature du sens moral qui nous avertit de ce que nous devons faire, et de la conscience qui nous blâme si nous lui désobéissons, concorde avec l'état ancien et peu développé de cette faculté dans l'humanité. Les vertus, dont la pratique est au moins généralement indispensable pour que des hommes grossiers puissent s'associer en tribus, sont celles qu'on reconnaît encore pour les plus importantes. Mais elles sont presque toujours pratiquées exclusivement entre hommes de la même tribu; leur infraction, vis-à-vis d'hommes appartenant à d'autres tribus, ne constitue en aucune façon un crime. Aucune tribu ne pourrait subsister si l'assassinat, la trahison, le vol, etc., y étaient habituels; par conséquent, ces crimes sont « flétris d'une infamie éternelle[31] dans les limites de la tribu » ; mais au-delà de ces limites ils n'excitent plus ces mêmes sentiments. Un Indien de l'Amérique du Nord est content de lui-même et considéré par les autres lorsqu'il a scalpé un individu appartenant à une autre tribu; un Dyak coupe la tête d'une personne qui ne lui a rien fait, et la fait sécher pour s'en faire un trophée. L'infanticide a été pratiqué dans le monde entier[32] sur la plus vaste échelle, sans soulever de repro-

t. II, p. 169), beaucoup d'exemples curieux tendant à prouver que les plus grands criminels paraissent avoir été entièrement dépourvus de conscience.

31. Voir un excellent article dans *North British Review*, 1867, p. 395; voir aussi M. W. Bagehot. *On the importance of obedience and coherence to primitive man*, dans *Fortnightly Review*, 1867, p. 529, et 1868, p. 457, etc.

32. L'exposé le plus complet que je connaisse est celui du docteur Gerland, *Ueber das Aussterben der Naturvölker*, 1868; mais j'aurai à revenir sur l'infanticide dans un chapitre subséquent.

ches; car le meurtre des enfants, et surtout des femelles, a été regardé comme avantageux, ou au moins comme non nuisible, pour la tribu. Autrefois le suicide n'était pas ordinairement considéré comme un crime[33], mais plutôt comme un acte honorable, en raison du courage dont il était la preuve; il est encore largement pratiqué chez quelques nations à demi civilisées, sans qu'il s'y attache aucune idée de honte, car une nation ne ressent pas la perte d'un seul individu. On raconte qu'un Thug indien regrettait vivement de n'avoir pas pu voler et étrangler autant de voyageurs que son père l'avait fait avant lui. Dans un état grossier de civilisation, voler les étrangers est même ordinairement considéré comme un acte honorable.

Bien que l'esclavage, dans l'antiquité [34], ait eu sa raison d'être et ait été utile à certains égards, il n'en constitue pas moins un grand crime. Toutefois les peuples les plus civilisés ne le considéraient pas comme tel jusque tout récemment, ce qui résultait évidemment de ce que les esclaves appartenaient d'ordinaire à une race autre que celle de leurs maîtres. Les barbares, ne tenant aucun compte de l'opinion de leurs femmes, les traitent habituellement comme des esclaves. La plupart des sauvages se montrent totalement indifférents aux souffrances des étrangers, et même se plaisent à en être témoins. On sait que, chez les Indiens du nord de l'Amérique, les femmes et les enfants aident à torturer les ennemis. Quelques sauvages prennent plaisir à pratiquer d'atroces cruautés sur les animaux [35], et l'humanité est pour eux une vertu inconnue. Néanmoins les sentiments de sympathie et de bienveillance sont communs, surtout pendant la maladie, entre membres d'une même tribu; ils peuvent même s'étendre au delà. On connaît le touchant récit que fait Mungo Park de la bonté qu'eurent pour lui les femmes nègres de l'intérieur. On pourrait citer bien des exemples de la noble fidélité des sauvages les uns envers les autres, mais pas envers les étrangers, et l'expérience commune justifie la maxime espagnole : « Il ne faut jamais se fier à un Indien. » Il n'y a pas de fidélité sans loyauté; cette vertu fondamentale n'est

33. Voir la discussion fort intéressante sur le suicide, dans Lecky, *History of European Morals*, vol. I, 1869, p. 223. M. Winwood Reade affirme que les nègres de l'Afrique occidentale commettent souvent le suicide. On sait combien le suicide était fréquent chez les misérables indigènes de l'Amérique méridionale après la conquête espagnole. Pour la Nouvelle-Zélande, voir le *Voyage de la Novara;* pour les îles Aléoutiennes, voir Houzeau, *les Facultés mentales*, vol. II, p. 136.

34. Bagehot, *Physics and Politics*, 1872, p. 72.

35. Voir l'étude de M. Hamilton sur les Cafres, *Anthropological Review*, 1870, p. xv.

pas rare parmi les membres d'une même tribu; ainsi, Mungo Park a entendu les femmes nègres enseigner à leurs enfants l'amour de la vérité. C'est là encore une de ces vertus qui s'enracinent si profondément dans l'esprit qu'elle est quelquefois pratiquée par les sauvages à l'égard des étrangers, même au prix d'un sacrifice; mais on considère rarement comme un crime de mentir à son ennemi, ainsi que le prouve trop clairement l'histoire de la diplomatie moderne. Dès qu'une tribu a un chef reconnu, la désobéissance devient un crime et la soumission aveugle est regardée comme une vertu sacrée.

Aux époques barbares, aucun homme ne pouvait être utile ou fidèle à sa tribu s'il n'avait pas de courage, aussi cette qualité a-t-elle été universellement placée au rang le plus élevé; et bien que, dans les pays civilisés, un homme bon, mais timide, puisse être beaucoup plus utile à la communauté qu'un homme brave, on ne peut s'empêcher d'honorer instinctivement l'homme brave plus que le poltron, si bienveillant que soit ce dernier. D'autre part, on n'a jamais beaucoup estimé la prudence, vertu fort utile, cependant, mais qui n'influe guère sur le bien-être d'autrui. L'homme ne peut pratiquer les vertus nécessaires au bien-être de sa tribu s'il n'est prêt à tous les sacrifices, s'il n'a aucun empire sur lui-même et s'il n'est doué de patience : ces qualités ont donc été de tout temps très hautement et très justement appréciées. Le sauvage américain se soumet volontairement, sans pousser un cri, aux tortures les plus atroces, pour prouver et pour augmenter sa force d'âme et son courage : nous ne pouvons d'ailleurs, nous empêcher de l'admirer, de même que nous admirons le fakir indien, qui, dans un but religieux insensé, se balance suspendu à un crochet planté dans ses chairs.

Les autres vertus individuelles qui n'affectent pas d'une manière apparente, bien qu'elles affectent très réellement peut-être, le bien-être de la tribu, n'ont jamais été appréciées par les sauvages, quoiqu'elles le soient actuellement et à juste titre par les nations civilisées. Chez les sauvages, la plus grande intempérance n'est pas un sujet de honte. Leur licence extrême, pour ne pas parler des crimes contre nature, est quelque chose d'effrayant [36]. Aussitôt, cependant, que le mariage, polygame ou monogame, vient à se répandre, la jalousie détermine le développement de certaines vertus chez la femme; la chasteté, passant dans les mœurs, tend

36. M. M'Lennan a cité beaucoup de faits de ce genre dans *Primitive Marriage*, 1865, p. 176.

à s'étendre aux femmes non mariées. Nous pouvons juger, par ce qui se passe maintenant encore, combien elle s'est peu étendue au sexe mâle. La chasteté exige beaucoup d'empire sur soi ; aussi a-t-elle été honorée, dès une époque très reculée, dans l'histoire morale de l'homme civilisé. En conséquence de ce fait, on a considéré, dès une haute antiquité, la pratique absurde du célibat comme une vertu [37]. L'horreur de l'indécence, qui nous paraît si naturelle que nous sommes disposés à la croire innée, et qui constitue un aide essentiel à la chasteté, est une vertu essentiellement moderne, qui appartient exclusivement, ainsi que le fait observer sir G. Staunton [38], à la vie civilisée. C'est ce que prouvent les anciens rites religieux de diverses nations, les dessins qui couvrent les murs de Pompéi et les coutumes de beaucoup de sauvages.

Nous venons donc de voir que les sauvages, et il en a probablement été de même pour les hommes primitifs, ne regardent les actions comme bonnes ou mauvaises qu'autant qu'elles affectent d'une manière apparente le bien-être de la tribu, — non celui de l'espèce, ni celui de l'homme considéré comme membre individuel de la tribu. Cette conclusion concorde avec l'hypothèse que le sens, dit moral, dérive primitivement des instincts sociaux, car tous deux se rapportent d'abord exclusivement à la communauté. Les causes principales du peu de moralité des sauvages, considérée à notre point de vue, sont, premièrement, la restriction de la sympathie à la même tribu ; secondement, l'insuffisance du raisonnement, ce qui ne leur permet pas de comprendre la portée que peuvent avoir beaucoup de vertus, surtout les vertus individuelles, sur le bien-être général de la tribu. Les sauvages, par exemple, ne peuvent se rendre compte des maux multiples qu'engendre le défaut de tempérance, de chasteté, etc. Troisièmement, un faible empire sur soi-même, cette aptitude n'ayant pas été fortifiée par l'action longtemps continuée, peut-être héréditaire, de l'habitude, de l'instruction et de la religion.

Je suis entré dans les détails précédents sur l'immoralité des sauvages [39], parce que quelques auteurs ont récemment fait un grand éloge de leur nature morale, et ont attribué la plupart de leurs crimes à une bienveillance exagérée [40]. Ces auteurs tirent leurs arguments de ce que les sauvages possèdent souvent à un haut de-

37. Lecky, *History of European Morals*, 1869, I, p. 109.
38. *Embassy to China*, II, p. 348.
39. Voir sur ce point les preuves nombreuses contenues dans sir J. Lubbock, *Origin of Civilisation*, 1870, chap. VII.
40. Lecky, par exemple, *Hist. of Europ. Morals*, vol. I, p. 124.

gré, ce dont on ne peut douter, les vertus qui sont utiles et même nécessaires à l'existence d'une famille et d'une tribu.

Conclusions. — Les philosophes de l'école de la morale « dérivée[41] » ont admis d'abord que la morale repose sur une forme de l'égoïsme ; mais, plus récemment, ils ont mis en avant le « principe du plus grand bonheur. » Il serait toutefois plus correct de considérer ce dernier principe comme la sanction plutôt que comme le motif de la conduite. Néanmoins tous les écrivains dont j'ai consulté les ouvrages pensent, à très peu d'exceptions près[42], que chaque action procède d'un motif distinct, lequel doit être toujours relié à quelque plaisir ou à quelque peine. Mais il me semble que l'homme agit souvent par impulsion, c'est-à-dire en vertu de l'instinct ou d'une longue habitude, sans avoir conscience d'un plaisir, probablement de la même façon qu'une abeille ou une fourmi quand elle obéit aveuglément à ses instincts. Dans un moment de grand péril, dans un incendie par exemple, il est bien difficile de soutenir que l'homme qui, sans un instant d'hésitation, essaye de sauver un de ses semblables, ressent un plaisir quelconque ; il n'a certes pas non plus le temps de réfléchir sur le chagrin qu'il pourrait ressentir plus tard s'il n'avait pas fait tous ses efforts pour sauver son semblable. S'il réfléchit plus tard à sa propre conduite, il reconnaît certainement qu'il y a en lui une force impulsive absolument indépendante de la recherche du plaisir ou du bonheur ; or cette force semble être l'instinct social dont il est si profondément imprégné.

Quand il s'agit des animaux inférieurs, il semble beaucoup plus

41. Terme employé dans un excellent article, *Westminster Review*, oct. 1869, p. 498. Pour le principe du plus Grand Bonheur, voir J.-S. Mill, *Utilitarianism*, p. 17.

42. Mill reconnaît (*System of Logic*, vol. II, p. 422) de la façon la plus absolue que l'habitude peut pousser à une action, sans qu'il y ait aucune anticipation de plaisir. De son côté, M. H. Sidgwick, dans son article sur le plaisir et le désir (*Contemporary Review*, avril 1872, p. 671), s'exprime en ces termes : « En un mot, contrairement à l'hypothèse en vertu de laquelle nos impulsions actives conscientes sont toujours dirigées vers la production de sensations agréables en nous-mêmes, je suis disposé à soutenir que nous éprouvons souvent des impulsions conscientes, généreuses, dirigées vers quelque chose qui n'est certainement pas le plaisir ; que, dans bien des cas, l'impulsion est si peu compatible avec notre égoïsme que les deux sentiments ne peuvent pas facilement coexister au moment où nous sommes conscients. » Le sentiment, je suis même tenté de le croire, que nos impulsions ne procèdent pas toujours de l'attente d'un plaisir immédiat ou futur a été une des principales causes qui ont fait adopter l'hypothèse intuitive de la morale et rejeter l'hypothèse utilitaire ou du plus grand bonheur. Quant à cette dernière hypothèse, on a sans doute souvent confondu entre la sanction et le motif de la conduite, mais deux termes se confondent réellement dans une certaine mesure.

correct de dire que leurs instincts sociaux se sont développés en vue du bien général plutôt que du bonheur général de l'espèce. Le terme « bien général » peut se définir ainsi : le moyen qui permet d'élever, dans les conditions existantes, le plus grand nombre possible d'individus en pleine santé, en pleine vigueur, doués de facultés aussi parfaites que possible. Les instincts sociaux de l'homme, aussi bien que ceux des animaux inférieurs, ont, sans doute, traversé à peu près les mêmes phases de développement; il serait donc, autant que possible, préférable d'employer dans les deux cas la même définition et de prendre, comme critérium de la morale, le bien général ou la prospérité de la communauté, plutôt que le bonheur général; mais cette définition nécessiterait peut-être quelques réserves à cause de la morale politique.

Lorsqu'un homme risque sa vie pour sauver celle d'un de ses semblables, il semble plus juste de dire qu'il agit pour le bien général que pour le bonheur de l'espèce humaine. Le bien et le bonheur de l'individu coïncident sans doute habituellement; une tribu heureuse et contente prospère davantage qu'une autre qui ne l'est pas. Nous avons vu que, même dans les premières périodes de l'histoire de l'homme, les désirs exprimés par la communauté ont dû naturellement influencer à un haut degré la conduite de chacun de ses membres, et, tous recherchant le bonheur, le principe du « plus Grand Bonheur » a dû devenir un guide et un but secondaire fort important; mais les instincts sociaux, y compris la sympathie qui nous pousse à faire grand cas de l'approbation ou du blâme d'autrui, ont toujours dû servir d'impulsion première et de guide. Ainsi se trouve écarté le reproche de placer dans le vil principe de l'égoïsme les bases de ce que notre nature a de plus noble; à moins, cependant, qu'on n'appelle égoïsme la satisfaction que tout animal éprouve lorsqu'il obéit à ses propres instincts, et le regret qu'il ressent lorsqu'il en est empêché.

Les désirs et les jugements des membres de la même communauté, exprimés d'abord par le langage et ensuite par l'écriture, constituent, comme nous venons de le faire remarquer, un guide de conduite secondaire, mais très important, qui vient en aide aux instincts sociaux, bien que parfois il soit en opposition avec eux. *La loi de l'honneur*, c'est-à-dire la loi de l'opinion de nos égaux et non de tous nos compatriotes, en est un excellent exemple. Toute infraction à cette loi, cette infraction fût-elle reconnue comme rigoureusement conforme à la vraie morale, a causé à bien des hommes plus d'angoisses qu'un crime réel. Nous reconnaissons la même influence dans cette cuisante sensation de honte que la plupart d'entre nous ont ressentie, même après un long intervalle d'années, en nous rappelant quelque infraction accidentelle faite à une règle insignifiante mais établie de l'étiquette. Le jugement de la communauté se laisse généralement guider par quelque grossière expérience de ce qui, à la longue, est le plus utile à l'intérêt de tous les membres; mais l'ignorance et la faiblesse du raisonnement contribuent souvent à fausser le jugement de la masse. Il en résulte que des coutumes et des superstitions étranges, en opposition complète avec la vraie prospérité et le véritable bonheur de l'humanité, sont devenues toutes-puissantes dans le monde entier. Nous en voyons des exemples dans l'horreur que ressent l'Hindou qui perd sa caste, et dans une foule d'autres cas. Il serait difficile de distinguer entre le remords éprouvé par l'Hindou qui a mangé des aliments impurs, et le remords que lui causerait un vol; mais il est probable que le premier serait le plus poignant.

Nous ne connaissons pas l'origine de tant d'absurdes règles de conduite, de tant de croyances religieuses ridicules; nous ne savons pas comment il se fait qu'elles aient pu, dans toutes les parties du globe, s'implanter si profondément dans l'esprit de l'homme; mais il est à remarquer qu'une croyance constamment inculquée pendant les premières années de la vie, alors que le cerveau est susceptible de vives impressions, paraît acquérir presque la nature d'un instinct. Or la véritable essence d'un instinct est d'être suivi indépendamment de la raison. Nous ne pouvons pas non plus dire pourquoi quelques tribus sauvages estiment plus que d'autres certaines vertus admirables, telles que l'amour de la vérité[43]; nous ne pouvons pas plus expliquer, d'ailleurs, pourquoi on retrouve des différences semblables même parmi les nations civilisées. Ce qui est certain, c'est que ces coutumes, ces superstitions étranges, se sont solidement implantées dans l'esprit humain; y a-t-il donc alors lieu de s'étonner que les vertus personnelles, basées qu'elles sont sur la raison, nous paraissent maintenant si naturelles que nous les regardions comme innées, bien que l'homme à l'état primitif n'en fît aucun cas?

Malgré de nombreuses causes de doute, l'homme peut d'ordinaire distinguer facilement entre les règles morales supérieures et les règles morales inférieures. Les premières, basées sur les instincts sociaux, ont trait à la prospérité des autres; elle s'appuient sur l'approbation de nos semblables et sur la raison. Les règles

43. M. Wallace cite d'excellents exemples dans *Scientific opinion*, 15 sept. 1869; ainsi que dans *Contributions to the theory of natural Selection*, 1870, p. 353.

morales inférieures, bien que cette qualification ne soit pas absolument correcte lorsqu'elles exigent un sacrifice personnel, se rapportent principalement à l'individu lui-même, et doivent leur origine à l'opinion publique mûrie par l'expérience et par la civilisation, car elles sont inconnues aux tribus grossières.

A mesure que l'homme avance en civilisation et que les petites tribus se réunissent en communautés plus nombreuses, la simple raison indique à chaque individu qu'il doit étendre ses instincts sociaux et sa sympathie à tous les membres de la même nation, bien qu'ils ne lui soient pas personnellement connus. Ce point atteint, une barrière artificielle seule peut empêcher ses sympathies de s'étendre à tous les hommes de toutes les nations et de toutes les races. L'expérience nous prouve, malheureusement, combien il faut de temps avant que nous considérions comme nos semblables les hommes qui diffèrent considérablement de nous par leur aspect extérieur et par leurs coutumes. La sympathie étendue en dehors des bornes de l'humanité, c'est-à-dire la compassion envers les animaux, paraît être une des dernières acquisitions morales. Elle est inconnue chez les sauvages, sauf pour les animaux favoris. Les abominables combats de gladiateurs montrent combien peu les anciens Romains en avaient le sentiment. Autant que j'ai pu en juger, l'idée d'humanité est inconnue à la plupart des Gauchos des Pampas. Cette qualité, une des plus nobles dont l'homme soit doué, semble provenir incidemment de ce que nos sympathies, devenant plus délicates à mesure qu'elles s'étendent davantage, finissent par s'appliquer à tous les êtres vivants. Cette vertu, une fois honorée et cultivée par quelques hommes, se répand chez les jeunes gens par l'instruction et par l'exemple, et finit par faire partie de l'opinion publique.

Nous atteignons le plus haut degré de culture morale auquel il soit possible d'arriver, quand nous reconnaissons que nous devons contrôler toutes nos pensées et « que nous ne regrettons plus, même dans notre for intérieur, les errements qui nous ont rendu le passé si agréable [44]. » Tout ce qui familiarise l'esprit avec une mauvaise action en rend l'accomplissement plus facile. Ainsi que l'a dit, il y a fort longtemps, Marc-Aurèle : « Telles sont tes pensées habituelles, tel sera aussi le caractère de ton esprit ; car les pensées déteignent sur l'âme [45]. »

Notre grand philosophe, Herbert Spencer, a récemment émis

44. Tennyson, *Idyls of the King*, p. 244.

45. *The Thoughts of the emperor M. Aurelius Antoninus*, trad. anglaise, 2e édit. 1869, p. 112. M. Aurelius est né 121 ans après J.-C.

son opinion sur le sens moral. Il s'exprime en ces termes[46]: « Je crois que les expériences d'utilité organisées et consolidées à travers toutes les générations passées de la race humaine ont produit des modifications correspondantes qu'une transmission et une accumulation continuelles ont transformées chez nous en certaines facultés d'intuition morale, — en certaines émotions répondant à une conduite juste ou fausse et qui n'ont aucune base apparente dans les expériences d'utilité individuelle. » Il n'y a pas, ce me semble, la moindre improbabilité inhérente à ce que les tendances vertueuses soient plus ou moins complètement héréditaires; car, sans mentionner les habitudes et les caractères variés que se transmettent un grand nombre de nos animaux domestiques, je pourrais citer nombre de cas prouvant que le goût du vol et la tendance au mensonge paraissent exister dans des familles occupant une position très élevée; or, comme le vol est un crime fort rare chez les classes riches, il est difficile d'expliquer par une coïncidence accidentelle la manifestation de la même tendance chez deux ou trois membres d'une même famille. Si les mauvaises tendances sont transmissibles, il est probable qu'il en est de même des bonnes. Tous ceux qui ont souffert de maladies chroniques de l'estomac ou du foie savent que l'état du corps en affectant le cerveau exerce la plus grande influence sur les tendances morales. On sait aussi que l'un des premiers symptômes d'un dérangement des facultés mentales est la perversion ou la destruction du sens moral[47]; or, on sait que la folie est certainement souvent héréditaire. Le principe de la transmission des tendances morales peut seul nous permettre d'expliquer les différences qu'on croit exister, sous ce rapport, entre les diverses races de l'humanité.

Notre impulsion primordiale vers la vertu, impulsion provenant directement des instincts sociaux, recevrait un concours puissant de la transmission héréditaire, même partielle, des tendances vertueuses. Si nous admettons un instant que les tendances vertueuses sont héréditaires, il semble probable que, au moins dans les cas de chasteté, de tempérance, de compassion pour les animaux, etc., elles s'impriment d'abord dans l'organisation mentale par l'habitude, par l'instruction et par l'exemple soutenus pendant plusieurs générations dans une même famille; puis, d'une manière accessoire, par le fait que les individus doués de ces vertus ont le mieux réussi dans la lutte pour l'existence. Si j'éprouve quelque

46. Lettre à M. Mill, dans *Mental and Moral Science*, de Bain, 1868, p. 722.
47. Maudsley, *Body and Mind*, 1870, p. 60.

doute relativement à ce genre d'hérédité, c'est parce qu'il me faut admettre que des coutumes, des superstitions et des goûts insensés, l'horreur, par exemple, que professe l'Hindou pour des aliments impurs, doivent aussi se transmettre héréditairement en vertu du même principe. Bien que ceci soit peut-être tout aussi probable que l'acquisition héréditaire par les animaux du goût pour certains aliments, ou de la crainte pour certains ennemis, je ne possède aucune preuve tendant à démontrer la transmission des coutumes superstitieuses ou des habitudes ridicules.

En résumé, les instincts sociaux, qui ont été sans doute acquis par l'homme, comme par les animaux, pour le bien de la communauté, ont dû, dès l'abord, le porter à aider ses semblables, développer en lui quelques sentiments de sympathie et l'obliger de compter avec l'approbation ou le blâme de ses semblables. Des impulsions de ce genre ont dû de très bonne heure lui servir de règle grossière pour distinguer le bien et le mal. Puis, à mesure que les facultés intellectuelles de l'homme se sont développées; à mesure qu'il est devenu capable de comprendre toutes les conséquences de ses actions; qu'il a acquis assez de connaissances pour repousser des coutumes et des superstitions funestes; à mesure qu'il a songé davantage, non-seulement au bien, mais aussi au bonheur de ses semblables; à mesure que l'habitude résultant de l'instruction, de l'exemple et d'une expérience salutaire a développé ses sympathies au point qu'ils les a étendues aux hommes de toutes les races, aux infirmes, aux idiots et aux autres membres inutiles de la société, et enfin aux animaux eux-mêmes, — le niveau de sa moralité s'est élevé de plus en plus. Les moralistes de l'école dérivative et quelques intuitionnistes admettent que le niveau de la moralité a commencé à s'élever dès une période fort ancienne de l'histoire de l'humanité[48].

De même qu'il y a quelquefois lutte entre les divers instincts des animaux inférieurs; il n'y a rien d'étonnant à ce qu'il puisse y avoir, chez l'homme, une lutte entre ses instincts sociaux et les vertus qui en dérivent, et ses impulsions ou ses désirs d'ordre inférieur; car, par moments, ceux-ci peuvent être les plus énergiques. Cela est d'autant moins étonnant, comme le fait remarquer M. Galton[49], que l'homme est sorti depuis un temps relativement

48. Un auteur, très capable de juger sainement cette question, s'exprime énergiquement dans ce sens dans un article de la *North British Review*, juillet 1869, p. 531. M. Lecky (*Hist. of Morals*, vol. I, p. 143) paraît, jusqu'à un certain point, partager la même opinion.

49. Voir son ouvrage remarquable, *Hereditary Genius*, 1869, p. 349. Le duc

récent de la période de la barbarie. Après avoir cédé à certaines tentations, nous éprouvons un sentiment de mécontentement, de honte, de repentir ou de remords, sentiment analogue à celui que nous ressentons quand un instinct n'est pas satisfait; nous ne pouvons pas, en effet, empêcher les impressions et les images du passé de se représenter continuellement à notre esprit; nous ne pouvons nous empêcher de les comparer; dans cet état affaibli, avec les instincts sociaux toujours présents, ou avec des habitudes contractées dès la première jeunesse, héréditaires peut-être, fortifiées pendant toute la vie, et rendues ainsi presque aussi énergiques que des instincts. Si nous ne cédons pas à la tentation, c'est que l'instinct social ou quelque habitude l'emporte en ce moment en nous, ou parce que nous avons appris à comprendre que cet instinct nous paraîtra le plus fort quand nous le comparerons à l'impression affaiblie de la tentation et que nous savons que nous éprouverons un chagrin si nous avons violé cet instinct. Il n'y a pas lieu de craindre que les instincts sociaux s'affaiblissent chez les générations futures, et nous pouvons même admettre que les habitudes vertueuses croîtront et se fixeront peut-être par l'hérédité. Dans ce cas, la lutte entre nos impulsions élevées et nos impulsions inférieures deviendra moins violente et la vertu triomphera.

Résumé des deux derniers chapitres. — On ne peut douter qu'il existe une immense différence entre l'intelligence de l'homme le plus sauvage et celle de l'animal le plus élevé. Si un singe anthropomorphe pouvait se juger d'une manière impartiale, il admettrait que, bien que capable de combiner un plan ingénieux pour piller un jardin, de se servir de pierres pour combattre ou pour casser des noix, l'idée de façonner une pierre pour en faire un outil serait tout à fait en dehors de sa portée. Encore moins pourrait-il suivre un raisonnement métaphysique, résoudre un problème de mathématiques, réfléchir sur Dieu, ou admirer une scène imposante de la nature. Quelques singes, toutefois, déclareraient probablement qu'ils sont aptes à admirer, et qu'ils admirent la beauté des couleurs de la peau et de la fourrure de leurs compagnes. Ils admettraient que, bien qu'ils soient à même de faire comprendre par des cris à d'autres singes quelques-unes de leurs perceptions ou quelques-uns de leurs besoins les plus simples, jamais la pensée d'exprimer des idées définies par des sons déterminés n'a traversé

d'Argyll (*Primeval Man*, 1869, p. 188) fait quelques excellentes remarques sur la lutte entre le bien et le mal dans la nature de l'homme.

leur esprit. Ils pourraient affirmer qu'ils sont prêts à aider de bien des manières leurs camarades de la même troupe, à risquer leur vie pour eux, et à se charger des orphelins; mais ils seraient forcés de reconnaître qu'ils ne comprennent même pas cet amour désintéressé pour toutes les créatures vivantes qui constitue le plus noble attribut de l'homme.

Néanmoins, si considérable qu'elle soit, la différence entre l'esprit de l'homme et celui des animaux les plus élevés n'est certainement qu'une différence de degré, et non d'espèce. Nous avons vu que des sentiments, des intuitions, des émotions et des facultés diverses, telles que l'amitié, la mémoire, l'attention, la curiosité, l'imitation, la raison, etc., dont l'homme s'enorgueillit, peuvent s'observer à un état naissant, ou même parfois à un état assez développé, chez les animaux inférieurs. Ils sont, en outre, susceptibles de quelques améliorations héréditaires, ainsi que nous le prouve la comparaison du chien domestique avec le loup ou le chacal. Si l'on veut soutenir que certaines facultés, telles que la conscience, l'abstraction, etc., sont spéciales à l'homme, il se peut fort bien qu'elles soient les résultats accessoires d'autres facultés intellectuelles très développées, qui elles-mêmes dérivent principalement de l'usage continu d'un langage arrivé à la perfection. A quel âge l'enfant nouveau-né acquiert-il la faculté de l'abstraction ? A quel âge commence-t-il à avoir conscience de lui-même et à réfléchir sur sa propre existence? Nous ne pouvons pas plus répondre à cette question que nous ne pouvons expliquer l'échelle organique ascendante. Le langage, ce produit moitié de l'art, moitié de l'instinct, porte encore l'empreinte de son évolution graduelle. La sublime croyance à un Dieu n'est pas universelle chez l'homme; celle à des agents spirituels actifs résulte naturellement de ses autres facultés mentales. C'est le sens moral qui constitue peut-être la ligne de démarcation la plus nette entre l'homme et les autres animaux, mais je n'ai rien à ajouter sur ce point, puisque j'ai essayé de prouver que les instincts sociaux, — base fondamentale de la morale humaine [50], — auxquels viennent s'adjoindre les facultés intellectuelles actives et les effets de l'habitude, conduisent naturellement à la règle : « Fais aux hommes ce que tu voudrais qu'ils te fissent à toi-même » ; principe sur lequel repose toute la morale.

Je ferai, dans le chapitre suivant, quelques remarques sur les causes probables qui ont amené le développement graduel des diverses facultés morales et mentales de l'homme et sur les diffé-

50. *Pensées de Marc-Aurèle*, p. 139.

rentes phases qu'elles ont traversées. On ne peut du moins contester que cette évolution soit possible, puisque, tous les jours, nous contemplons le développement de ces facultés chez l'enfant; puisqu'enfin nous pouvons établir une gradation parfaite entre l'état mental du plus complet idiot, qui est bien inférieur à l'animal, et les facultés intellectuelles d'un Newton.

CHAPITRE V

SUR LE DÉVELOPPEMENT DES FACULTÉS INTELLECTUELLES ET MORALES PENDANT LES TEMPS PRIMITIFS ET LES TEMPS CIVILISÉS

Développement des facultés intellectuelles par la sélection naturelle. — Importance de l'imitation. — Facultés sociales et morales. — Leur développement dans les limites d'une même tribu. — Action de la sélection naturelle sur les nations civilisées. — Preuves de l'état antérieur barbare des nations civilisées.

Les questions qui font l'objet de ce chapitre, questions que je ne pourrai traiter que d'une manière très incomplète et par fragments, offrent le plus haut intérêt. M. Wallace, dans un admirable mémoire déjà cité [1], soutient que la sélection naturelle et les autres causes analogues n'ont dû exercer qu'une influence bien secondaire sur les modifications corporelles de l'homme, dès qu'il eut partiellement acquis les qualités intellectuelles et morales qui le distinguent des animaux inférieurs; ces facultés mentales, en effet, le mettent à même « d'adapter son corps, qui ne change pas, à l'univers, qui se modifie constamment ». L'homme sait admirablement conformer ses habitudes à de nouvelles conditions d'existence. Il invente des armes, des outils et divers engins, à l'aide desquels il se défend et se procure ses aliments. Lorsqu'il va habiter un climat plus froid, il se sert de vêtements, se construit des abris, et fait du feu, qui, outre qu'il le réchauffe, lui sert aussi à faire cuire des aliments qu'il lui serait autrement impossible de digérer. Il rend de nombreux services à ses semblables et prévoit les événements futurs. Il pratiquait déjà une certaine division du travail à une période très reculée.

La conformation corporelle des animaux doit, au contraire, se modifier profondément pour qu'ils puissent subsister dans des conditions très nouvelles. Il faut qu'ils deviennent plus forts, qu'ils s'arment de dents et de griffes plus efficaces pour se défendre contre de nouveaux ennemis, ou bien que leur taille diminue afin

1. *Anthropological Review*, May 1864, p. CLVIII.

de pouvoir échapper plus facilement au danger d'être découverts. Lorsqu'ils vont habiter un climat plus froid, il faut, ou qu'ils revêtent une fourrure plus épaisse, ou que leur constitution se modifie, à défaut de quoi ils cessent d'exister.

Le cas est tout différent, ainsi que le constate avec raison M. Wallace, quand il s'agit des facultés intellectuelles et morales de l'homme. Ces facultés sont variables; en outre, nous avons toute raison de croire que les variations sont héréditaires. En conséquence, si ces facultés ont eu, autrefois, une grande importance pour l'homme primitif et ses ancêtres simio-humains, la sélection naturelle a dû les développer et les perfectionner. On ne peut mettre en doute la haute importance des facultés intellectuelles, puisque c'est à elles que l'homme doit principalement sa position prééminente dans le monde. Il est facile de comprendre que, dans l'état primitif de la société, les individus les plus sagaces, ceux qui employaient les meilleures armes ou inventaient les meilleurs pièges, ceux qui, en un mot, savaient le mieux se défendre, devaient laisser la plus nombreuse descendance. Les tribus renfermant la plus grande quantité d'hommes ainsi doués devaient augmenter rapidement en nombre et supplanter d'autres tribus. Le nombre des habitants dépend d'abord des moyens de subsistance; ceux-ci, à leur tour, dépendent en partie de la nature physique du pays, mais, à un bien plus haut degré, des arts qu'on y cultive. Lorsqu'une tribu augmente en nombre et devient conquérante, elle s'accroît souvent encore davantage par l'absorption d'autres tribus[2]. La taille et la force des membres d'une tribu exercent certainement une grande influence sur sa réussite; or ces conditions dépendent beaucoup de la nature et de l'abondance des aliments dont ils peuvent disposer. Les hommes de la période du bronze, en Europe, firent place à une race plus puissante, et, à en juger d'après les poignées des sabres, à main plus grande[3]; mais le succès de cette race résulte probablement beaucoup plus de sa supériorité dans les arts.

Tout ce que nous savons des sauvages, tout ce que nous enseigne l'étude de leurs traditions ou de leurs anciens monuments, car les habitants actuels ont complètement perdu le souvenir des faits qui se rattachent à ces traditions et à ces monuments, nous prouve que, dès les époques les plus reculées, certaines tribus ont réussi à en supplanter d'autres. On a découvert dans toutes les régions civili-

2. Les individus ou les tribus qui sont absorbés dans une autre tribu prétendent à la longue, ainsi que l'a fait remarquer M. Maine (*Ancient Law*, 1861, p. 131), qu'ils sont les codescendants des mêmes ancêtres.

3. Morlot, *Soc. vaudoise des Sc. naturelles*, 1860, p. 294.

sées du globe, sur les plaines inhabitées de l'Amérique et dans les îles isolées de l'océan Pacifique, des ruines de monuments élevés par des tribus éteintes ou oubliées. Aujourd'hui les nations civilisées remplacent partout les peuples barbares, sauf là où le climat leur oppose une barrière infranchissable; elles réussissent surtout, quoique pas exclusivement, grâce à leurs arts, produits de leur intelligence. Il est donc très probable que la sélection naturelle a graduellement perfectionné les facultés intellectuelles de l'homme ; conclusion qui suffit au but que nous nous proposons. Il serait, sans doute, très intéressant de retracer le développement de toutes les facultés, de les prendre l'une après l'autre à l'état où elles existent chez les animaux inférieurs et d'étudier les transformations successives par lesquelles elles ont passé pour en arriver à ce qu'elles sont chez l'homme civilisé; mais c'est là une tentative que ne me permettent ni mes connaissances ni le temps dont je puis disposer.

Dès que les ancêtres de l'homme sont devenus sociables, progrès qui a dû probablement s'accomplir à une époque extrêmement reculée, des causes importantes, dont nous ne trouvons que des traces chez les animaux inférieurs, c'est-à-dire l'imitation, la raison et l'expérience, ont dû faciliter et modifier le développement des facultés intellectuelles de l'homme. Les singes, tout comme les sauvages les plus grossiers, sont très portés à l'imitation; en outre, nous avons déjà constaté que, au bout de quelque temps, on ne peut plus prendre un animal à la même place avec le même genre de piège, ce qui prouve que les animaux s'instruisent par l'expérience et savent imiter la prudence des autres. Or si, dans une tribu quelconque, un homme plus sagace que les autres vient à inventer un piège ou une arme nouvelle, ou tout autre moyen d'attaque ou de défense, le plus simple intérêt, sans qu'il soit besoin d'un raisonnement bien développé, doit pousser les autres membres de la tribu à l'imiter, et tous profitent ainsi de la découverte. La pratique habituelle de chaque art nouveau doit aussi, dans une certaine mesure, fortifier l'intelligence. Si la nouvelle invention est importante, la tribu augmente en nombre, se répand et supplante d'autres tribus. Une tribu, devenue ainsi plus nombreuse, peut toujours espérer voir naître dans son sein d'autres membres supérieurs en sagacité et à l'esprit inventif. Ceux-ci transmettent à leurs enfants leur supériorité mentale ; chaque jour donc, on peut compter qu'il naîtra un nombre plus considérable d'individus encore plus ingénieux; en tout cas, les chances sont très certainement plus grandes dans une tribu nombreuse que dans une petite tribu. Dans le cas même où ces individus supérieurs ne laisseraient pas d'enfants, leurs parents restent dans la tribu. Or les éleveurs[4] ont constaté qu'en se servant, comme reproducteurs, des membres de la famille d'un animal qui, abattu, était supérieur comme bête de boucherie, les produits obtenus présentent les caractères désirés.

Étudions maintenant les facultés sociales et morales. Les hommes primitifs, ou nos ancêtres simio-humains, n'ont pu devenir sociables qu'après avoir acquis les sentiments instinctifs qui poussent certains autres animaux à vivre en société; ils possédaient, sans aucun doute, ces mêmes dispositions générales. Ils devaient ressentir quelque chagrin lorsqu'ils étaient séparés de leurs camarades pour lesquels ils avaient de l'affection; ils devaient s'avertir mutuellement du danger et s'entr'aider en cas d'attaque ou de défense. Ces sentiments impliquent un certain degré de sympathie, de fidélité et de courage. Personne ne peut contester l'importance qu'ont, pour les animaux inférieurs, ces diverses qualités sociales; or il est probable que, de même que les animaux, les ancêtres de l'homme en sont redevables à la sélection naturelle jointe à l'habitude héréditaire. Lorsque deux tribus d'hommes primitifs, habitant un même pays, entraient en rivalité, il n'est pas douteux que, toutes autres circonstances étant égales, celle qui renfermait un plus grand nombre de membres courageux, sympathiques et fidèles, toujours prêts à s'avertir du danger, à s'entr'aider et à se défendre mutuellement, ait dû réussir plus complètement et l'emporter sur l'autre. La fidélité et le courage jouent, sans contredit, un rôle important dans les guerres que se font continuellement les sauvages. La supériorité qu'ont les soldats disciplinés sur les hordes qui ne le sont pas résulte surtout de la confiance que chaque homme repose dans ses camarades. L'obéissance, comme l'a démontré M. Bagehot[5], est une qualité importante entre toutes, car une forme de gouvernement, quelle qu'elle soit, vaut mieux que l'anarchie. La cohésion, sans laquelle rien n'est possible, fait défaut aux peuples égoïstes et querelleurs. Une tribu possédant, à un haut degré, les qualités dont nous venons de parler doit s'étendre et l'emporter sur les autres; mais, à en juger par l'histoire du passé, elle doit, dans la suite des temps, succomber à son tour devant quelque autre tribu encore mieux douée qu'elle. Les qualités sociales et morales tendent ainsi à progresser lentement et à se propager dans le monde.

4. J'ai donné des exemples dans la *Variation*, etc., II, p. 208.
5. Voir une remarquable série d'articles sur *la Physique et la Politique* dans *Fortnightly Review*, nov. 1867, avril 1868, juillet 1869.

Mais on peut se demander comment un grand nombre d'individus, dans le sein d'une même tribu, ont d'abord acquis ces qualités sociales et morales, et comment le niveau de la perfection s'est graduellement élevé? Il est fort douteux que les descendants des parents les plus sympathiques, les plus bienveillants et les plus fidèles à leurs compagnons, aient surpassé en nombre ceux des membres égoïstes et perfides de la même tribu. L'individu prêt à sacrifier sa vie plutôt que de trahir les siens, comme maint sauvage en a donné l'exemple, ne laisse souvent pas d'enfants pour hériter de sa noble nature. Les hommes les plus braves, les plus ardents à s'exposer aux premiers rangs de la mêlée, et qui risquent volontiers leur vie pour leurs semblables, doivent même, en moyenne, succomber en plus grande quantité que les autres. Il semble donc presque impossible (il faut se rappeler que nous ne parlons pas ici d'une tribu victorieuse sur une autre tribu) que la sélection naturelle, c'est-à-dire la persistance du plus apte, puisse augmenter le nombre des hommes doués de ces vertus, ou le degré de leur perfection.

Bien que les circonstances qui tendent à amener une augmentation constante des hommes éminemment doués dans une même tribu soient trop complexes pour que nous songions à les étudier ici, nous pouvons cependant indiquer quelques-unes des phases probablement parcourues. Et d'abord, à mesure qu'augmentent la raison et la prévoyance des membres de la tribu, chacun apprend bientôt par expérience que, s'il aide ses semblables, ceux-ci l'aideront à leur tour. Ce mobile peu élevé pourrait déjà faire prendre à l'individu l'habitude d'aider ses semblables. Or la pratique habituelle des actes bienveillants fortifie certainement le sentiment de la sympathie, laquelle imprime la première impulsion à la bonne action. En outre, les habitudes observées pendant beaucoup de générations tendent probablement à devenir héréditaires.

Il est, d'ailleurs, une autre cause bien plus puissante encore pour stimuler le développement des vertus sociales, c'est l'approbation et le blâme de nos semblables. L'instinct de la sympathie, comme nous avons déjà eu l'occasion de le dire, nous pousse à approuver ou à blâmer les actions de nos semblables; il nous fait désirer les éloges et redouter le blâme; or la sélection naturelle a sans doute développé primitivement cet instinct, comme elle a développé tous les autres instincts sociaux. Il est, bien entendu, impossible de dire à quelle antique période du développement de l'espèce humaine la louange ou le blâme exprimé par leurs semblables a pu affecter ou entraîner les ancêtres de l'homme. Mais il paraît que les chiens eux-mêmes sont sensibles à l'encouragement, à l'éloge ou au blâme. Les sauvages les plus grossiers comprennent le sentiment de la gloire, ce que démontrent clairement l'importance qu'ils attachent à la conservation des trophées qui sont le fruit de leurs prouesses, leur extrême jactance et les soins exclusifs qu'ils prennent pour embellir et pour décorer leur personne; en effet, de pareilles habitudes seraient absurdes s'ils ne se souciaient pas de l'opinion de leurs semblables.

Les sauvages éprouvent certainement de la honte lorsqu'ils enfreignent quelques-unes de leurs coutumes, si ridicules qu'elles nous paraissent; ils éprouvent aussi des remords, comme le prouve l'exemple de cet Australien qui maigrissait à vue d'œil et qui ne pouvait plus prendre aucun repos, parce qu'il avait négligé d'assassiner une autre femme pour apaiser l'esprit de la femme qu'il venait de perdre. Il serait, d'ailleurs, incroyable qu'un sauvage, capable de sacrifier sa vie plutôt que de trahir sa tribu, ou de venir se constituer prisonnier plutôt que de manquer à sa parole[6], n'éprouvât pas du remords au fond de l'âme, s'il a failli à un devoir qu'il considère comme sacré.

Nous pouvons donc conclure que l'homme primitif, dès une période très reculée, devait se laisser influencer par l'éloge ou par le blâme de ses semblables. Il est évident que les membres d'une même tribu devaient approuver la conduite qui leur paraissait favorable au bien général et réprouver celle qui leur semblait contraire à la prospérité de tous. Faire du bien aux autres, — faire aux autres ce qu'on voudrait qu'ils vous fissent, — telle est la base fondamentale de la morale. Il est donc difficile d'exagérer l'importance qu'ont dû avoir, même à des époques très reculées, l'amour de la louange et la crainte du blâme. L'amour de la louange, le désir de la gloire, suffisent souvent à déterminer l'homme qu'un sentiment profond et instinctif n'entraîne pas à sacrifier sa vie pour le bien d'autrui; or son exemple suffit pour exciter chez ses semblables le même désir de la gloire, et fortifie, par la pratique, le noble sentiment de l'admiration. L'individu peut ainsi rendre plus de services à sa tribu que s'il engendrait des enfants, quelques tendances qu'aient ces derniers à hériter de son noble caractère.

A mesure que se développent l'expérience et la raison, l'homme comprend mieux les conséquences les plus éloignées de ses actes. Il apprécie alors à leur juste valeur et il considère même comme

6. M. Wallace cite plusieurs exemples : *Contributions to the Theory of Natural Selection*, 1870, p. 354.

sacrées les vertus personnelles, telles que la tempérance, la chasteté, etc., qui sont, comme nous l'avons vu, entièrement méconnues pendant les premières périodes. Il serait, d'ailleurs, inutile de répéter ce que j'ai dit à ce sujet dans le quatrième chapitre. En un mot, notre sens moral, ou notre conscience, se compose d'un sentiment essentiellement complexe, basé sur les instincts sociaux, encouragé et dirigé par l'approbation de nos semblables, réglé par la raison, par l'intérêt, et, dans des temps plus récents, par de profonds sentiments religieux, renforcés par l'instruction et par l'habitude.

Sans doute, un degré très élevé de moralité ne procure à chaque individu et à ses descendants que peu ou point d'avantages sur les autres membres de la même tribu, mais il n'en est pas moins vrai que le progrès du niveau moyen de la moralité et l'augmentation du nombre des individus bien doués sous ce rapport procurent certainement à une tribu un avantage immense sur une autre tribu. Si une tribu renferme beaucoup de membres qui possèdent à un haut degré l'esprit de patriotisme, de fidélité, d'obéissance, de courage et de sympathie, qui sont toujours prêts, par conséquent, à s'entr'aider et à se sacrifier au bien commun, elle doit évidemment l'emporter sur la plupart des autres tribus ; or c'est là ce qui constitue la sélection naturelle. De tout temps et dans le monde entier, des tribus en ont supplanté d'autres ; or, comme la morale est un des éléments de leur succès, le nombre des hommes chez lesquels son niveau s'élève tend partout à augmenter.

Il est toutefois très difficile d'indiquer pourquoi une tribu quelconque plutôt qu'une autre réussit à s'élever sur l'échelle de la civilisation. Beaucoup de sauvages sont restés ce qu'ils étaient au moment de leur découverte, il y a quelques siècles. Nous sommes disposés, ainsi que l'a fait remarquer M. Bagehot, à considérer le progrès comme la règle normale de la société humaine ; mais l'histoire contredit cette hypothèse. Les anciens n'avaient pas plus l'idée du progrès que ne l'ont, de nos jours, les nations orientales. D'après une autre autorité, sir Henry Maine[7], « la plus grande partie de l'humanité n'a jamais manifesté le moindre désir de voir améliorer ses institutions civiles ». Le progrès semble dépendre du concours d'un grand nombre de conditions favorables, beaucoup trop compliquées pour qu'on puisse les indiquer toutes. Toutefois on a souvent remarqué qu'un climat tempéré, qui favorise

7. *Ancient Law*, 1861, p. 22. Pour les remarques de M. Bagehot, *Fortnightly Review*, avril 1868, p. 452.

le développement de l'industrie et des arts divers, est une condition très favorable, indispensable même au progrès. Les Esquimaux, sous la pression de la dure nécessité, ont réussi à faire plusieurs inventions ingénieuses, mais la rigueur excessive de leur climat a empêché tout progrès continu. Les habitudes nomades de l'homme, tant sur les vastes plaines que dans les forêts épaisses des régions tropicales ou le long des côtes maritimes, lui ont été, dans tous les cas, hautement préjudiciables. Ce fut en observant les barbares habitants de la Terre de Feu que je compris combien la possession de quelques biens, une demeure fixe et l'union de plusieurs familles sous un même chef sont les éléments nécessaires et indispensables à toute civilisation. Ces habitudes impliquent la culture du sol, et les premiers pas faits dans cette voie doivent probablement, comme je l'ai indiqué ailleurs [8], résulter d'un accident : les graines d'un arbre fruitier, par exemple, tombant sur un tas de fumier et produisant une variété plus belle. Quoi qu'il en soit, il est encore impossible d'indiquer quels ont été les premiers pas des sauvages dans la voie de la civilisation.

La sélection naturelle considérée au point de vue de son action sur les nations civilisées. — Je ne me suis occupé jusqu'à présent que des progrès qu'a dû réaliser l'homme pour passer de sa condition primitive semi-humaine à un état analogue à celui des sauvages actuels. Je crois devoir ajouter ici quelques remarques relatives à l'action de la sélection naturelle sur les nations civilisées. M. W. R. Greg [9], et antérieurement MM. Wallace et Galton [10], ont admirablement discuté ce sujet; j'emprunterai donc la plupart de mes remarques à ces trois auteurs. Chez les sauvages, les individus faibles de corps ou d'esprit sont promptement éliminés, et les survivants se font ordinairement remarquer par leur vigoureux état de santé. Quant à nous, hommes civilisés, nous faisons, au contraire, tous nos efforts pour arrêter la marche de l'élimination;

8. La *Variation des animaux*, etc., vol. I, p. 329.

9. *Fraser's Magazine*, sept. 1868, p. 353. Cet article paraît avoir frappé beaucoup de personnes, et a donné lieu à deux mémoires remarquables et à une réplique dans le *Spectator*, 3 et 17 oct. 1868. Il a été aussi discuté dans le *Quarterly Journ. of Science*, 1869 p. 152, et par M. Lawson Tait, dans le *Dublin Quarterly Journ. of Medical Science*, févr. 1869; et par M. E. Ray Lankester, dans sa *Comparative Longevity*, 1870, p. 128. Des opinions semblables ont été émises dans l'*Australasian*, 13 juil. 1867. J'ai emprunté des arguments à plusieurs de ces auteurs.

10. Pour M. Wallace, voir *Anthropological Review*, déjà cité; M. Galton, *Macmillan's Magazine*, août 1865, p. 318, et son grand ouvrage, *Hereditary Genius*, 1870.

nous construisons des hôpitaux pour les idiots, les infirmes et les malades; nous faisons des lois pour venir en aide aux indigents; nos médecins déploient toute leur science pour prolonger autant que possible la vie de chacun. On a raison de croire que la vaccine a préservé des milliers d'individus qui, faibles de constitution, auraient autrefois succombé à la variole. Les membres débiles des sociétés civilisées peuvent donc se reproduire indéfiniment. Or, quiconque s'est occupé de la reproduction des animaux domestiques sait, à n'en pas douter, combien cette perpétuation des êtres débiles doit être nuisible à la race humaine. On est tout surpris de voir combien le manque de soins, ou même des soins mal dirigés, amènent rapidement la dégénérescence d'une race domestique; en conséquence, à l'exception de l'homme lui-même, personne n'est assez ignorant ni assez maladroit pour permettre aux animaux débiles de reproduire.

Notre instinct de sympathie nous pousse à secourir les malheureux; la compassion est un des produits accidentels de cet instinct que nous avons acquis dans le principe, au même titre que les autres instincts sociables dont il fait partie. La sympathie, d'ailleurs, pour les causes que nous avons déjà indiquées, tend toujours à devenir plus large et plus universelle. Nous ne saurions restreindre notre sympathie, en admettant même que l'inflexible raison nous en fît une loi, sans porter préjudice à la plus noble partie de notre nature. Le chirurgien doit se rendre inaccessible à tout sentiment de pitié au moment où il pratique une opération, parce qu'il sait qu'il agit pour le bien de son malade; mais si, de propos délibéré, il négligeait les faibles et les infirmes, il ne pourrait avoir en vue qu'un avantage éventuel, au prix d'un mal présent considérable et certain. Nous devons donc subir, sans nous plaindre, les effets incontestablement mauvais qui résultent de la persistance et de la propagation des êtres débiles. Il semble, toutefois, qu'il existe un frein à cette propagation, en ce sens que les membres malsains de la société se marient moins facilement que les membres sains. Ce frein pourrait avoir une efficacité réelle si les faibles de corps et d'esprit s'abstenaient du mariage; mais c'est là un état de choses qu'il est plus facile de désirer que de réaliser.

Dans tous les pays où existent des armées permanentes, la conscription enlève les plus beaux jeunes gens, qui sont exposés à mourir prématurément en cas de guerre, qui se laissent souvent entraîner au vice, et qui, en tout cas, ne peuvent se marier de bonne heure. Les hommes petits, faibles, à la constitution débile, restent, au contraire, chez eux, et ont, par conséquent, beaucoup plus de chances de se marier et de laisser des enfants[11].

Dans tous les pays civilisés, l'homme accumule des richesses et les transmet à ses enfants. Il en résulte que les riches, indépendamment de toute supériorité corporelle ou mentale, possèdent de grands avantages sur les enfants pauvres quand ils commencent la lutte pour l'existence. D'autre part, les enfants de parents qui meurent jeunes, et qui, par conséquent, ont, en règle générale, une mauvaise santé et peu de vigueur, héritent plus tôt que les autres enfants; il est probable aussi qu'ils se marient plus tôt et qu'ils laissent un plus grand nombre d'enfants qui héritent de leur faible constitution. Toutefois la transmission de la propriété est loin de constituer un mal absolu, car, sans l'accumulation des capitaux, les arts ne pourraient progresser; or c'est principalement par l'action des arts que les races civilisées ont étendu et étendent aujourd'hui partout leur domaine, et arrivent ainsi à supplanter les races inférieures. L'accumulation modérée de la fortune ne porte, en outre, aucune atteinte à la marche de la sélection naturelle. Lorsqu'un homme pauvre devient modérément riche, ses enfants s'adonnent à des métiers et à des professions où la lutte est encore assez vive pour que les mieux doués au point de vue du corps et de l'esprit aient plus de chances de réussite. L'existence d'un groupe d'hommes instruits, qui ne sont pas obligés de gagner par le travail matériel leur pain quotidien, a une importance qu'on ne saurait exagérer; car c'est à eux qu'incombe toute l'œuvre intellectuelle supérieure, origine immédiate des progrès matériels de toute nature, sans parler d'autres avantages d'un ordre plus élevé. La fortune, lorsqu'elle est considérable, tend sans doute à transformer l'homme en un fainéant inutile, mais le nombre de ces fainéants n'est jamais bien grand; car, là aussi, l'élimination joue un certain rôle. Ne voyons-nous pas chaque jour, en effet, des riches insensés et prodigues dissiper tous leurs biens ?

Le droit de primogéniture avec majorats est un mal plus immédiat, bien qu'il ait pu autrefois être très avantageux, en ce sens qu'il a eu pour résultat la création d'une classe dominante, et que tout gouvernement vaut mieux que l'anarchie. Les fils aînés, qu'ils soient faibles de corps ou d'esprit, se marient ordinairement; tandis que les cadets, quelque supérieurs qu'ils soient à tous les points de vue, ne se marient pas aussi facilement. Les fils aînés, quel que soit leur peu de valeur, héritant d'un majorat, ne peuvent

11. Le professeur H. Fick a fait d'excellentes remarques à ce sujet et d'autres points analogues, *Einfluss der Naturwissenschaft auf das Recht*, juin 1872.

pas gaspiller leur fortune. Mais, ici encore, comme ailleurs, les relations de la vie civilisée sont si complexes qu'il existe quelques freins compensateurs. Les hommes riches par droit d'aînesse peuvent choisir, de génération en génération, les femmes les plus belles et les plus charmantes, et, ordinairement, ces femmes sont douées d'une bonne constitution physique et d'un esprit supérieur. Les conséquences fâcheuses, quelles qu'elles puissent être, de la conservation continue de la même ligne de descendance, sans aucune sélection, sont atténuées, en ce sens que les hommes de rang élevé cherchent toujours à accroître leur fortune et leur pouvoir, et, pour y parvenir, épousent des héritières. Mais les filles de parents n'ayant eu qu'un enfant sont elles-mêmes, ainsi que l'a prouvé M. Galton[12], sujettes à la stérilité, ce qui, ayant pour effet d'interrompre continuellement la ligne directe des familles nobles, dirige la fortune dans quelques branches latérales. Cette nouvelle branche n'a malheureusement pas à faire preuve d'une supériorité quelconque avant de pouvoir hériter.

Bien que la civilisation s'oppose ainsi, de plusieurs façons, à la libre action de la sélection naturelle, elle favorise évidemment, par l'amélioration de l'alimentation et l'exemption de pénibles fatigues, un meilleur développement du corps. C'est ce qu'on peut conclure du fait que, partout où l'on a comparé les hommes civilisés aux sauvages, on a trouvé les premiers physiquement plus forts [13]. L'homme civilisé paraît supporter également bien la fatigue ; beaucoup d'expéditions aventureuses en ont fourni la preuve. Le grand luxe même du riche ne peut lui être que peu préjudiciable, car la longévité, chez les deux sexes de notre aristocratie, est très peu inférieure à celle des vigoureuses classes de travailleurs [14] de l'Angleterre.

Examinons maintenant les facultés intellectuelles. Si l'on divisait les membres de chaque classe sociale en deux groupes égaux, l'un comprenant ceux qui sont très intelligents, l'autre ceux qui le sont moins, il est très probable qu'on s'apercevrait bientôt que les premiers réussissent mieux dans toutes leurs occupations, et élèvent un plus grand nombre d'enfants. Même dans les situations inférieures, l'adresse et le talent doivent procurer un avantage bien que, dans beaucoup de professions, cet avantage soit très

12. *Hereditary Genius*, 1870, pp. 132-149.
13. Quatrefages, *Revue des cours scientifiques*, 1867-68, p. 659.
14. Voir les cinquième et sixième colonnes dressées d'après des autorités compétentes, dans le tableau donné par M. E. R. Lankester, dans sa *Comparative Longevity*, 1870, p. 115.

minime par suite de la grande division du travail. Il existe donc, chez les nations civilisées, une certaine tendance à l'accroissement numérique et à l'élévation du niveau de ceux qui sont intellectuellement les plus capables. Je n'entends pas affirmer par là que d'autres circonstances, telles que la multiplication des insouciants et des imprévoyants ne puissent contre-balancer cette tendance; mais le talent doit aussi procurer quelques avantages à ces derniers.

On a soulevé de graves objections contre ces hypothèses; on a soutenu, en effet, que les hommes les plus éminents qui aient jamais vécu n'ont pas laissé de descendants. M. Galton[15] dit à ce sujet : « Je regrette de ne pouvoir résoudre une question bien simple : les hommes et les femmes de génie sont-ils stériles, et jusqu'à quel point le sont-ils ? J'ai toutefois démontré que tel n'est point le cas pour les hommes éminents. » Les grands législateurs, les fondateurs de religions bienfaisantes, les grands philosophes et les grands savants contribuent bien davantage par leurs œuvres aux progrès de l'humanité, qu'ils ne le feraient en laissant après eux une nombreuse progéniture. Quant à la conformation physique, c'est la sélection des individus un peu mieux doués et l'élimination de ceux qui le sont un peu moins, et non la conservation d'anomalies rares et prononcées, qui détermine l'amélioration d'une espèce[16]. Il en est de même pour les facultés intellectuelles; les hommes les plus capables, dans chaque rang de la société, réussissent mieux que ceux qui le sont moins, et, s'il n'y a pas d'autres obstacles, ils tendent, par conséquent, à augmenter en nombre. Lorsque, chez un peuple, le niveau intellectuel s'est élevé et que le nombre des hommes instruits a augmenté, on peut s'attendre, en vertu du principe de la déviation de la moyenne, ainsi que l'a démontré M. Galton, à voir apparaître, plus souvent qu'auparavant, des hommes au génie transcendant.

Quant aux qualités morales, il importe de constater qu'il se produit toujours, même chez les nations les plus civilisées, une certaine élimination des individus moins bien doués. On exécute les malfaiteurs ou on les emprisonne pendant de longues périodes, de façon qu'ils ne puissent transmettre facilement leurs vices. Les hypochondriaques et les aliénés sont enfermés ou se suicident. Les hommes querelleurs et emportés meurent fréquemment de mort violente; ceux qui sont trop remuants pour s'adonner à des occupations suivies, — et ce reste de barbarie est un grand obstacle à

15. *Hereditary Genius*, p. 330.
16. *Origine des espèces*, p. 96.

la civilisation [17], — émigrent dans de nouveaux pays, où ils se transforment en utiles pionniers. L'intempérance entraîne des conséquences si désastreuses que, à l'âge de trente ans, par exemple, la probabilité de vie des intempérants n'est que de 13,8 années; tandis que, pour le paysan anglais, au même âge, elle s'élève à 40,59 ans [18]. Les femmes ayant des mœurs dissolues ont peu d'enfants, les hommes dans le même cas se marient rarement; les uns et les autres sont épuisés par les maladies. Quand il s'agit des animaux domestiques, l'élimination des individus, d'ailleurs peu nombreux, qui sont évidemment inférieurs, n'en constitue pas moins un élément de succès fort important. Ceci est surtout vrai pour les caractères nuisibles qui tendent à réapparaître par retour, tels que la couleur noire chez le mouton; dans l'humanité, il se peut que les mauvaises dispositions qui, à l'occasion et sans cause explicable, reparaissent dans les familles, soient peut-être des cas de retour vers un état sauvage, dont nous ne sommes pas séparés par un nombre bien grand de générations. L'expression populaire qui nomme ces mauvais sujets les « moutons noirs » de la famille semble basée sur cette hypothèse.

La sélection naturelle semble n'exercer qu'une influence bien secondaire sur les nations civilisées, en tant qu'il ne s'agit que de la production d'un niveau de moralité plus élevé et d'un nombre plus considérable d'hommes bien doués; nous lui devons, toutefois, l'acquisition originelle des instincts sociaux. Je me suis, d'ailleurs, assez longuement étendu, en traitant des races inférieures, sur les causes qui déterminent les progrès de la morale, c'est-à-dire : l'approbation de nos semblables, — l'augmentation de nos sympathies par l'habitude, — l'exemple et l'imitation, — la raison, — l'expérience et même l'intérêt individuel, — l'instruction pendant la jeunesse, et les sentiments religieux, pour n'avoir pas à y revenir ici.

M. Greg et M. Galton [19] ont vivement insisté sur un important obstacle qui s'oppose à l'augmentation du nombre des hommes supérieurs dans les sociétés civilisées, à savoir que les pauvres et les insouciants, souvent dégradés par le vice, se marient invariablement de bonne heure, tandis que les gens prudents et économes

17. *Hereditary*, etc., p. 347.

18. E. Ray Lankester, *Comparative Longevity*, 1870, p. 115. Le tableau des intempérants est dressé d'après les *Vital Statistics*, de Neison. En ce qui concerne la débauche, voir Dr Farr, *Influence of Marriage on mortality*, *Nat. Assoc. for the Promotion of Social Science*, 1858.

19. *Fraser's Magazine*, sept. 1868, p. 353. *Macmillan's Magazine*, août 1865, p. 318. — Le rev. F. W. Farrar (*Fraser's Mag.*, août 1870, p. 261), soutient une opinion différente.

se marient tard, afin de pouvoir convenablement s'entretenir eux et leurs enfants. Ceux qui se marient jeunes produisent, dans une période donnée, non seulement un plus grand nombre de générations, mais encore, ainsi que l'a établi le docteur Duncan [20], beaucoup plus d'enfants. En outre, les enfants, nés de mères dans la fleur de l'âge, sont plus gros et plus pesants, et, en conséquence, probablement plus vigoureux que ceux nés à d'autres périodes. Il en résulte que les membres insouciants, dégradés et souvent vicieux de la société, tendent à s'accroître dans une proportion plus rapide que ceux qui sont plus prudents et ordinairement plus sages. Voici ce que dit à ce sujet M. Greg : « L'Irlandais, malpropre, sans ambition, insouciant, multiplie comme le lapin; l'Écossais, frugal, prévoyant, plein de respect pour lui-même, ambitieux, moraliste rigide, spiritualiste, sagace et très intelligent, passe ses plus belles années dans la lutte et dans le célibat, se marie tard et ne laisse que peu de descendants. Étant donné un pays primitivement peuplé de mille Saxons et de mille Celtes,— au bout d'une douzaine de générations, les cinq sixièmes de la population seront Celtes, mais le dernier sixième, composé de Saxons, possédera les cinq sixièmes des biens, du pouvoir et de l'intelligence. Dans l'éternelle lutte pour l'existence, c'est la race inférieure et la *moins* favorisée qui aura prévalu, — et cela, non en vertu de ses bonnes qualités, mais en vertu de ses défauts. »

Cette tendance vers une marche rétrograde rencontre cependant quelques obstacles. Nous avons vu que l'intempérance entraîne un chiffre élevé de mortalité, et que le déréglement des mœurs nuit à la propagation. Les classes les plus pauvres s'entassent dans les villes, et le docteur Stark, se basant sur les statistiques de dix années en Écosse [21], a pu démontrer qu'à tous les âges la mortalité est plus considérable dans les villes que dans les districts ruraux, « et que, pendant les cinq premières années de la vie, le chiffre de la mortalité urbaine est presque exactement le double de celui des campagnes ». Ces relevés comprenant le riche comme le pauvre, il n'est pas douteux qu'il faille un nombre double de naissances pour maintenir le chiffre des habitants pauvres des villes à la hauteur de celui des campagnes. Le mariage à un âge trop précoce est très nuisible aux femmes, car on a prouvé qu'en France, « il meurt

20. Sur les *Lois de la fécondité des femmes*, dans *Transactions Royal Soc. Edinburgh*, vol. XXIV, p. 287, publié séparément depuis sous le titre, *Fecundity, Fertility and Sterility*, 1871. Voir aussi M. Galton, *Hereditary Genius* pp. 352-357, pour des observations sur le même sujet.

21. *Dixième Rapport annuel des naissances, morts, etc., en Écosse*, 1867, p. XXIX.

dans l'année deux fois plus de femmes mariées au-dessous de vingt ans que de femmes célibataires ». La mortalité des maris au-dessous de vingt ans est aussi considérable[22], mais la cause de ce fait paraît douteuse. Enfin, si les hommes qui retardent prudemment le mariage jusqu'à ce qu'ils puissent élever convenablement leur famille, choisissaient, comme ils le font souvent, des femmes dans la fleur de l'âge, la proportion d'accroissement dans la classe élevée ne serait que légèrement diminuée.

Un ensemble énorme de documents statistiques, relevés en France en 1853, ont permis de démontrer que, dans ce pays, les célibataires, compris entre vingt et quatre-vingts ans, sont sujets à une mortalité beaucoup plus considérable que les hommes mariés; par exemple, la proportion des célibataires mourant entre vingt et trente ans était annuellement de 11,3 sur 1,000; la mortalité n'étant chez les hommes mariés que de 6,5 sur 1,000[23]. La même loi s'est appliquée en Écosse pendant les années 1863 et 1864 pour toute la population au-dessus de vingt ans. Ainsi, la mortalité des célibataires entre vingt et trente ans a été annuellement de 14,97 sur 1,000, tandis qu'elle ne s'est trouvée chez les hommes mariés que de 7,24 sur 1,000, soit moins de la moitié[24]. Le docteur Stark remarque à ce sujet: « Le célibat est plus préjudiciable à la vie que les métiers les plus malsains, ou qu'une résidence dans une maison ou dans un district insalubre où on n'aurait jamais fait la moindre tentative d'assainissement. » Il considère que la diminution de la mortalité est le résultat direct du « mariage et des habitudes domestiques plus régulières qui accompagnent cet état ». Il admet, toutefois, que les hommes intempérants, dissolus et criminels, qui vivent peu longtemps, ne se marient ordinairement pas; il faut également admettre que les hommes à constitution faible, à mauvaise santé, ou ayant une infirmité grave de corps ou d'esprit, ne cherchent guère à se marier ou n'y réussissent pas. Le docteur Stark paraît conclure que le mariage est, en lui-même, une cause de longévité; cette conclusion résulte de ce que les hommes mariés âgés ont un avantage marqué sur les célibataires aussi âgés; mais chacun a connu des jeunes gens à la constitution faible qui ne se sont pas mariés, et qui

22. Ces citations sont empruntées à notre plus haute autorité sur ces questions, le travail du Dr Farr, sur l'*Influence du mariage, sur la mortalité du peuple français*, lu devant la *National Association for the Promotion of Social Science*, 1858.

23. Dr Farr, *ibid.* Les citations suivantes sont toutes tirées du même travail.

24. J'ai pris la moyenne des moyennes quinquennales données dans le *Dixième rapport annuel des naissances, décès, etc., en Écosse, pour* 1867. La citation du Dr Stark est tirée d'un article du *Daily News*, du 17 oct. 1868, que le Dr Farr considère comme très complet.

ont pourtant atteint un âge avancé, quoiqu'ils soient toujours restés faibles et qu'ils aient eu, par conséquent, une moindre chance de vie. Une autre circonstance remarquable, qui paraît venir à l'appui de la conclusion du docteur Stark, est que, en France, les veufs et les veuves, comparés aux gens mariés, subissent une mortalité considérable; mais le docteur Farr attribue cette mortalité à la pauvreté, aux habitudes fâcheuses qui peuvent résulter de la rupture de la famille et au chagrin. En résumé, nous pouvons conclure, avec le docteur Farr, que la mortalité moindre des gens mariés, comparée à celle des célibataires, ce qui paraît être une loi générale, « est principalement due à l'élimination constante des types imparfaits, à la sélection habile des plus beaux individus dans chaque génération successive »; la sélection ne se rattachant qu'à l'état de mariage, et agissant sur toutes les qualités corporelles, intellectuelles et morales[25]. Nous pouvons donc en conclure que les hommes sains et valides, qui, par prudence, restent pour un temps célibataires, ne sont pas exposés à un taux de mortalité plus élevé.

Si les divers obstacles que nous venons de signaler dans les deux derniers paragraphes, et d'autres encore peut-être inconnus, n'empêchent pas les membres insouciants, vicieux et autrement inférieurs de la société d'augmenter dans une proportion plus rapide que les hommes supérieurs, la nation doit rétrograder, comme il y en a, d'ailleurs, tant d'exemples dans l'histoire du monde. Nous devons nous souvenir que le progrès n'est pas une règle invariable. Il est très difficile d'indiquer pourquoi une nation civilisée s'élève, devient plus puissante et s'étend davantage qu'une autre; ou pourquoi une même nation progresse davantage à une époque qu'à une autre. Nous devons nous borner à dire que le fait dépend d'un accroissement du chiffre de la population, du nombre des hommes doués de hautes facultés intellectuelles ou morales, aussi bien que de leur état de perfection. La conformation corporelle, en dehors du rapport inévitable entre la vigueur du corps et celle de l'esprit, paraît n'avoir qu'une influence secondaire.

Chacun admet que les hautes aptitudes intellectuelles sont avantageuses à une nation; certains écrivains en ont conclu que les anciens Grecs, qui se sont, à quelques égards, élevés intellectuellement plus haut qu'aucune autre race[26], auraient dû, si la puissance de la sé-

25. Le Dr Duncan (*Fecundity, Fertility*, etc., 1871, p. 334) fait remarquer à cet égard : « A chaque âge les célibataires les plus sains et les plus beaux se marient, et seuls les gens maladifs ou malheureux restent célibataires. »

26. Voir à cet égard le raisonnement ingénieux et original de M. Galton, *Hereditary Genius*, p. 340-342.

lection naturelle est réelle, s'élever encore plus haut sur l'échelle, augmenter en nombre et peupler toute l'Europe. Cette assertion découle de la supposition tacite si souvent faite à propos des conformations corporelles, c'est-à-dire de la prétendue tendance innée au développement continu de l'esprit et du corps. Mais toute espèce d'évolution progressive dépend du concours d'un grand nombre de circonstances favorables. La sélection naturelle n'agit jamais que d'une façon expérimentale. Certains individus, certaines races ont pu acquérir des avantages incontestables, et, cependant, périr faute de posséder certains autres caractères. Le manque de cohésion entre leurs nombreux petits États, le peu d'étendue de leur pays entier, la pratique de l'esclavage ou leur excessive sensualité, ont pu faire rétrograder les Grecs, qui n'ont succombé qu'après « s'être énervés et s'être corrompus jusqu'à la moelle[27] ». Les nations de l'Europe occidentale, qui actuellement dépassent si considérablement leurs ancêtres sauvages et se trouvent à la tête de la civilisation, ne doivent point leur supériorité à l'héritage direct des anciens Grecs, bien qu'ils doivent beaucoup aux œuvres écrites de ce peuple remarquable.

Qui peut dire positivement pourquoi la nation espagnole, si prépondérante autrefois, a été distancée dans la course? Le réveil des nations européennes, au sortir du moyen âge, constitue un problème encore plus embarrassant à résoudre. Pendant le moyen âge, ainsi que le fait remarquer M. Galton[28], presque tous les hommes distingués, tous ceux qui se livraient à la culture de l'esprit, n'avaient d'autre refuge que l'Église, laquelle, exigeant le célibat, exerçait ainsi une influence funeste sur chaque génération successive. Pendant cette même période, l'Inquisition recherchait, avec un soin extrême, pour les enfermer ou pour les brûler, les hommes les plus indépendants et les plus hardis. En Espagne, par exemple, les hommes constituant l'élite de la nation, — ceux qui doutaient et interrogeaient, car sans le doute il n'y a pas de progrès, — furent éliminés pendant trois siècles à raison d'un millier par an. L'Église catholique a ainsi causé un mal incalculable, bien que ce mal ait été, sans doute, contre-balancé, jusqu'à un certain point, peut-être même dans une grande mesure, par certains autres avantages. L'Europe n'en a pas moins progressé avec une rapidité incroyable.

27. M. Greg, *Fraser's Magazine*, sept. 1868, p. 357.

28. *Hereditary Genius*, pp. 357-359. Le rev. F.-H. Farrar (*Fraser's Mag.*, août 1870, p. 257) soutient une thèse contraire. Sir C. Lyell avait déjà (*Principles of Geology*, vol. II, 1868, p. 489), dans un passage frappant, appelé l'attention sur l'influence fâcheuse qu'a exercée la Sainte Inquisition en abaissant, par sélection, le niveau général de l'intelligence en Europe.

La supériorité remarquable qu'ont eue, sur d'autres nations européennes, les Anglais comme colonisateurs, supériorité attestée par la comparaison des progrès réalisés par les Canadiens d'origine anglaise et ceux d'origine française, a été attribuée à leur « énergie persistante et à leur audace »; mais qui peut dire comment les Anglais ont acquis cette énergie? Il y a certainement beaucoup de vrai dans l'hypothèse qui attribue à la sélection naturelle les merveilleux progrès des États-Unis, ainsi que le caractère de son peuple; les hommes les plus courageux, les plus énergiques et les plus entreprenants de toutes les parties de l'Europe ont, en effet, émigré pendant les dix ou douze dernières générations pour aller peupler ce grand pays et y ont prospéré[29]. Si on jette les yeux sur l'avenir, je ne crois pas que le rév. M. Zincke émette une opinion exagérée lorsqu'il dit[30] : « Toutes les autres séries d'événements, — comme celles qui ont produit la culture intellectuelle en Grèce, et celles qui ont eu pour résultat la fondation de l'empire romain, — ne paraissent avoir de but et de valeur que lorsqu'on les rattache, ou plutôt qu'on les regarde comme subsidiaires au... grand courant d'émigration anglo-saxon dirigé vers l'Ouest. » Quelque obscur que soit le problème du progrès de la civilisation, nous pouvons au moins comprendre qu'une nation qui, pendant une longue période, produit le plus grand nombre d'hommes intelligents, énergiques, braves, patriotes et bienveillants, doit, en règle générale, l'emporter sur les nations moins bien favorisées.

La sélection naturelle résulte de la lutte pour l'existence, et celle-ci de la rapidité de la multiplication. Il est impossible de ne pas déplorer amèrement, — à part la question de savoir si c'est avec raison, — la rapidité avec laquelle l'homme tend à s'accroître; cette augmentation rapide entraîne, en effet, chez les tribus barbares la pratique de l'infanticide et beaucoup d'autres maux, et, chez les nations civilisées, occasionne la pauvreté, le célibat, et le mariage tardif des gens prévoyants. L'homme subit les mêmes maux physiques que les autres animaux, il n'a donc aucun droit à l'immunité contre ceux qui résultent de la lutte pour l'existence. S'il n'avait pas été soumis à la sélection naturelle pendant les temps primitifs, l'homme n'aurait certainement jamais atteint le rang qu'il occupe aujourd'hui. Lorsque nous voyons, dans bien des parties du monde, des régions entières extrêmement fertiles, peuplées de quelques sauvages errants, alors qu'elles pourraient nourrir de nombreux

29. M. Galton, *Macmillan's Magazine*, août 1865, p. 325. Voir aussi, *On Darwinism and national Life; Nature*, déc., 1869, p. 184.
30. *Last Winter in the United States*, 1868, p. 29.

ménages prospères, nous sommes disposés à penser que la lutte pour l'existence n'a pas été suffisamment rude pour forcer l'homme à atteindre son état le plus élevé. A en juger d'après tout ce que nous savons de l'homme et des animaux inférieurs, les facultés intellectuelles et morales ont toujours présenté une variabilité assez grande pour que la sélection naturelle pût déterminer leur perfectionnement continu. Ce développement réclame sans doute le concours simultané de nombreuses circonstances favorables ; mais on peut douter que les circonstances suffisent, si elles ne sont pas accompagnées d'une très rapide multiplication et de l'excessive rigueur de la lutte pour l'existence qui en est la conséquence. L'état de la population dans certains pays, dans l'Amérique méridionale par exemple, semble même prouver qu'un peuple qui a atteint à la civilisation, tel que les Espagnols, est susceptible de se livrer à l'indolence et de rétrograder, quand les conditions d'existence deviennent très faciles. Chez les nations très civilisées, la continuation du progrès dépend, dans une certaine mesure, de la sélection naturelle, car ces nations ne cherchent pas à se supplanter et à s'exterminer les unes les autres, comme le font les tribus sauvages. Toutefois les membres les plus intelligents finissent par l'emporter dans le cours des temps sur les membres inférieurs de la même communauté, et laissent des descendants plus nombreux ; or c'est là une forme de la sélection naturelle. Une bonne éducation pendant la jeunesse, alors que l'esprit est très impressionnable, et un haut degré d'excellence, pratiqué par les hommes les plus distingués, incorporé dans les lois, les coutumes et les traditions de la nation et exigé par l'opinion publique, semblent constituer les causes les plus efficaces du progrès. Mais il faut toujours se rappeler que la puissance de l'opinion publique dépend du cas que nous faisons de l'approbation ou du blâme exprimé par nos semblables, ce qui dépend de notre sympathie que, l'on n'en peut guère douter, la sélection naturelle a primitivement développée, car elle constitue un des éléments les plus importants des instincts sociaux[31].

Toutes les nations civilisées ont été autrefois barbares. — Sir J. Lubbock[32], M. Tylor, M' Lennan et autres, ont traité cette question d'une façon si complète et si remarquable que je puis me borner ici à résumer leurs conclusions. Le duc d'Argyll[33], et, avant lui, l'archevêque Whately, ont cherché à démontrer que l'homme a paru sur

31. Broca, *les Sélections*, *Revue d'anthropologie*, 1872.
32. *On the Origin of Civilisation*, *Proc. Ethnological Soc.*, 26 nov. 1867.
33. *Primeval Man*, 1869.

la terre à l'état d'être civilisé, et que tous les sauvages ont depuis éprouvé une dégradation, mais leurs arguments me paraissent bien faibles comparativement à ceux que leur oppose la partie adverse. Bien des nations ont sans doute rétrogradé au point de vue de la civilisation; il se peut même que quelques-unes soient retombées dans une barbarie complète; cependant je n'en ai nulle part trouvé la preuve. Les Fuégiens, forcés probablement par d'autres hordes conquérantes à s'établir dans leur pays inhospitalier, peuvent, comme conséquence, s'y être un peu plus dégradés; mais il serait difficile de prouver qu'ils sont tombés beaucoup plus bas que les Botocudos, qui habitent les plus belles parties du Brésil.

Toutes les nations civilisées descendent de peuples barbares; c'est ce que prouvent, d'une part, les traces évidentes de leur ancienne condition inférieure qui existent encore dans leurs coutumes, leurs croyances, leur langage, etc.; et, d'autre part, le fait que les sauvages peuvent s'élever par eux-mêmes de quelques degrés sur l'échelle de la civilisation. Les preuves à l'appui de la première hypothèse sont très curieuses, mais je ne puis les indiquer ici: je veux parler, par exemple, de la numération, qui, ainsi que le prouve clairement M. Tylor, par les mots encore usités dans quelques pays, a pris son origine en comptant les doigts d'une main d'abord, puis de la seconde, et enfin ceux des pieds. Nous en trouvons des traces dans notre propre système décimal, et dans les chiffres romains, qui, arrivés à V, signe que l'on est disposé à considérer comme l'image abrégée de la main humaine, passent à VI, ce qui indique sans doute l'emploi de l'autre main. De même, lorsque nous employons les locutions dont la vingtaine est l'unité (*score* en anglais), « nous comptons d'après le système vigésimal, chaque vingtaine ainsi idéalement représentée, comptant pour 20, — c'est-à-dire *un homme*, comme dirait un Mexicain ou un Caraïbe[34] ». D'après une grande école de philologues, école dont le nombre va croissant, chaque langage porte les marques de son évolution lente et graduelle. Il en est de même de l'écriture, car les lettres ne sont que des rudiments d'hiéroglyphes. On ne peut lire l'ouvrage de M. M'Lennan[35] sans admettre que presque toutes les nations civilisées ont

34. *Royal Institution of Great Britain*, 15 mars 1867. Aussi, *Researches into the Early History of Mankind*, 1865.

35. *Primitive Marriage*, 1865. Voir aussi un article évidemment du même auteur, dans *North British Review*, juillet 1869. M.-L.-H. Morgan, *A Conjectural solution of the origin of the class. system of Relationship; Proceed. American Acad. of Sciences*, vol. VII, fév. 1868. Le professeur Schaaffhausen (*Anthropological Review*, oct. 1869, p. 373), fait des remarques sur les « traces de sacrifices humains qu'on trouve tant dans Homère que dans l'Ancien Testament ».

conservé quelques traces de certaines habitudes barbares, telles que le rapt des femmes par exemple. Peut-on citer une seule nation ancienne, se demande le même auteur, qui dans le principe, ait pratiqué la monogamie? L'idée primitive de la justice, c'est-à-dire la loi du combat et les autres coutumes dont il subsiste encore des traces, était également très grossière. Un grand nombre de nos superstitions représentent les restes d'anciennes croyances religieuses erronées. La forme religieuse la plus élevée, — l'idée d'un Dieu abhorrant le péché et aimant la justice, — était inconnue dans les temps primitifs.

Passons à un autre genre de preuves : sir J. Lubbock a démontré que quelques sauvages ont récemment réalisé certains progrès dans quelques-uns de leurs simples arts. L'exposé très curieux qu'il fait des armes, des outils employés et des arts pratiqués par les sauvages dans les diverses parties du monde, tend à prouver que presque toutes les découvertes ont été indépendantes, sauf peut-être l'art de faire le feu [36]. Le boomerang australien est un excellent exemple d'une découverte indépendante. Les Tahitiens, lorsqu'on les visita pour la première fois, étaient déjà, sous plusieurs rapports, plus avancés que les habitants de la plupart des autres îles Polynésiennes. Il n'y a pas de raisons pour croire que la haute culture des Péruviens et des Mexicains indigènes dût provenir d'une source étrangère [37]; ces peuples cultivaient, en effet, plusieurs plantes indigènes, et avaient réduit en domesticité quelques animaux du pays. Un équipage venant d'un pays à demi civilisé, naufragé sur les côtes de l'Amérique, n'aurait pas, si on en juge d'après le peu d'influence qu'exercent la plupart des missionnaires, produit d'effet marqué sur les indigènes, à moins que ceux-ci ne fussent déjà quelque peu civilisés. Si nous remontons à une période très reculée de l'histoire du monde, nous trouvons, pour nous servir des expressions si bien connues de sir J. Lubbock, une période paléolithique et une période néolithique; or personne ne saurait prétendre que l'art de polir les outils grossiers en silex taillé ne soit une découverte indépendante. Dans toutes les parties de l'Europe jusqu'en Grèce, en Palestine, dans l'Inde, au Japon, dans la Nouvelle-Zélande et en Afrique, l'Egypte comprise, on a découvert de nombreux instruments en silex et les habitants actuels n'ont conservé aucune tradition à cet égard. Les Chinois et les an-

36. Sir J. Lubbock, *Prehistoric Times*, 2ᵉ édit., 1869, chap. XV et XVI et *passim*, Voir aussi Tylor, *Early History of Mankind*, chap. IX.

37. Le Dʳ F. Müller a fait quelques excellentes remarques à ce sujet dans le *Voyage de la Novara*, partie *Anthropologique*, partie III, 1868, p. 127.

ciens Juifs ont aussi employé autrefois ces instruments en silex. On peu donc en conclure que les habitants de ces nombreux pays, qui comprennent presque tout le monde civilisé, ont été autrefois dans un état de barbarie. Croire que l'homme, primitivement civilisé, a ensuite éprouvé, dans tant de régions différentes, une dégradation complète, c'est se faire une pauvre opinion de la nature humaine. Combien n'est-elle pas plus vraie et plus consolante, cette opinion qui veut que le progrès ait été plus général que la rétrogadation; et qui enseigne que l'homme, parti d'un état inférieur, s'est avancé, à pas lents et interrompus, il est vrai, jusqu'au degré le plus élevé qu'il ait encore atteint en science, en morale et en religion?

CHAPITRE VI

AFFINITÉS ET GÉNÉALOGIE DE L'HOMME

La position de l'homme dans la série animale. — Le système naturel est généalogique. — Les caractères d'adaptation ont peu de valeur. — Divers points de ressemblance entre l'homme et les quadrumanes. — Rang de l'homme dans le système naturel. — Patrie primitive et antiquité de l'homme. — Absence de chaînons fossiles. — États inférieurs de la généalogie de l'homme, déduits de ses affinités et de sa conformation. — État primitif androgyne des Vertébrés. — Conclusions.

Admettons que la différence entre l'homme et les animaux qui sont le plus voisins de lui, soit, sous le rapport de la conformation corporelle, aussi grande que quelques naturalistes le soutiennent; admettons aussi, ce qui, d'ailleurs, est évident, que la différence qui sépare l'homme des animaux, sous le rapport des aptitudes mentales, soit immense; il me semble, cependant, que les faits cités dans les chapitres précédents prouvent de la manière la plus évidente que l'homme descend d'une forme inférieure, bien qu'on n'ait pas encore, jusqu'à présent, découvert les chaînons intermédiaires.

L'homme est sujet à des variations nombreuses, légères et diverses, déterminées par les mêmes causes, réglées et transmises selon les mêmes lois générales que chez les animaux inférieurs. Il s'est multiplié si rapidement qu'il a été nécessairement soumis à la lutte pour l'existence, et, par conséquent, à l'action de la sélection naturelle. Il a engendré des races nombreuses, dont quelques-unes diffèrent assez les unes des autres pour que certains naturalistes les aient considérées comme des espèces distinctes. Le corps de l'homme est construit sur le même plan homologue que celui des autres mammifères. Il traverse les mêmes phases de développement embryogénique. Il conserve beaucoup de conformations rudimentaires et inutiles, qui, sans doute, ont eu autrefois leur utilité. Nous voyons quelquefois reparaître chez lui des caractères qui, nous avons toute raison de le croire, ont existé chez ses premiers ancêtres. Si l'origine de l'homme avait été totalement différente de celle de tous les autres animaux, ces diverses manifestations ne seraient que de creuses déceptions, et une pareille hypothèse est inadmissible. Ces manifestations deviennent, au contraire, compréhensibles, au moins dans une large mesure, si l'homme, est avec d'autres mammifères, le codescendant de quelque type inférieur inconnu.

Quelques naturalistes, profondément frappés des aptitudes mentales de l'homme, ont partagé l'ensemble du monde organique en trois règnes : le règne Humain, le règne Animal et le règne Végétal, attribuant ainsi à l'homme un règne spécial [1]. Le naturaliste ne peut ni comparer ni classer les aptitudes mentales, mais il peut, ainsi que j'ai essayé de le faire, chercher à démontrer que, si les facultés mentales de l'homme diffèrent immensément en degré de celles des animaux qui lui sont inférieurs, elle n'en diffèrent pas quant à leur nature. Une différence en degré, si grande qu'elle soit, ne nous autorise pas à placer l'homme dans un règne à part ; c'est ce qu'on comprendra mieux peut-être, si on compare les facultés mentales de deux insectes, un coccus et une fourmi, par exemple, qui tous deux appartiennent incontestablement à la même classe. La différence dans ce cas est plus grande, quoique d'un genre quelque peu différent, que celle qui existe entre l'homme et le mammifère le plus élevé. Le jeune coccus femelle s'attache par sa trompe à une plante dont il suce la sève sans jamais changer de place ; la femelle y est fécondée, elle pond ses œufs, et telle est toute son histoire. Il faudrait, au contraire, un gros volume, ainsi que l'a démontré P. Huber, pour décrire les habitudes et les aptitudes mentales d'une fourmi ; je me contenterai de signaler ici quelques points spéciaux. Il est certain que les fourmis se communiquent réciproquement certaines impressions, et s'associent pour exécuter un même travail, ou pour jouer ensemble. Elles reconnaissent leurs camarades après plusieurs mois d'absence et éprouvent de la sympathie les unes pour les autres. Elles construisent de vastes édifices, qu'elles maintiennent dans un parfait état de propreté, elles en ferment les portes le soir, et y placent des senti-

1. Isid. Geoffroy Saint-Hilaire donne le détail de la position que les divers naturalistes ont assignée à l'homme dans leurs classifications : *Histoire nat. générale*, 1859, p. 170-189.

nelles. Elles font des routes, creusent des tunnels sous les rivières, ou les traversent au moyen de ponts temporaires qu'elles établissent en s'attachant les unes aux autres. Elles recueillent des aliments pour la tribu, et, lorsqu'on apporte au nid un objet trop gros pour y entrer, elles élargissent la porte, puis la reconstruisent à nouveau. Elles emmagasinent des graines qu'elles empêchent de germer; si ces graines sont atteintes par l'humidité, elles les sortent du nid et les étendent au soleil pour les faire sécher. Elles élèvent des pucerons et d'autres insectes comme autant de vaches à lait. Elles sortent en bandes régulièrement organisées pour combattre, et n'hésitent pas à sacrifier leur vie pour le bien commun. Elles émigrent d'après un plan préconçu. Elles capturent des esclaves. Elles transportent les œufs de leurs pucerons, ainsi que leurs propres œufs et leurs cocons, dans les parties chaudes du nid, afin d'en faciliter l'éclosion. Nous pourrions ajouter encore une infinité de faits anologues [2]. En résumé, la différence entre les aptitudes mentales d'une fourmi et celles d'un coccus est immense; cependant personne n'a jamais songé à les placer dans des classes, encore bien moins dans des règnes distincts. Cet intervalle est, sans doute, comblé par les aptitudes mentales intermédiaires d'une foule d'autres insectes; ce qui n'est pas le cas entre l'homme et les singes supérieurs. Mais, nous avons toute raison de croire que les lacunes que présente la série ne sont que le résultat de l'extinction d'un grand nombre de formes intermédiaires.

Le professeur Owen, prenant pour base principale la conformation du cerveau, a divisé la série des mammifères en quatre sous-classes. Il en consacre une à l'homme et il place dans une autre les marsupiaux et les monotrèmes; de sorte qu'il établit une distinction aussi complète entre l'homme et les autres mammifères, qu'entre ceux-ci et les deux derniers groupes réunis. Aucun naturaliste capable de porter un jugement indépendant n'ayant, que je sache, admis cette manière de voir, nous ne nous en occuperons pas davantage.

Il est facile de comprendre pourquoi une classification basée sur un seul caractère ou sur un seul organe, — fût-ce un organe aussi complexe et aussi important que le cerveau, — ou sur le grand développement des facultés mentales, doit presque certainement être

2. M. Belt a cité (*Naturalist in Nicaragua*, 1874) les faits les plus intéressants qui aient jamais peut-être été publiés sur les fourmis. Voir l'intéressant ouvrage de M. Moggridge, *Harvesting Ants*, etc., 1873. Voir aussi l'excellent article de Georges Pouchet, l'*Instinct chez les insectes* (*Revue des Deux Mondes*, févr. 1870, p. 682).

peu satisfaisante. On a appliqué ce système aux insectes hyménoptères; mais, une fois classés ainsi d'après leurs habitudes ou leurs instincts, on a reconnu que cette classification était entièrement artificielle[3]. On peut, cela va sans dire, baser une classification sur un caractère quelconque : la taille, la couleur, l'élément habité; mais les naturalistes ont, depuis longtemps, acquis la conviction profonde qu'il doit exister un système naturel de classification. Ce système, on l'admet généralement aujourd'hui, doit suivre autant que possible un arrangement généalogique, — c'est-à-dire que les codescendants du même type doivent être réunis dans un groupe séparé des codescendants de tout autre type; mais, si les formes parentes ont eu des relations de parenté, il en est de même de leurs descendants, et les deux groupes doivent constituer un groupe plus considérable. L'étendue des différences existant entre les divers groupes, — c'est-à-dire la somme des modifications que chacun d'eux aura éprouvées, — s'exprimera par des termes tels que genres, familles, ordres et classes. Comme nous ne possédons aucun document sur les lignes de descendance, nous ne pouvons découvrir ces lignes qu'en observant les degrés de ressemblance qui existent entre les êtres qu'il s'agit de classer. Dans ce but, un grand nombre de points de ressemblance ont une importance beaucoup plus considérable que toute similitude ou toute dissemblance prononcée, mais ne portant que sur un petit nombre de points. Si deux langages contiennent un grand nombre de mots et de formes de construction identique, on est d'accord pour reconnaître qu'ils dérivent d'une source commune, quand bien même ils pourraient différer beaucoup par quelques autres points. Mais, chez les êtres organisés, les points de ressemblance ne doivent pas consister dans les seules adaptations à des habitudes de vie anologues : ainsi, par exemple, il se peut que toute la constitution des deux animaux se soit modifiée pour les approprier à vivre dans l'eau, sans que pour cela ils soient voisins l'un de l'autre dans le système naturel. Cette remarque nous aide à comprendre pourquoi les nombreuses ressemblances portant sur des conformations sans importance, sur des organes inutiles et rudimentaires, ou sur des parties non encore complètement développées et inactives au point de vue fonctionnel, sont de beaucoup les plus utiles pour la classification, parce que, n'étant pas dues à des adaptations récentes, elles révèlent ainsi les anciennes lignes de descendance, c'est-à-dire celles de la véritable affinité.

3. Westwood, *Modern Classif. of Insects*, vol. II, 1840, p. 87.

En outre, on s'explique aisément qu'il ne faudrait pas conclure d'une modification importante affectant un seul caractère à la séparation absolue de deux organismes. La théorie de l'évolution nous enseigne, en effet, qu'une partie qui diffère considérablement de la partie correspondante chez d'autres formes voisines a dû varier beaucoup, et que, tant que l'organisme reste soumis aux mêmes conditions, elle tend à varier encore dans la même direction; si ces nouvelles variations sont avantageuses, elles se conservent et s'augmentent continuellement. Dans beaucoup de cas, le développement continu d'une partie, du bec d'un oiseau, par exemple, ou des dents d'un mammifère, ne serait avantageux à l'espèce ni pour se procurer ses aliments, ni dans aucun autre but; mais, chez l'homme, nous ne voyons, en ce qui regarde les avantages qu'il peut en tirer, aucune limite définie à assigner au développement persistant du cerveau et des facultés mentales. Par conséquent, si l'on veut déterminer la position de l'homme dans le système naturel ou généalogique, l'extrême développement du cerveau ne doit pas l'emporter sur une foule de ressemblances portant sur des points d'importance moindre ou même n'en ayant aucune.

La plupart des naturalistes qui ont pris en considération l'ensemble de la conformation humaine, les facultés mentales comprises, ont adopté les vues de Blumenbach et de Cuvier, et ont placé l'homme dans un ordre séparé sous le nom de Bimanes, et, par conséquent, sur le même rang que les ordres des Quadrumanes, des Carnivores, etc. Beaucoup de naturalistes très distingués ont récemment repris l'hypothèse proposée d'abord par Linné, si remarquable par sa sagacité, et ont replacé, sous le nom de Primates, l'homme dans le même ordre que les Quadrumanes. Il faut reconnaître la justesse de cette hypothèse, si l'on songe, en premier lieu, aux remarques que nous venons de faire sur le peu d'importance qu'a, relativement à la classification, l'énorme développement du cerveau chez l'homme, et si l'on se rappelle aussi que les différences fortement accusées existant entre le crâne de l'homme et celui des Quadrumanes (différences sur lesquelles Bischoff, Aeby et d'autres ont récemment beaucoup insisté) sont le résultat très vraisemblable d'un développement différent du cerveau. En second lieu, nous ne devons point oublier que presque toutes les autres différences plus importantes qui existent entre l'homme et les Quadrumanes sont de nature éminemment adaptative, et se rattachent principalement à l'attitude verticale particulière à l'homme; telles sont la structure de la main, du pied et du bassin, la courbure de la colonne vertébrale et la position de la tête. La famille des phoques offre un excellent exemple du peu d'importance qu'ont les caractères d'adaptation au point de vue de la classification. Ces animaux diffèrent de tous les autres Carnivores, par la forme du corps et par la conformation des membres, beaucoup plus que l'homme ne diffère des singes supérieurs; cependant, dans tous les systèmes, depuis celui de Cuvier jusqu'au plus récent, celui de M. Flower[4], les phoques occupent le rang d'une simple famille dans l'ordre des Carnivores. Si l'homme n'avait pas été son propre classificateur, il n'eût jamais songé à fonder un ordre séparé pour s'y placer.

Je n'essaierai certes pas, car ce serait dépasser les limites de cet ouvrage et celles de mes connaissances, de signaler les innombrables points de conformation par lesquels l'homme se rapproche des autres Primates. Notre éminent anatomiste et philosophe, le professeur Huxley, après une discussion approfondie du sujet[5], conclut que, dans toutes les parties de son organisation, l'homme diffère moins des singes supérieurs que ceux-ci ne diffèrent des membres inférieurs de leur propre groupe. En conséquence, « il n'y a aucune raison pour placer l'homme dans un ordre distinct. »

J'ai signalé, au commencement de ce volume, divers faits qui prouvent que l'homme a une constitution absolument analogue à celle des mammifères supérieurs; cette analogie dépend sans doute de notre ressemblance intime avec eux, tant au point de vue de la structure élémentaire que de la composition chimique de notre corps. J'ai cité comme exemple notre aptitude aux mêmes maladies et aux attaques de parasites semblables; nos goûts communs pour les mêmes stimulants, les effets semblables qu'ils produisent, ainsi que ceux de diverses drogues, et d'autres faits de même nature.

Les traités systématiques négligent souvent de prendre en considération certains points peu importants de ressemblance entre l'homme et les singes supérieurs; cependant ces points de ressemblance révèlent clairement, lorsqu'ils sont nombreux, nos rapports de parenté, je tiens donc à en signaler quelques-uns. La position relative des traits de la face est évidemment la même chez l'homme et chez les Quadrumanes; les diverses émotions se traduisent par des mouvements presque identiques des muscles et de la peau, surtout au-dessus des sourcils et autour de la bouche. Il y a même quelques expressions qui sont presque analogues, telles que les sanglots de certaines espèces de singes et le bruit imitant le rire

4. *Proceed. Zolog. Society*, 1863, p. 4.
5. *Evidence as to Man's Place in Nature*, 1863, p. 70

que font entendre d'autres espèces, actes pendant lesquels les coins de la bouche se retirent en arrière et les paupières inférieures se plissent. L'extérieur des oreilles est singulièrement semblable. L'homme a un nez beaucoup plus proéminent que la plupart des singes; mais nous pouvons déjà apercevoir un commencement de courbure aquiline sur le nez du Gibbon Hoolock; cette courbure du même organe est ridiculement exagérée chez le *Semnopithecus nasica*.

Beaucoup de singes ont le visage orné de barbe, de favoris ou de moustaches. Les cheveux atteignent une grande longueur chez quelques espèces de Semnopithèques[6]; chez le Bonnet chinois (*Macacus radiatus*), ils rayonnent d'un point du vertex avec une raie au milieu, absolument comme chez l'homme. On admet généralement que l'homme doit au front son aspect noble et intelligent; mais les poils touffus de la tête du Bonnet chinois se terminent brusquement au sommet du front, lequel est recouvert d'un poil si court et si fin, un véritable duvet, que, à une petite distance, à l'exception des sourcils, il paraît être entièrement nu. On a affirmé par erreur qu'aucun singe n'a de sourcils. Chez l'espèce dont nous venons de parler, le degré de dénudation du front varie selon les individus; Eschricht constate[7], d'ailleurs, que, chez nos enfants, la limite entre le scalpe chevelu et le front dénudé est parfois mal définie; ce qui semble constituer un cas insignifiant de retour vers un ancêtre dont le front n'était pas encore complètement dénudé.

On sait que, sur les bras de l'homme, les poils tendent à converger d'en haut et d'en bas en une pointe vers le coude. Cette disposition curieuse, si différente de celle que l'on observe chez la plupart des mammifères inférieurs, est commune au gorille, au chimpanzé, à l'orang, à quelques espèces d'hylobates, et même à quelques singes américains. Mais, chez l'*Hylobates agilis*, le poil de l'avant-bras se dirige comme à l'ordinaire vers le poignet; chez le *H. lar*, le poil est presque transversal avec une très légère inclinaison vers l'avant-bras, de telle sorte que, chez cette dernière espèce, il se présente à l'état de transition. Il est très probable que, chez la plupart des mammifères, l'épaisseur du poil et la direction qu'il affecte sur le dos servent à faciliter l'écoulement de la pluie; les poils obliques des pattes de devant du chien servent sans doute à cet usage lorsqu'il dort enroulé sur lui-même. M. Wallace remarque que chez l'orang (dont il a soigneusement étudié les mœurs)

6. Isid. Geoffroy. *Hist. Nat. gén.*, t. II, 1859, p. 217.

7. *Ueber die Richtung der Haare, etc.*, Müller's *Archiv für Anat. und Physiolog.*, 1837, p. 51.

la convergence des poils du bras vers le coude sert à l'écoulement de la pluie lorsque cet animal, suivant son habitude, replie, quand il pleut, ses bras en l'air, pour saisir une branche d'arbre ou simplement pour les poser sur sa tête. Livingstone affirme que le gorille, pendant une pluie battante, croise ses mains sur sa tête[8]. Si cette explication est exacte, comme cela semble probable, l'arrangement des poils sur notre avant-bras serait une singulière preuve de notre ancien état; car on ne saurait admettre que nos poils aient aujourd'hui aucune utilité pour faciliter l'écoulement de la pluie, usage auquel ils ne se trouveraient, d'ailleurs, plus appropriés par leur direction, vu notre attitude verticale actuelle.

Il serait, toutefois, téméraire de trop se fier au principe de l'adaptation relativement à la direction des poils chez l'homme ou chez ses premiers ancêtres. Il est, en effet, impossible d'étudier les figures d'Eschricht sur l'arrangement du poil chez le fœtus humain, arrangement qui est le même que chez l'adulte, sans reconnaître avec cet excellent observateur que d'autres causes et des plus complexes ont dû intervenir. Les points de convergence paraissent avoir quelques rapports avec ces parties qui, dans le développement de l'embryon, se forment les dernières. Il semble aussi qu'il existe quelque rapport entre l'arrangement des poils sur les membres et le trajet des artères médullaires[9].

Je ne prétends certes pas dire que les ressemblances signalées ci-dessus entre l'homme et certains singes, ainsi que sur beaucoup d'autres points, — tels que la dénudation du front, les longues tresses sur la tête, etc., — résultent nécessairement toutes d'une transmission héréditaire non interrompue des caractères d'un ancêtre commun, ou d'un retour subséquent vers ces caractères. Il est plus probable qu'un grand nombre de ces ressemblances sont dues à une variation analogue, laquelle, ainsi que j'ai cherché à le démontrer ailleurs[10], résulte du fait que des organismes codescendants ont une constitution semblable et subissent l'influence de causes déterminant une même variabilité. Quant à la direction analogue des poils de l'avant-bras chez l'homme et chez certains singes, on peut probablement l'attribuer à l'hérédité, car ce caractère est

8. Cité par Reade. *The African Sketch Book*, vol. I, 1873, p. 152.

9. Sur les poils des Hylobates, voir *Nat. Hist. of Mammals*, par C. L. Martin, 1841, p. 415. Isid. Geoffroy, sur les singes américains et autres. *Hist. Nat. gén.*, vol. II, 1859, pp. 216, 243. Eschricht, *ibid.*, pp. 46, 55, 61. Owen, *Anat. of Vertebrates*, vol. III, p. 619. Wallace, *Contribution to the theory of Natural selection*, 1870, p. 344.

10. *Origine des espèces*, 1872, p. 174. *La Variation des animaux et des plantes à l'état domestique*, vol. II, p. 370 (Paris, Reinwald).

commun à la plupart des singes anthropomorphes ; on ne saurait, cependant, rien affirmer à cet égard ; car quelques singes américains fort distincts présentent également ce caractère.

Si, comme nous venons de le voir, l'homme n'a pas droit à former un ordre distinct, il pourrait peut-être réclamer un sous-ordre ou une famille distincte. Dans son dernier ouvrage[11], le professeur Huxley divise les Primates en trois sous-ordres, qui sont : les Anthropidés, comprenant l'homme seul ; les Simiadés, comprenant les singes de toute espèce, et les Lémuridés, comprenant les divers genres de lémures. Si l'on se place au point de vue des différences portant sur certains points importants de conformation, l'homme peut, sans aucun doute, prétendre avec raison au rang de sous-ordre ; rang encore trop inférieur, si nous considérons principalement ses facultés mentales. Ce rang serait, toutefois, trop élevé au point de vue généalogique, d'après lequel l'homme ne devrait représenter qu'une famille, ou même seulement une sous-famille. Si nous nous figurons trois lignes de descendance procédant d'une source commune, il est parfaitement concevable que, après un laps de temps très prolongé, d'eux d'entre elles se soient assez peu modifiées pour se comporter comme espèces d'un même genre ; tandis que la troisième peut s'être assez profondément modifiée pour constituer une sous-famille, une famille, ou même un ordre distinct. Mais, même dans ce cas, il est presque certain que cette troisième ligne conserverait encore, par hérédité, de nombreux traits de ressemblance avec les deux autres. Ici se présente donc la difficulté, actuellement insoluble, de savoir quelle portée nous devons attribuer dans nos classifications aux différences très marquées qui peuvent exister sur quelques points, — c'est-à-dire à la somme des modifications éprouvées ; et quelle part il convient d'attribuer à une exacte ressemblance sur une foule de points insignifiants, comme indication des lignes de descendance ou de généalogie. La première alternative est la plus évidente, et peut-être la plus sûre, bien que la dernière paraisse être celle qui indique le plus correctement la véritable classification naturelle.

Pour asseoir notre jugement sur ce point, relativement à l'homme, jetons un coup d'œil sur la classification des Simiadés. Presque tous les naturalistes s'accordent à diviser cette famille en deux groupes : les Catarrhinins, ou singes de l'ancien monde, qui tous, comme l'indique leur nom, sont caractérisés par la structure particulière de leurs narines, et la présence de quatre prémolaires

11. *An Introduction to the Classification of Animals*, 1869, p. 99.

à chaque mâchoire; les Platyrrhinins, ou singes du nouveau monde, comprenant deux sous-groupes très distincts, tous caractérisés par des narines d'une conformation très différente, et la présence de six prémolaires à chaque mâchoire. On pourrait encore ajouter quelques autres légères différences. Or il est incontestable que, par sa dentition, par la conformation de ses narines, et sous quelques autres rapports, l'homme appartient à la division de l'ancien monde ou groupe catarrhinin ; et que, par aucun caractère, il ne ressemble de plus près aux platyrrhinins qu'aux catarrhinins, sauf sur quelques points peu importants et qui paraissent résulter d'adaptations. Il serait, par conséquent, contraire à toute probabilité de supposer que quelque ancienne espèce du nouveau monde ait, en variant, produit un être à l'aspect humain, qui aurait revêtu tous les caractères distinctifs de la division de l'ancien monde en perdant en même temps les siens propres. Il y a donc tout lieu de croire que l'homme est une branche de la souche simienne de l'ancien monde, et que, au point de vue généalogique, on doit le classer dans un groupe catarrhinin [12].

La plupart des naturalistes classent dans un sous-groupe distinct, dont ils excluent les autres singes de l'ancien monde, les singes anthropomorphes, à savoir le gorille, le chimpanzé, l'orang et l'hylobates. Je sais que Gratiolet, se basant sur la conformation du cerveau, n'admet pas l'existence de ce sous-groupe, qui est certainement un groupe accidenté. En effet, comme le fait remarquer M. Saint-George-Mivart [13], « l'orang est une des formes les plus particulières et les plus déviées qu'on trouve dans cet ordre ». Quelques naturalistes divisent encore les singes non anthropomorphes de l'ancien continent, en deux ou trois sous-groupes plus petits, dont le genre semnopithèque, avec son estomac tout boursouflé, constitue un des types. Les magnifiques découvertes de M. Gaudry dans l'Attique semblent prouver l'existence, pendant la période miocène, d'une forme reliant les Semnopithèques aux Macaques; fait qui, si on le généralise, explique comment autrefois les autres groupes plus élevés se confondaient les uns avec les autres.

L'homme ressemble aux singes anthropomorphes, non seulement par tous les caractères qu'il possède en commun avec le groupe

12. C'est presque la même classification que celle adoptée provisoirement par M. Saint-George-Mivart (*Transact. Philos. Soc.*, 1867, p. 300), qui, après avoir séparé les Lémuriens, divise le reste des Primates en Hominidés et en Simiadés correspondant aux Catarrhinins; et en Cébidés et en Hapalidés, — ces deux derniers groupes représentant les Platyrrhinins. M. Mivart défend encore la même opinion; voir *Nature*, 1871, p. 481.

13. *Transact. Zoolog. Soc.*, vol. VI, 1867, p. 214.

catarrhinin pris dans son ensemble, mais encore par d'autres traits particuliers, tels que l'absence de callosités et de queue, et l'aspect général; en conséquence, si l'on admet que ces singes forment un sous-groupe naturel, nous pouvons conclure que l'homme doit son origine à quelque ancien membre de ce sous-groupe. Il n'est guère probable, en effet, qu'un membre d'un des autres sous-groupes inférieurs ait, en vertu de la loi de la variation analogue, engendré un être à l'aspect humain, ressemblant sous tant de rapports aux singes anthropomorphes supérieurs. Il n'est pas douteux que, comparé à la plupart des types qui se rapprochent le plus de lui, l'homme n'ait éprouvé une somme extraordinaire de modifications, portant surtout sur l'énorme développement de son cerveau et résultant de son attitude verticale; nous ne devons pas, néanmoins, perdre de vue « qu'il n'est qu'une des diverses formes exceptionnelles des Primates[14] ».

Quiconque admet le principe de l'évolution doit admettre aussi que les deux principales divisions des Simiadés, les singes catarrhinins et les singes platyrrhinins avec leurs sous-groupes, descendent tous d'un ancêtre unique, séparé d'eux par de longues périodes. Les premiers descendants de cet ancêtre, avant de s'écarter considérablement les uns des autres, ont dû continuer à former un groupe unique naturel; toutefois quelques-unes des espèces, ou genres naissants, devaient déjà commencer à indiquer, par leur divergence, les caractères distinctifs futurs des groupes catarrhinin et platyrrhinin. En conséquence, les membres de cet ancien groupe, dont nous supposons l'existence, ne devaient pas présenter dans leur dentition ou dans la structure de leurs narines l'uniformité qu'offrent actuellement le premier caractère chez les singes catarrhinins, et le second chez les singes platyrrhinins; ils devaient, sous ce rapport, ressembler au groupe voisin des Lémures, qui diffèrent beaucoup les uns des autres par la forme de leur museau[15], et à un degré excessif par leur dentition.

Les singes catarrhinins et les singes platyrrhinins possèdent en commun une foule de caractères, comme le prouve le fait qu'ils appartiennent incontestablement à un seul et même ordre. Ces nombreux caractères communs ne peuvent guère avoir été acquis indépendamment par une aussi grande quantité d'espèces distinctes; il convient donc d'attribuer ces caractères à l'hérédité. En outre, un naturaliste aurait, sans aucun doute, classé au nombre des singes

14. M. Saint-George-Mivart, *Transact. Philos. Soc.*, 1867, p. 410.

15. MM. Murie and Mivart sur les Lemuroidea, *Transact. Zoolog. Soc.*, vol. VII, 1869, p. 5.

une forme ancienne, qui aurait possédé beaucoup de caractères communs aux singes catarrhinins et aux singes platyrrhinins, et à d'autres singes intermédiaires, outre qu'elle aurait possédé quelques autres caractères distincts de ceux qu'on observe actuellement chez chacun de ces groupes. Or, comme, au point de vue généalogique, l'homme appartient au groupe catarrhinin, ou groupe de l'ancien monde, nous devons conclure, quelque atteinte que puisse en ressentir notre orgueil, que nos ancêtres primitifs auraient, à bon droit, porté le nom de singes [16]. Mais il ne faudrait pas supposer que l'ancêtre primitif de tout le groupe simien, y compris l'homme, ait été identique, ou même ressemblât de près, à aucun singe existant.

Patrie et antiquité de l'homme. — Nous sommes naturellement amenés à rechercher quelle a pu être la patrie primitive de l'homme, alors que nos ancêtres se sont écartés du groupe catarrhinin. Le fait qu'ils faisaient partie de ce groupe prouve clairement qu'ils habitaient l'ancien monde, mais ni l'Australie, ni aucune île océanique, ainsi que nous pouvons le prouver par les lois de la distribution géographique. Dans toutes les grandes régions du globe, les mammifères vivants se rapprochent beaucoup des espèces éteintes de la même région. Il est donc probable que l'Afrique a autrefois été habitée par des singes disparus très voisins du gorille et du chimpanzé; or, comme ces deux espèces sont actuellement celles qui se rapprochent le plus de l'homme, il est probable que nos ancêtres primitifs ont vécu sur le continent africain plutôt que partout ailleurs. Il est inutile, d'ailleurs, de discuter longuement cette question, car, pendant l'époque miocène supérieure, un singe presque aussi grand que l'homme, voisin des Hylobates anthropomorphes, le Dryopithèque de Lartet [17] a habité l'Europe ; depuis cette époque reculée, la terre a certainement subi des révolutions nombreuses et considérables, et il s'est écoulé un temps plus que suffisant pour que les migrations aient pu s'effectuer sur la plus vaste échelle.

A quelque époque et en quelque endroit que l'homme ait perdu ses poils, il est probable qu'il habitait alors un pays chaud, condi-

16. Häckel est arrivé à la même conclusion. Voir, *Ueber die Entstehung der Menschengeschlechts*, dans Virchow, *Sammlung. gemein. wissen. Vorträge*, 1868, p. 61. Aussi, *Natürliche Schöpfungsgeschichte*, 1868, où il explique en détail ses vues sur la généalogie de l'homme.

17. Dr C. Forsyth Major, *Sur les singes fossiles trouvés en Italie, Soc. ital des Sciences nat.* vol. XV, 1872.

tion favorable à un régime frugivore qui, d'après les lois de l'analogie, devait être le sien. Nous sommes loin de savoir combien il s'est écoulé de temps depuis que l'homme a commencé à s'écarter du groupe catarrhinin, mais cela peut remonter à une époque aussi éloignée que la période éocène; les singes supérieurs, en effet, avaient déjà divergé des singes inférieurs dès la période miocène supérieure, comme le prouve l'existence du Dryopithèque. Nous ignorons également avec quelle rapidité des êtres, placés plus ou moins haut sur l'échelle organique, peuvent se modifier quand les conditions sont favorables; nous savons, toutefois, que certaines espèces d'animaux ont conservé la même forme pendant un laps de temps considérable. Ce qui se passe sous nos yeux chez nos animaux domestiques nous enseigne que, pendant une même période, quelques codescendants d'une même espèce peuvent ne pas changer du tout, que d'autres changent un peu, que d'autres enfin changent beaucoup. Il peut en avoir été ainsi de l'homme qui, comparé aux singes supérieurs, a éprouvé sous certains rapports des modifications importantes.

On a souvent opposé comme une grave objection à l'hypothèse que l'homme descend d'un type inférieur l'importante lacune qui interrompt la chaîne organique entre l'homme et ses voisins les plus proches, sans qu'aucune espèce éteinte ou vivante vienne la combler. Mais cette objection n'a que bien peu de poids pour quiconque, puisant sa conviction dans des raisons générales, admet le principe de l'évolution. D'un bout à l'autre de la série, nous rencontrons sans cesse des lacunes, dont les unes sont considérables, tranchées et distinctes, tandis que d'autres le sont moins à des degrés divers; ainsi, entre l'Orang et les espèces voisines, — entre le Tarsius et les autres Lémuriens, — entre l'éléphant, et, d'une manière encore bien plus frappante, entre l'Ornithorynque ou l'Échidné et les autres mammifères. Mais toutes ces lacunes ne dépendent que du nombre des formes voisines qui se sont éteintes. Dans un avenir assez prochain, si nous comptons par siècles, les races humaines civilisées auront très certainement exterminé et remplacé les races sauvages dans le monde entier. Il est à peu près hors de doute que, à la même époque, ainsi que le fait remarquer le professeur Schaaffhausen [18], les singes anthropomorphes auront aussi disparu. La lacune sera donc beaucoup plus considérable encore, car il n'y aura plus de chaînons intermédiaires entre la race humaine, qui, nous pouvons l'espérer, aura alors surpassé en civi-

18. *Anthropological Review*, avril 1867, p. 236.

lisation la race caucasienne, et quelque espèce de singe inférieur, tel que le Babouin, au lieu que, actuellement, la lacune n'existe qu'entre le Nègre ou l'Australien et le Gorille.

Quant à l'absence de restes fossiles pouvant relier l'homme à ses ancêtres pseudo-simiens, il suffit, pour comprendre le peu de portée d'une semblable objection, de lire la discussion par laquelle sir C. Lyell[19] établit combien a été lente et fortuite la découverte des restes fossiles de toutes les classes de vertébrés. Il ne faut pas oublier non plus que les régions les plus propres à fournir des restes rattachant l'homme à quelque forme pseudo-simienne éteinte n'ont pas été fouillées jusqu'à présent par les géologues.

Phases inférieures de la généalogie de l'homme. — Nous avons vu que l'homme paraît ne s'être écarté du groupe catarrhinin ou des Simiadés du vieux monde, qu'après que ceux-ci s'étaient déjà écartés de ceux du nouveau continent. Nous allons essayer maintenant de remonter aussi loin que possible les traces de la généalogie de l'homme en nous basant, d'abord sur les affinités réciproques existant entre les diverses classes et les différents ordres, et en nous aidant aussi quelque peu de l'époque relative de leur apparition successive sur la terre, en tant que cette époque a pu être déterminée. Les Lémuriens, voisins des Simiadés, leur sont inférieurs, et constituent une famille distincte des Primates, ou même un ordre distinct, suivant Häckel. Ce groupe, extraordinairement diversifié et interrompu, comprend beaucoup de formes *aberrantes*, par suite des nombreuses extinctions qu'il a probablement subies. La plupart des survivants se trouvent dans les îles, soit à Madagascar, soit dans l'archipel Malais, où ils n'ont pas été soumis à une concurrence aussi rude que celle qu'ils auraient rencontrée sur des continents mieux pourvus d'habitants. Ce groupe présente également plusieurs gradations qui, ainsi que le fait remarquer Huxley[20], « conduisent, par une pente insensible, du plus haut sommet de la création animale à des êtres qui semblent n'être qu'à un pas des mammifères placentaires les plus inférieurs, les plus petits et les moins intelligents ». Ces diverses considérations nous portent à penser que les Simiadés descendent des ancêtres des Lémuriens existants, et que ceux-ci descendent à leur tour de formes très inférieures de la série des mammifères.

Beaucoup de caractères importants placent les Marsupiaux au-

19. *Elements of Geology*, 1865, pp. 583-585. *Antiquity of Man*, 1863, p. 145.
20 *Man's Place in Nature*, p. 105.

dessous des mammifères placentaires. Ils ont apparu à une époque géologique antérieure, et leur distribution était alors beaucoup plus étendue qu'à présent. On admet donc généralement que les Placentaires dérivent des Implacentaires ou Marsupiaux, non pas toutefois de formes identiques à celles qui existent aujourd'hui, mais de leurs ancêtres primitifs. Les Monotrèmes sont clairement voisins des Marsupiaux, et constituent une troisième division encore inférieure dans la grande série des mammifères. Ils ne sont représentés actuellement que par l'Ornithorynque et l'Échidné, deux formes qu'on peut, en toute certitude, considérer comme les restes d'un groupe beaucoup plus considérable autrefois, et qui se sont conservées en Australie grâce à un concours de circonstances favorables. Les Monotrèmes présentent un vif intérêt, en ce qu'ils se rattachent à la classe des reptiles par plusieurs points importants de leur conformation.

En cherchant à retracer la généalogie des Mammifères et, par conséquent, celle de l'homme, l'obscurité devient de plus en plus profonde à mesure que nous descendons dans la série ; toutefois, comme l'a fait remarquer un juge très compétent, M. Parker, nous avons tout lieu de croire qu'aucun oiseau ou qu'aucun reptile n'occupe une place dans la ligne directe de descendance.

Quiconque veut se rendre compte de ce que peut un esprit ingénieux, joint à une science profonde, doit consulter les ouvrages du professeur Häckel[21] ; je me bornerai ici à quelques remarques générales. Tous les évolutionnistes admettent que les cinq grandes classes de Vertébrés, à savoir les Mammifères, les Oiseaux, les Reptiles, les Amphibies et les Poissons, descendent d'un même prototype, attendu qu'elles ont, surtout pendant l'état embryonnaire, un grand nombre de caractères communs. La classe des Poissons, inférieure à toutes les autres au point de vue de son organisation, a aussi paru la première, ce qui nous autorise à conclure que tous les membres du règne des Vertébrés dérivent de quelque animal pisciforme. L'hypothèse que des animaux aussi distincts les uns des autres qu'un singe, un éléphant, un oiseau-mouche, un serpent, une grenouille ou un poisson, etc., peuvent tous descendre des mêmes ancêtres, peut paraître monstrueuse, nous le savons, à

21. Des tables détaillées se trouvent dans sa *Generelle Morphologie* (t. II, p. CLIII et p. 425), et d'autres, se rattachant plus spécialement à l'homme, dans sa *Natürliche Schöpfungsgeschichte*, 1868. Le professeur Huxley, analysant ce dernier ouvrage (*Academy*, 1869, p. 42), dit qu'il considère les lignes de descendance des Vertébrés comme admirablement discutées par Häckel, bien qu'il diffère sur quelques points. Il exprime aussi sa haute estime pour la valeur et la portée générale de l'ouvrage entier et l'esprit qui a présidé à sa rédaction.

quiconque n'a pas suivi les récents progrès de l'histoire naturelle. Cette hypothèse implique, en effet, l'existence antérieure de chaînons intermédiaires, reliant étroitement les unes aux autres toutes ces formes si complètement dissemblables aujourd'hui.

Néanmoins il est certain qu'il a existé ou qu'il existe encore des groupes d'animaux, qui relient d'une manière plus ou moins intime les diverses grandes classes des Vertébrés. Nous avons vu que l'Ornithorynque se rapproche des Reptiles. D'un autre côté, le professeur Huxley a fait la remarquable découverte, confirmée par M. Cope et par d'autres savants, que, sous plusieurs rapports importants, les anciens Dinosauriens constituent un chaînon intermédiaire entre certains Reptiles et certains Oiseaux, — les autruches, par exemple (qui, elles-mêmes, sont évidemment un reste très répandu d'un groupe plus considérable), et l'Archéoptérix, cet étrange oiseau de l'époque secondaire, pourvu d'une queue allongée comme celle du lézard. En outre, suivant le professeur Owen [22], les Ichthyosauriens, — grands lézards marins pourvus de nageoires, — ont de nombreuses affinités avec les Poissons, ou plutôt, selon Huxley, avec les Amphibies. Cette dernière classe (dont les grenouilles et les crapauds constituent la division la plus élevée) est évidemment voisines des poissons ganoïdes. Ces poissons, qui ont pullulé pendant les premières périodes géologiques, avaient un type hautement généralisé, c'est-à-dire qu'ils présentaient des affinités diverses avec d'autres groupes organiques. D'autre part, le Lépidosiren relie si étroitement les Amphibies et les Poissons, que les naturalistes ont longtemps débattu la question de savoir dans laquelle de ces deux classes ils devaient placer cet animal. Le Lépidosiren et quelques poissons ganoïdes habitent les rivières, qui constituent de vrais ports de refuge, et jouent le même rôle, relativement aux grandes eaux de l'océan, que les îles à l'égard des continents; c'est ce qui les a préservés d'une extinction totale.

Enfin, un membre unique de la classe des Poissons, classe si étendue et qui revêt des formes si diverses, l'Amphioxus, diffère tellement des autres animaux de cet ordre, qu'il devrait, suivant Häckel, constituer une classe dictincte dans le règne des Vertébrés. Ce poisson est remarquable par ses caractères négatifs; on peut à peine dire, en effet qu'il possède un cerveau, une colonne vertébrale, un cœur, etc.; aussi les anciens naturalistes l'avaient-ils rangé parmi les vers. Il y a bien des années le professeur Goodsir reconnut des affinités entre l'Amphioxus et les Ascidiens, formes marines inver-

22. *Paleontology*, 1860, p. 199.

tébrées, hermaphrodites, attachées d'une façon permanente à un support, et qui paraissent à peine animalisées, car elle ne consistent qu'en un sac simple, ferme, ayant l'apparence du cuir, muni de deux petits orifices saillants. Les Ascidiens appartiennent aux Molluscoïda de Huxley, — une division inférieure du grand règne des Mollusques; cependant quelques naturalistes les ont récemment placés parmi les vers. Leurs larves affectent un peu la forme des têtards[23], elles peuvent nager en toute liberté. Quelques observations, récemment faites par Kovalevsky[24], et confirmées depuis par le professeur Kupffer, tendent à prouver que les larves des Ascidiens se rattachent aux Vertébrés, par leur mode de développement, par la position relative du système nerveux, et par la présence d'une conformation qui se rapproche tout à fait de la *chorda dorsalis* des animaux vertébrés. M. Kovalevsky m'écrit de Naples qu'il a poussé ses observations beaucoup plus loin, et, si les résultats qu'il annonce sont confirmés, il aura fait une découverte du plus haut intérêt. Il semble donc, si nous nous en rapportons à l'embryologie, qui a toujours été le guide le plus sûr du classificateur, que nous avons découvert enfin la voie qui pourra nous conduire à la source dont descendent les Vertébrés[25]. Nous serions aussi fondés à admettre que, à une époque très ancienne, il existait un groupe d'animaux qui, ressemblant à beaucoup d'égards aux larves de nos Ascidiens actuels, se sont séparés en deux grandes branches, — dont l'une, suivant une marche rétrograde, aurait formé la classe actuelle des Ascidiens, tandis que l'autre se serait élevée jusqu'au sommet et au couronnement du règne animal, en produisant des Vertébrés.

Nous avons jusqu'ici cherché à retracer à grands traits la généa-

23. J'ai eu la satisfaction de voir, aux îles Falkland, en 1833, par conséquent quelques années avant d'autres naturalistes, la larve mobile d'une Ascidie composée, voisine mais génériquement distincte du *Synoicum*. La queue avait environ cinq fois la longueur de la tête, et se terminait par un filament très fin. Elle était nettement séparée, telle que je l'ai esquissée sous un microscope simple, par des partitions opaques transversales qui représentent, à ce que je suppose, les grandes cellules figurées par Kowalevsky. A un état précoce de développement, la queue est enroulée autour de la tête de la larve.

24. *Mémoires de l'Acad. des Sciences de Saint-Pétersbourg*, t. X, n° 15, 1866.

25. Je dois ajouter que des autorités compétentes disputent cette conclusion, M. Giard par exemple, dans une série de mémoires publiés dans les *Archives de Zoologie expérimentale*, 1872. Toutefois ce naturaliste fait remarquer, p. 281 « L'organisation de la larve ascidienne, en dehors de toute hypothèse et de toute théorie, nous montre comment la nature peut produire la disposition fondamentale du type vertébré (l'existence d'une corde dorsale) chez un invertébré par la seule condition vitale de l'adaptation, et cette simple possibilité du passage supprime l'abîme entre les deux sous-règnes, encore bien qu'on ignore par où le passage s'est fait en réalité. »

logie des Vertébrés en nous basant sur les affinités mutuelles. Voyons maintenant l'homme, tel qu'il existe. Je crois que nous pourrons en partie reconstituer pendant des périodes consécutives, mais non dans leur véritable succession chronologique, la conformation de nos antiques ancêtres. Cette tâche est possible si nous étudions les rudiments que l'homme possède encore, si nous examinons les caractères qui, accidentellement, réapparaissent chez lui par retour, et si nous invoquons les principes de la morphologie et de l'embryologie. Les divers faits auxquels j'aurai à faire allusion ont été exposés dans les chapitres précédents.

Les premiers ancêtres de l'homme étaient sans doute couverts de poils, les deux sexes portaient la barbe; leurs oreilles étaient probablement pointues et mobiles; ils avaient une queue, desservie par des muscles propres. Leurs membres et leur corps étaient soumis à l'action de muscles nombreux, qui ne reparaissent aujourd'hui qu'accidentellement chez l'homme, mais qui sont encore normaux chez les quadrumanes. L'artère et le nerf de l'humérus passaient par l'ouverture supracondyloïde. A cette époque, ou pendant une période antérieure, l'intestin possédait un diverticulum ou cæcum plus grand que celui qui existe aujourd'hui. Le pied, à en juger par la condition du gros orteil chez le fœtus, devait être alors préhensible, et nos ancêtres vivaient sans doute habituellement sur les arbres, dans quelque pays chaud, couvert de forêts. Les mâles avaient de fortes canines qui constituaient pour eux des armes formidables.

A une époque antérieure, l'utérus était double; les excrétions étaient expulsées par un cloaque, et l'œil était protégé par une troisième paupière ou membrane clignotante. En remontant plus haut encore, les ancêtres de l'homme menaient une vie aquatique : car la morphologie nous enseigne clairement que nos poumons ne sont qu'une vessie natatoire modifiée, qui servait autrefois de flotteur. Les fentes du cou de l'embryon humain indiquent la place où les branchies existaient alors. Les périodes lunaires de quelques-unes de nos fonctions périodiques semblent constituer une trace de notre patrie primitive, c'est-à-dire une côte lavée par les marées. Vers cette époque, les corps de Wolff (*corpora Wolffiana*) remplaçaient les reins. Le cœur n'existait qu'à l'état de simple vaisseau pulsatile ; et la *chorda dorsalis* occupait la place de la colonne vertébrale. Ces premiers prédécesseurs de l'homme, entrevus ainsi dans les profondeurs ténébreuses du passé, devaient avoir une organisation aussi simple que l'est celle de l'Amphioxus, peut-être même encore inférieure.

Un autre point mérite de plus amples détails. On sait depuis longtemps que, dans le règne des vertébrés, un sexe possède, à l'état rudimentaire, diverses parties accessoires caractérisant le système reproducteur propre à l'autre sexe; or on a récemment constaté que, à une période embryonnaire très précoce, les deux sexes possèdent de vraies glandes mâles et femelles. Il en résulte que quelque ancêtre extrêmement reculé du règne vertébré tout entier a dû être hermaphrodite ou androgyne[26]. Mais ici se présente une singulière difficulté. Les mâles de la classe des mammifères possèdent, dans leurs vésicules prostatiques, des rudiments d'un utérus avec le passage adjacent; ils portent aussi des traces de mamelles, et quelques marsupiaux mâles possèdent les rudiments d'une poche[27]. On pourrait citer encore d'autres faits analogues. Devons-nous donc supposer que quelque mammifère très ancien ait possédé des organes propres aux deux sexes, c'est-à-dire qu'il soit resté androgyne, après avoir acquis les caractères principaux de sa classe, et, par conséquent, après avoir divergé des classes inférieures du règne vertébré ? Ceci semble très peu probable, car il nous faut descendre jusqu'aux poissons, classe inférieure à toutes les autres, pour trouver des formes androgynes encore existantes[28]. Ou peut, en effet, expliquer, chez les mammifères mâles, la présence d'organes femelles accessoires à l'état de rudiments, et inversement la présence, chez les femelles, d'organes rudimentaires masculins, par le fait que ces organes ont été graduellement acquis par l'un des sexes, puis transmis à l'autre sexe dans un état plus ou moins imparfait. Lorsque nous étudierons la

26. C'est la conclusion d'une des plus grandes autorités en anatomie comparée, le professeur Gegenbaur (*Grundzüge der vergleich. Anat.*, 1870, p. 876), et elle résulte principalement de l'étude des amphibies; mais, d'après les recherches de Waldeyer (citées dans *Journ. of Anat. and Phys.*, 1869, p. 161), les organes sexuels, même ceux des vertébrés supérieurs, seraient hermaphrodites dans leurs premières phases. Quelques savants ont déjà, depuis longtemps, émis la même opinion qui, jusque tout récemment, ne reposait pas sur une base suffisamment solide.

27. Le *Thynacilus* mâle en offre le meilleur exemple. Owen, *Anat. of Vertebrates*, vol. III, p. 771.

28. On a observé que plusieurs espèces de *Serranus*, aussi bien que quelques autres poissons, sont hermaphrodites, soit de façon normale et symétrique ou de façon anormale et unilatérale. Le Dr Zouteveen m'a indiqué quelques mémoires relatifs à cette question et surtout un mémoire du professeur Halbertsma, *Transac. of the Dutch Acad. of Sciences*, vol. XVI. Le Dr Günther n'accepte pas ce fait qui, cependant, a été signalé par un trop grand nombre de bons observateurs pour qu'on puisse plus longtemps le mettre en question. Le Dr M. Lessona m'écrit qu'il a vérifié les observations faites par Cavolini sur le *Serranus*. Le professeur Ercolani a récemment démontré (*Acad. delle Scienze*, Bologna, 28 déc. 1871) que les anguilles sont androgynes.

sélection sexuelle, nous rencontrerons des exemples très nombreux de ce genre de transmission, — par exemple, les éperons, les plumes et les couleurs brillantes, caractères acquis par les oiseaux mâles dans un but de combat ou d'ornementation, et transmis aux femelles à un état imparfait ou rudimentaire,

La présence, chez les Mammifères mâles, d'organes mammaires fonctionnellement imparfaits constitue, à quelques égards, un fait tout particulièrement curieux. Les Monotrèmes possèdent la partie sécrétante propre de la glande lactigène avec ses orifices, mais sans mamelons; or, comme ces animaux se trouvent à la base même de la série des mammifères, il est probable que les ancêtres de la classe possédaient aussi des glandes lactigènes, mais sans mamelons. Le mode de développement de ces glandes semble confirmer cette opinion; le professeur Turner m'apprend, en effet, que, selon Kölliker et Langer, on peut distinguer aisément les glandes mammaires chez l'embryon avant que les mamelons deviennent appréciables; or, nous savons que le développement des parties qui se succèdent chez l'individu représente d'ordinaire le développement des êtres consécutifs de la même ligne de descendance. Les Marsupiaux diffèrent des Monotrèmes en ce qu'ils possèdent les mamelons; ces organes ont donc probablement été acquis par eux après les déviations qui les ont élevés au-dessus des Monotrèmes, et transmis ensuite aux Mammifères placentaires[29]. Personne ne suppose que, après avoir à peu près atteint leur conformation actuelle, les Marsupiaux soient restés androgynes. Comment donc expliquer la présence de mamelles chez les Mammifères mâles? Il est possible que les mamelles se soient d'abord développées chez la femelle, puis qu'elles aient été transmises aux mâles; mais, ainsi que nous allons le démontrer, cette hypothèse est peu probable.

On peut supposer, c'est là une autre hypothèse, que longtemps après que les ancêtres de la classe entière des Mammifères avaient cessé d'être androgynes, les deux sexes produisaient du lait de façon à nourrir leurs petits; et que, chez les Marsupiaux, les deux sexes portaient leurs petits dans des poches marsupiales. Cette hypothèse ne paraît pas absolument inadmissible, si on réfléchit

29. Le professeur Gegenbaur (*Jenaische Zeitschrift*, vol. VII, p. 212), a démontré qu'il existe deux types distincts de mamelons chez les divers ordres de mammifères; mais il est facile de comprendre comment ces deux types peuvent dériver des mamelons des Marsupiaux et ceux de ces derniers de ceux des Monotrèmes. Voir aussi un mémoire par le Dr Max Huss sur les glandes mammaires, *ibid.*, vol. VIII, p. 176.

que les poissons Syngnathes mâles reçoivent dans leurs poches abdominales les œufs qu'ils font éclore, et qu'ils nourrissent ensuite, à ce qu'on prétend [30]; — que certains autres poissons mâles couvent les œufs dans leur bouche ou dans leurs cavités branchiales ; — que certains crapauds mâles prennent les chapelets d'œufs aux femelles et les enroulent autour de leurs cuisses, où ils les conservent jusqu'à ce que les têtards soient éclos ; — que certains oiseaux mâles accomplissent tout le travail de l'incubation, et que les pigeons mâles, aussi bien que les femelles, nourrissent leur couvée avec une sécrétion de leur jabot. Mais je me suis surtout arrêté à cette hypothèse, parce que les glandes mammaires des Mammifères mâles sont beaucoup plus développées que les rudiments des autres parties reproductrices accessoires, qui, bien que spéciales à un sexe, se rencontrent chez l'autre. Les glandes mammaires et les mamelons, tels que ces organes existent chez les Mammifères, ne sont pas, à proprement parler, rudimentaires; ils ne sont qu'incomplètement développés et fonctionnellement inactifs. Ils sont affectés sympathiquement par certaines maladies, de la même façon que chez la femelle. A la naissance et à l'âge de puberté, ils sécrètent souvent quelques gouttes de lait. On a même observé des cas, chez l'homme et chez d'autres animaux, où ils se sont assez bien développés pour fournir une notable quantité de lait. Or, si l'on suppose que, pendant une période prolongée, les Mammifères mâles ont aidé les femelles à nourrir leurs petits [31], et qu'ensuite ils aient cessé de le faire, pour une raison quelconque, à la suite, par exemple, d'une diminution dans le nombre des petits, le non-usage de ces organes pendant l'âge mûr aurait entraîné leur inactivité, état qui, en vertu des deux principes bien connus de l'hérédité, se serait probablement transmis aux mâles à l'époque correspondante de la maturité. Mais comme, à l'âge antérieur à la maturité, ces organes n'ont pas été encore affectés par l'hérédité, ils se trouvent également développés chez les jeunes des deux sexes.

Conclusion. — Von Baër a proposé la meilleure définition qu'on ait jamais faite de l'avancement ou du progrès sur l'échelle orga-

30. M. Lockwood (cité dans *Quart. Journ. of Science*, avril 1868, p. 269) croit, d'après ce qu'il a observé sur le développement de l'Hippocampe, que les parois de la poche abdominale du mâle fournissent en quelque manière de la nourriture. Voir, sur les poissons mâles couvant les œufs dans leur bouche, le travail intéressant du professeur Wyman (*Proc. Boston Soc. of Nat. Hist.*, 15 septembre 1857). Le professeur Turner, dans *Journ. of Anat. and Phys.*, 1er nov. 1866, p. 78. Le Dr Günther a également décrit des cas semblables.

31. Mlle C. Royer a suggéré une hypothèse semblable, *Origine de l'homme*, etc., 1870.

nique; ce progrès, d'après lui, repose sur l'étendue de la différenciation et de la spécialisation des différentes parties du même être, ce à quoi je voudrais cependant ajouter, lorsqu'il est arrivé à la maturité. Or, à mesure que les organismes, grâce à la sélection naturelle, s'adaptent lentement à différents modes d'existence, les parties doivent se différencier et se spécialiser de plus en plus pour remplir diverses fonctions, par suite des avantages qui résultent de la division du travail physiologique. Il semble souvent qu'une même partie ait été d'abord modifiée dans un sens, puis longtemps après elle prend une autre direction tout à fait distincte; ce qui contribue à rendre toutes les parties de plus en plus complexes. En tout cas, chaque organisme conserve le type général de la conformation de l'ancêtre dont il est généralement issu. Les faits géologiques, d'accord avec cette hypothèse, tendent à prouver que, dans son ensemble, l'organisation a avancé dans le monde à pas lents et interrompus. Dans le règne des vertébrés, elle a atteint son point culminant chez l'homme. Il ne faudrait pas croire, cependant, que des groupes d'êtres organisés disparaissent aussitôt qu'ils ont engendré d'autres groupes plus parfaits qu'eux, et qui sont destinés à les remplacer. Le fait qu'ils l'ont emporté sur leurs devanciers n'implique pas nécessairement qu'ils sont mieux adaptés pour s'emparer de toutes les places vacantes dans l'économie de la nature. Quelques formes anciennes semblent avoir survécu parce qu'elles ont habité des localités mieux protégées où elles n'ont pas été exposées à une lutte très vive; ces formes nous permettent souvent de reconstituer nos généalogies, en nous donnant une idée plus exacte des anciennes populations disparues. Mais il faut se garder de considérer les membres actuellement existants d'un groupe d'organismes inférieurs comme les représentants exacts de leurs antiques prédécesseurs.

Quand on remonte le plus haut possible dans la généalogie du règne des Vertébrés, on trouve que les premiers ancêtres de ce règne ont probablement consisté en un groupe d'animaux marins[32]

32. Les marées doivent affecter considérablement tous les animaux habitant le bord immédiat de la mer; en effet, les animaux vivant à peu près à la hauteur moyenne des plus hautes marées passent tous les quinze jours par un cycle complet de changements dans la hauteur de la marée. En conséquence, leur alimentation subit chaque semaine des modifications importantes. Les fonctions vitales des animaux vivant dans ces conditions pendant d'innombrables générations doivent nécessairement s'adapter à des périodes régulières de sept jours. Or, fait mystérieux, chez les vertébrés supérieurs et actuellement terrestres, pour ne pas mentionner d'autres classes, plusieurs phénomènes normaux et anormaux ont des périodes d'une ou plusieurs semaines, ce qu'il est facile de comprendre, si on admet que les vertébrés descendent d'un ani-

ressemblant aux larves des Ascidiens existants, Ces animaux ont produit probablement un groupe de poissons à l'organisation aussi inférieure que celle de l'Amphioxus ; ce groupe a dû, à son tour, produire les Ganoïdes, et d'autres poissons comme le Lépidosiren, qui sont certainement peu inférieurs aux amphibies. Nous avons vu que les oiseaux et les reptiles ont été autrefois étroitement alliés ; aujourd'hui les Monotrèmes rattachent faiblement les mammifères aux reptiles. Mais personne ne saurait dire actuellement par quelle ligne de descendance les trois classes les plus élevées et les plus voisines, Mammifères, Oiseaux et Reptiles, dérivent de l'une des deux classes vertébrées inférieures, les Amphibies et les Poissons. On se représente aisément chez les Mammifères les degrés qui ont conduit des Monotrèmes anciens aux anciens Marsupiaux, et de ceux-ci aux premiers ancêtres des mammifères placentaires. On arrive ainsi aux Lémuriens, qu'un faible intervalle seulement sépare des Simiadés. Les Simiadés se sont alors séparés en deux grandes branches, les singes du nouveau monde et ceux de l'ancien monde; et c'est de ces derniers que, à une époque reculée, a procédé l'homme, la merveille et la gloire de l'univers.

Nous sommes ainsi arrivés à donner à l'homme une généalogie prodigieusement longue ; mais, il faut le dire, de qualité peu élevée. Il semble que le monde, comme on en a souvent fait la remarque, se soit longuement préparé à l'avènement de l'homme, ce qui, dans un sens, est strictement vrai, car il descend d'une longue série d'ancêtres. Si un seul des anneaux de cette chaîne n'avait pas existé, l'homme ne serait pas exactement ce qu'il est. A moins de fermer volontairement les yeux, nous sommes, dans l'état actuel de nos connaissances, à même de reconnaître assez exactement notre origine sans avoir à en éprouver aucune honte. L'organisme le plus

mal allié aux Ascidiens actuels habitant le bord de la mer. On pourrait citer bien des exemples de ces phénomènes périodiques, tels, par exemple, que la durée de la gestation chez les Mammifères, la durée de certaines fièvres, etc. L'éclosion des œufs fournit aussi un excellent exemple, car, d'après M. Bartlett (*Land and Water*, 7 janv. 1871), les œufs des pigeons éclosent au bout de deux semaines; ceux de la poule au bout de trois semaines; ceux du canard au bout de quatre semaines; ceux de l'oie au bout de cinq et ceux de l'autruche au bout de sept semaines. Autant que nous en pouvons juger, une période une fois acquise avec la durée convenable ne serait pas sujette à changements; elle pourrait donc être transmise telle quelle pendant un nombre quelconque de générations. Mais, si la fonction vient à changer, la période changerait aussi et la modification porterait sans doute sur toute une semaine. Cette conclusion serait curieuse si l'on pouvait en prouver la vérité; car la période de la gestation de chaque mammifère, l'éclosion des œufs de chaque oiseau, et une foule d'autres phénomènes vitaux, trahiraient encore la patrie primitive de ces animaux.

humble est encore quelque chose de bien supérieur à la poussière inorganique que nous foulons aux pieds ; et quiconque se livre sans préjugés à l'étude d'un être vivant, si simple qu'il soit, ne peut qu'être transporté d'enthousiasme en contemplant son admirable structure et ses propriétés merveilleuses.

CHAPITRE VII

SUR LES RACES HUMAINES

Nature et valeur des caractères spécifiques. — Application aux races humaines. — Arguments favorables ou contraires au classement des races humaines comme espèces distinctes. — Sous-espèces. — Monogénistes et Polygénistes. — Convergence des caractères. — Nombreux points de ressemblances corporelles et mentales entre les races humaines les plus distinctes. — État de l'homme, lorsqu'il s'est d'abord répandu sur la terre. — Chaque race ne descend pas d'un couple unique. — Extinction des races. — Formation des races. — Effets du croisement. — Influence légère de l'action directe des conditions d'existence. — Influence légère ou nulle de la sélection naturelle. — Sélection sexuelle.

Je n'ai pas l'intention de décrire ici les diverses races humaines, pour employer l'expression dont on se sert d'habitude, mais de rechercher quelles sont, au point de vue de la classification, la valeur et l'origine des différences que l'on observe chez elles. Lorsque les naturalistes veulent déterminer si deux ou plusieurs formes voisines constituent des espèces ou des variétés, ils se laissent pratiquement guider par les considérations suivantes : la somme des différences observées; leur portée sur un petit nombre ou sur un grand nombre de points de conformation; leur importance physiologique, mais plus spécialement leur persistance. Le naturaliste, en effet, s'inquiète d'abord de la constance des caractères et lui attribue, à juste titre, une valeur considérable. Dès qu'on peut démontrer d'une manière positive, ou seulement probable, que les formes en question ont conservé des caractères distincts pendant une longue période, c'est un argument de grand poids pour qu'on les considère comme des espèces. On regarde généralement une certaine stérilité, lors du premier croisement de deux formes, ou lors du croisement de leurs rejetons, comme un critérium décisif de leur distinction spécifique; lorsque ces deux formes persistent dans une même région sans s'y mélanger, on s'empresse d'admettre ce fait comme une preuve suffisante, soit d'une certaine stérilité réciproque, soit, quand il s'agit d'animaux, d'une certaine répugnance à s'accoupler.

En dehors de ce défaut de mélange par croisement, l'absence complète, dans une région bien étudiée, de variétés reliant l'une à l'autre deux formes voisines constitue probablement le critérium le plus important de tous pour établir la distinction spécifique; or, il y a dans ce fait autre chose qu'une simple persistance de caractères, attendu que deux formes peuvent, tout en variant énormément, ne pas produire de variétés intermédiaires. Souvent aussi, avec ou sans intention, on fait jouer un rôle à la distribution géographique, c'est-à-dire qu'on regarde habituellement comme distinctes les formes appartenant à deux régions fort éloignées l'une de l'autre, où la plupart des autres espèces sont spécifiquement distinctes; mais, en réalité, il n'y a rien là qui puisse nous aider à distinguer les races géographiques de celles qu'on appelle les véritables espèces.

Appliquons maintenant aux races humaines ces principes généralement admis, et pour cela étudions ces races au même point de vue que celui auquel se placerait un naturaliste à propos d'un animal quelconque. Quant à l'étendue des différences qui existent entre les races, nous avons à tenir compte de la finesse de discernement que nous avons acquise par l'habitude de nous observer nous-mêmes. Elphinstone[1] a fait remarquer avec raison que tout Européen nouvellement débarqué dans l'Inde ne distingue pas d'abord les diverses races indigènes, qui ensuite finissent par lui paraître tout à fait dissemblables; l'Hindou, de son côté, ne remarque pas non plus de différences entre les diverses nations européennes. Les races humaines, même les plus distinctes, ont des formes beaucoup plus semblables qu'on ne le supposerait au premier abord; il faut excepter certaines tribus nègres; mais certaines autres, comme me l'apprend le Dr Rohlfs et comme j'ai pu m'en assurer par moi-même, ressemblent aux peuples de souche caucasienne. C'est ce que démontrent les photographies de la collection anthropologique du Muséum de Paris, photographies faites d'après des individus appartenant à diverses races, et dont la plupart, comme l'ont remarqué beaucoup de personnes à qui je les ai montrées, pourraient passer pour des Européens. Toutefois, vus vivants, ces hommes sembleraient sans aucun doute très distincts, ce qui prouve que nous nous laissons beaucoup influencer par la couleur de la peau, la nuance des cheveux, de légères différences dans les traits, et l'expression du visage.

Il est certain, cependant, que les diverses races, comparées et

1. *History of India*, 1841, vol. I, p. 323. Le père Ripa fait exactement la même remarque à propos des Chinois.

mesurées avec soin, diffèrent considérablement les unes des autres par la texture des cheveux, par les proportions relatives de toutes les parties du corps[2], par le volume des poumons, par la forme et la capacité du crâne, et même par les circonvolutions du cerveau[3]. Ce serait, d'ailleurs, une tâche sans fin que de vouloir spécifier les nombreux points de différence qui existent dans la conformation. La constitution des diverses races, leur aptitude variable à s'acclimater et leur prédisposition à contracter certaines maladies constituent encore autant de points de différences. Au moral, les diverses races présentent des caractères également très distincts; ces différences se remarquent principalement quand il s'agit de l'émotion, mais elles existent aussi dans les facultés intellectuelles. Quiconque a eu l'occasion de faire des observations de ce genre a dû être frappé du contraste qui existe entre les indigènes taciturnes et sombres de l'Amérique du Sud, et les nègres légers et babillards. Un contraste analogue existe entre les Malais et les Papous[4], qui vivent dans les mêmes conditions physiques et ne sont séparés que par un étroit bras de mer.

Examinons d'abord les arguments avancés en faveur de la classification des races humaines en espèces distinctes; nous aborderons ensuite ceux qui sont contraires à cette classification. Un naturaliste, qui n'aurait jamais vu ni Nègre, ni Hottentot, ni Australien, ni Mongol, et qui aurait à comparer ces différents types, s'apercevrait tout d'abord qu'ils diffèrent par une multitude de caractères, les uns faibles, les autres considérables. Après enquête, il reconnaîtrait qu'ils sont adaptés pour vivre sous des climats très dissemblables, et qu'ils diffèrent quelque peu au point de vue de la structure corporelle et des dispositions mentales. Si on lui affirmait alors qu'on peut lui faire venir des mêmes pays des milliers d'individus analogues, il déclarerait certainement qu'ils constituent des espèces aussi véritables que toutes celles auxquelles il a pris l'habitude de donner un nom spécifique. Il insisterait sur cette conclusion dès qu'il aurait acquis la preuve que toutes ces formes ont, pendant des siècles, conservé des caractères identi-

2. B.-A. Gould, *Investigations in the Military and Anthropological Statistics of American Soldiers*, 1869, pp. 298-358; cet ouvrage contient un grand nombre de mesures de blancs, de noirs et d'Indiens. *Sur la Capacité des poumons*, p. 471. Voir aussi les tables nombreuses données par le Dr Weisbach, d'après les observations faites par les Drs Scherzer et Schwarz, dans le *Voyage de la Novara : Partie anthropologique*, 1867.

3. Voir, par exemple, la description du cerveau d'une femme Boschiman donnée par M. Marshall (*Philos. Transactions*, 1864, p. 519).

4. Wallace, *The Malay Archipelago*, vol. II, 1869, p. 178.

ques, et que des nègres, absolument semblables à ceux qui existent aujourd'hui, habitaient le pays il y a au moins 4000 ans[5]. Un excellent observateur, le docteur Lund[6], lui apprendrait, en outre, que les crânes humains trouvés dans les cavernes du Brésil, mélangés aux débris d'un grand nombre de mammifères éteints, appartiennent précisément au même type que celui qui prévaut aujourd'hui sur le continent américain.

Puis, notre naturaliste, après avoir étudié la distribution géographique de l'espèce humaine, déclarerait, sans aucun doute, que des formes qui diffèrent non-seulement d'aspect, mais qui sont adaptées les unes aux pays les plus chauds, les autres aux pays les plus humides ou les plus secs, d'autres, enfin, aux régions arctiques, doivent être spécifiquement distinctes. Il pourrait, d'ailleurs, invoquer le fait que pas une seule espèce de quadrumanes, le groupe le plus voisin de l'homme, ne résiste à une basse température ou à un changement considérable de climat; et que les espèces qui se rapprochent le plus de l'homme n'ont jamais pu parvenir à l'âge adulte, même sous le climat tempéré de l'Europe. Un fait, signalé pour la première fois[7] par Agassiz, ne laisserait pas que de l'impressionner beaucoup aussi, à savoir que les différentes races humaines sont distribuées à la surface de la terre dans les mêmes régions zoologiques qu'habitent des espèces et des genres de mammifères incontestablement distincts. Cette remarque s'applique manifestement quand il s'agit de la race australienne, de la race mongolienne et de la race nègre; elle est moins vraie pour les Hottentots, mais elle est absolument fondée quand il s'agit des

5. M. Pouchet (*Pluralité des races humaines*, 1864) fait remarquer, au sujet des figures des fameuses cavernes égyptiennes d'Abou-Simbel, que, malgré toute sa bonne volonté, il n'a pu reconnaître les représentants des douze ou quinze nations que quelques savants prétendent distinguer. On ne constate même pas, pour les races les plus accusées, cette unanimité qu'on était en droit d'attendre d'après ce qui a été écrit à ce sujet. Ainsi MM. Nott et Gliddon (*Types of Mankind*, p. 148) assurent que Rameses II, ou le Grand, a de superbes traits européens, tandis que Knox, autre partisan convaincu de la distinction spécifique des races humaines (*Races of Man*, 1850, p. 201), parlant du jeune Memnon (le même personnage que Rameses II, comme me l'apprend M. Birch), insiste, de la manière la plus positive, sur l'identité de ses traits avec ceux des Juifs d'Anvers. J'ai examiné au *British Museum*, avec deux personnes attachées à l'établissement et juges des plus compétents, la statue d'Aménophis III, et nous tombâmes d'accord qu'il avait un type nègre des plus prononcés; MM. Nott et Gliddon (*op. cit.*, 146, fig. 53) le considèrent, au contraire, comme un « hybride, mais sans aucun mélange nègre ».

6. Cité par Nott et Gliddon (*op. cit.*, p. 439). Ils ajoutent des preuves à l'appui, mais C. Vogt pense que le sujet réclame de nouvelles recherches.

7. *Diversity of Origin of the Human Races*, dans *Christian Examiner*, juillet 1850.

Papous et des Malais, qui sont séparés, ainsi que l'a établi M. Wallace, par la même ligne que celle qui divise les grandes régions zoologiques malaisienne et australienne.

Les indigènes de l'Amérique s'étendent sur tout le continent, ce qui paraît d'abord contraire à la règle que nous venons de mentionner, car la plupart des productions de la moitié septentrionale et de la moitié méridionale du continent diffèrent considérablement; cependant, quelques animaux, l'Opossum, par exemple, habitent l'une et l'autre moitié du continent comme le faisaient autrefois quelques Édentés gigantesques. Les Esquimaux, comme les autres animaux arctiques, occupent l'ensemble des régions qui entourent le pôle. Il faut observer que les mammifères qui habitent les diverses régions zoologiques ne diffèrent pas également les uns des autres; de sorte qu'on ne doit pas considérer comme une anomalie que le nègre diffère plus et que l'Américain diffère moins des autres races humaines que ne le font les mammifères des mêmes continents de ceux des autres régions. Ajoutons que l'homme, dans le principe, ne paraît avoir habité aucune île océanique; il ressemble donc, sous ce rapport, aux autres membres de la classe à laquelle il appartient.

Quand il s'agit de déterminer si les variétés d'un même animal domestique constituent des espèces distinctes, c'est-à-dire si elles descendent d'espèces sauvages différentes, le naturaliste attache beaucoup de poids au fait de la spécificité distincte des parasites externes propres à ces variétés. Ce fait aurait une portée d'autant plus grande qu'il serait exceptionnel. M. Denny m'apprend, en effet, qu'une même espèce de poux vit en parasite sur les races les plus diverses de chiens, de volailles et de pigeons, en Angleterre. Or, M. A. Murray a étudié avec beaucoup de soin les poux recueillis dans différents pays sur les diverses races humaines [8]; il a observé que ces poux diffèrent, non seulement au point de vue de la couleur, mais aussi de la conformation des griffes et des membres. Les différences sont restées constantes, quelque nombreux que fussent les individus recueillis. Le chirurgien d'un baleinier m'a affirmé que, lorsque les poux qui infestaient quelques indigènes des îles de Sandwich qu'il avait à bord s'égaraient sur le corps des matelots anglais, ils périssaient au bout de trois ou quatre jours. Ces poux étaient plus foncés et paraissaient appartenir à une espèce différente de ceux qui attaquent les indigènes de Chiloe dans l'Amérique du Sud, poux dont il m'a envoyé des spécimens. Ceux-ci sont plus grands

8. *Transact. Roy. Soc. of Edinburgh*, vol. XXII, 1861, p. 567.

et plus mous que les poux européens. M. Murray s'est procuré quatre espèces de poux d'Afrique, pris sur des nègres habitant la côte orientale et la côte occidentale, des Hottentots et des Cafres; deux espèces d'Australie; deux de l'Amérique du Nord et deux de l'Amérique du Sud. Ces derniers provenaient probablement d'indigènes habitant diverses régions. On considère ordinairement que; chez les insectes, les différences de structure, si insignifiantes qu'elles soient, ont une valeur spécifique, lorsqu'elles sont constantes; or, on pourrait invoquer avec quelque raison, à l'appui de la spécificité distincte des races humaines, le fait que des parasites qui paraissent spécifiquement distincts attaquent les diverses races.

Arrivé à ce point de ses recherches, notre naturaliste se demanderait si les croisements entre les diverses races humaines restent plus ou moins stériles. Il pourrait consulter un ouvrage d'un observateur sagace, d'un philosophe éminent, le professeur Broca [9]; il trouverait, à côte de preuves que les croisements entre certaines races sont très féconds, des preuves tout aussi concluantes qu'il en est autrement pour d'autres. Ainsi, on a affirmé que les femmes indigènes de l'Australie et de la Tasmanie produisent rarement des enfants avec les Européens; mais on a acquis la preuve que cette assertion n'a que peu de valeur. Les noirs purs mettent à mort les métis; on a pu lire récemment que la police [10] a retrouvé les restes calcinés de onze jeunes métis assassinés par les indigènes. On a aussi prétendu que les ménages mulâtres ont peu d'enfants; or, le docteur Bachman [11], de Charleston, affirme positivement, au contraire, qu'il a connu des familles mulâtres qui se sont mariées entre elles pendant plusieurs générations, sans cesser d'être en moyenne aussi fécondes que les familles noires ou les familles blanches pures. Sir C. Lyell m'informe qu'il a autrefois fait de nombreuses recherches à cet égard et qu'il a dû adopter la même conclusion [12].

9. Broca, *Phén. d'hybridité dans le genre Homo.*

10. Voir l'intéressante lettre de M.-T. A. Murray, dans *Anthropolog. Review*, avril 1868, p. LIII. Dans cette lettre, M. Murray réfute l'assertion du comte Strzelecki, qui prétend que les femmes australiennes qui ont eu des enfants avec des hommes blancs deviennent ensuite stériles avec les hommes de leur propre race. M. de Quatrefages (*Revue des Cours scientifiques*, mars 1869, p. 239) a aussi recueilli des preuves nombreuses tendant à prouver que les croisements entre Australiens et Européens ne sont point stériles.

11. *An Examination of prof. Agassiz's sketch of the Nat. Provinces of the Animal World*, Charleston, 1855, p. 44.

12. Le Dr Rohlfs m'écrit que les races du Sahara sont très fécondes; ces races résultent d'un mélange d'Arabes, de Berbères et de Nègres, appartenant à trois tribus. D'un autre côté, M. Winwood Reade m'apprend que, bien qu'ils

Le recensement fait aux États-Unis, en 1854, indique, d'après le docteur Bachman, 405,751 mulâtres, chiffre qui semble évidemment très faible; toutefois, la position anormale des mulâtres, le peu de considération dont ils jouissent, et le déréglement des femmes tendent à expliquer leur petit nombre. En outre, les nègres absorbent incessamment les mulâtres, ce qui détermine nécessairement une diminution de ces derniers. Un auteur digne de foi[13] affirme il est vrai, que les mulâtres vivent moins longtemps que les individus de race pure; bien que cette observation n'ait aucun rapport avec la fécondité plus ou moins grande de la race, on pourrait peut-être l'invoquer comme une preuve de la distinction spécifique des races parentes. On sait, en effet, que les hybrides animaux et végétaux sont sujets à une mort prématurée, lorsqu'ils descendent d'espèces très distinctes; mais on ne peut guère classer les parents des mulâtres dans la catégorie des espèces très distinctes. L'exemple du mulet commun, si remarquable par sa longévité et par sa vigueur et, cependant, si stérile, prouve qu'il n'y a pas, chez les hybrides, de rapport absolu entre la diminution de la fécondité et la durée ordinaire de la vie. Nous pourrions citer beacoup d'autres exemples analogues.

En admettant même qu'on arrivât plus tard à prouver que toutes les races humaines croisées restent parfaitement fécondes, celui qui voudrait, pour d'autres raisons, les considérer comme spécifiquement distinctes pourrait observer avec justesse que ni la fécondité ni la stérilité ne sont des critériums certains de la distinction spécifique. Nous savons, en effet que les changements des conditions d'existence, ou les unions consanguines trop rapprochées, affectent profondément l'aptitude à la reproduction; nous savons, en outre, que cette aptitude est soumise à des lois très complexes; celle, par exemple, de l'inégale fécondité des croisements réciproques entre les deux mêmes espèces. On rencontre, chez les formes qu'il faut incontestablement considérer comme des espèces, une gradation parfaite entre celles qui sont absolument stériles quand on les croise, celles qui sont presque fécondes et celles qui le sont tout à fait. Les degrés de la stérilité ne coïncident pas exactement

admirent beaucoup les blancs et les mulâtres, les nègres de la Côte d'Or ont pour principe que les mulâtres ne doivent pas se marier les uns avec les autres, car il ne résulte de ces mariages qu'un petit nombre d'enfants maladifs. Cette croyance, comme le fait remarquer M. Reade, mérite toute notre attention, car les blancs ont habité la Côte d'Or depuis plus de quatre cents ans, et, par conséquent, les indigènes ont eu amplement le temps de juger par l'expérience.

13. B.-A. Gould, *Military and Anthropol. Statistics of American Soldiers*, 1869, p. 319.

avec l'étendue des différences qui existent entre les parents au point de vue de la conformation externe ou des habitudes d'existence. On peut, sous beaucoup de rapports, comparer l'homme aux animaux réduits depuis longtemps en domesticité ; or, on peut aussi accumuler une grande masse de preuves en faveur de la doctrine de Pallas[14], à savoir que la domestication tend à atténuer la stérilité qui accompagne si généralement le croisement des espèces à l'état de nature. On peut, à juste titre, tirer de ces diverses considérations la conclusion que la fécondité complète des différentes races humaines entre-croisées, alors même qu'elle serait prouvée, ne serait pas un motif absolu pour nous empêcher de regarder ces races comme des espèces distinctes.

Indépendamment de la fécondité, on a cru pouvoir trouver dans les caractères des produits d'un croisement des preuves indiquant qu'il convient de considérer les formes parentes comme des espèces ou comme des variétés : mais une étude très attentive de ces faits m'a conduit à conclure qu'on ne saurait, en aucune façon, se fier à des règles générales de cette nature. Le croisement amène ordinairement la production d'une forme intermédiaire dans laquelle se con-

14. *La Variation des animaux et plantes*, etc., vol. II, p. 117. Je dois ici rappeler au lecteur que la stérilité des espèces croisées n'est pas une qualité spécialement acquise; mais que, comme l'inaptitude qu'ont certains arbres à être greffés les uns sur les autres, elle dépend de l'acquisition d'autres différences. La nature de ces différences est inconnue, mais elles se rattachent surtout au système reproducteur, et beaucoup moins à la stucture externe ou à des différences ordinaires de la constitution. Un élément qui paraît important pour la stérilité des espèces croisées résulte de ce que l'une ou toutes deux ont été depuis longtemps habituées à des conditions fixes; or, le changement dans les conditions exerçant une influence spéciale sur le système reproducteur, nous avons d'excellentes raisons pour croire que les conditions fluctuantes de la domestication tendent à éliminer cette stérilité si générale dans les croisements d'espèces à l'état de nature. J'ai démontré ailleurs (*Variation*, etc., vol. II, p. 196; et *Origine des espèces*, p. 281) que la sélection naturelle n'a pas déterminé la stérilité des espèces croisées; nous pouvons comprendre que, lorsque deux formes sont déjà devenues très stériles l'une avec l'autre, il est à peine possible que leur stérilité puisse s'augmenter par la persistance et la conservation des individus de plus en plus stériles; car, dans ce cas, la progéniture ira en diminuant, et, finalement, il n'apparaîtra plus que des individus isolés et à de rares intervalles. Mais il y a encore un degré de plus haute stérilité. Gärtner et Kölreuter ont tous deux prouvé que, chez des genres de plantes comprenant de nombreuses espèces, on peut établir une série de celles qui, croisées, donnent de moins en moins de graines, jusqu'à d'autres qui n'en produisent jamais une seule, bien qu'elles soient affectées par le pollen de l'autre espèce, puisque le germe s'enfle. Il est donc ici impossible que la sélection s'adresse aux individus les plus stériles qui ont déjà cessé de produire des graines, de sorte que l'apogée de la stérilité, lorsque le germe est seul affecté, ne peut résulter de la sélection. Cet apogée, et sans doute les autres degrés de la stérilité, sont les résultats fortuits de certaines différences inconnues dans la constitution du système reproducteur des espèces croisées.

fondent les caractères des parents ; mais, dans certains cas, une partie des petits ressemblent étroitement à une des formes parentes, et les autres à l'autre forme. Ce phénomène se produit surtout quand les parents possèdent des caractères qui ont apparu à la suite de brusques variations et que l'on peut presque qualifier de monstruosités [15]. Je fais allusion à ce phénomène parce que le docteur Rohlfs m'apprend qu'il a fréquemment observé en Afrique que les enfants des nègres croisés avec des individus appartenant à d'autres races sont complètement noirs ou complètement blancs et rarement tachetés. On sait, d'autre part, que les mulâtres, en Amérique, affectent ordinairement une forme intermédiaire entre les deux races parentes.

Il résulte de ces diverses considérations qu'un naturaliste pourrait se sentir suffisamment autorisé à regarder les races humaines comme des espèces distinctes, car il a pu constater chez elles beaucoup de différences de conformation et de constitution, dont quelques-unes ont une haute importance, différences qui sont restées presque constantes pendant de longues périodes. D'ailleurs, l'énorme extension du genre humain ne laisse pas que de constituer un argument sérieux, car cette extension serait une grande anomalie dans la classe des mammifères, si le genre humain ne représentait qu'une seule espèce. En outre, la distribution de ces prétendues races humaines concorde avec celle d'autres espèces de mammifères incontestablement distinctes. Enfin, la fécondité mutuelle de toutes les races n'a pas été pleinement prouvée, et, le fût-elle, ce ne serait pas une preuve absolue de leur identité spécifique.

Examinons maintenant l'autre côté de la question. Notre naturaliste rechercherait sans aucun doute si, comme les espèces ordinaires, les formes humaines restent distinctes lorsqu'elles sont mélangées en grand nombre dans un même pays; il découvrirait immédiatement qu'il n'en est certes pas ainsi. Il pourrait voir, au Brésil, une immense population métis de nègres et de Portugais ; à Chiloe et dans d'autres parties de l'Amérique du Sud, il trouverait une population entière consistant d'Indiens et d'Espagnols mélangés à divers degrés [16]. Dans plusieurs parties du même continent, il rencontrerait les croisements les plus complexes entre des Nègres, des Indiens et des Européens; or, ces triples combinaisons fournissent, à en juger par le règne végétal, la preuve la plus rigoureuse de la

15. *La Variation des animaux*, etc., vol. II, p. 99.

16. M. de Quatrefages (*Anthropolog. Review*, jan. 1869, p. 22) a publié quelques pages intéressantes sur les succès et l'énergie des Paulistas du Brésil, qui sont une race très croisée de Portugais et d'Indiens, avec un mélange de quelques autres races.

fécondité mutuelle des formes parentes. Dans une île du Pacifique, il trouverait une petite population, mélange de Polynésiens et d'Anglais; dans l'archipel Fiji, une population de Polynésiens et de Négritos, croisés à tous les degrés. On pourrait citer beaucoup de cas analogues, dans l'Afrique australe, par exemple. Les races humaines ne sont donc pas assez distinctes pour habiter un même pays sans se mélanger; or, dans les cas ordinaires, l'absence de mélange fournit la preuve la plus évidente de la distinction spécifique.

Notre naturaliste serait également très surpris, lorsqu'il s'apercevrait que les caractères distinctifs de toutes les races humaines sont extrêmement variables. Ce fait frappe quiconque observe pour la première fois, au Brésil, les esclaves nègres amenés de toutes les parties de l'Afrique. On constate le même fait chez les Polynésiens et chez beaucoup d'autres races. Il serait difficile, pour ne pas dire impossible, d'indiquer un caractère quelconque qui reste constant. Dans les limites même d'une tribu, les sauvages sont loin de présenter des caractères aussi uniformes qu'on a bien voulu le dire. Les femmes hottentotes présentent certaines particularités plus développées qu'elles ne le sont chez aucune autre race, mais on sait que ces caractères ne sont pas constants. La couleur de la peau et le développement des cheveux offrent de nombreuses différences chez les tribus américaines; chez les Nègres africains, la couleur varie aussi à un certain degré, et la forme des traits varie d'une manière frappante. La forme du crâne varie beaucoup chez quelques races [17]; il en est de même pour tous les autres caractères. Or, une dure et longue expérience a appris aux naturalistes combien il est téméraire de chercher à déterminer une espèce à l'aide de caractères inconstants.

Mais l'argument le plus puissant à opposer à la théorie qui veut considérer les races humaines comme des espèces distinctes, c'est qu'elles se confondent l'une avec l'autre, sans que, autant que nous en puissions juger, il y ait eu, dans beaucoup de cas, aucun entrecroisement. On a étudié l'homme avec plus de soin qu'aucun autre être organisé; cependant, les savants les plus éminents n'ont pu se mettre d'accord pour savoir s'il forme une seule espèce ou deux (Virey), trois (Jacquinot), quatre (Kant), cinq (Blumenbach), six (Buffon), sept (Hunter), huit (Agassiz), onze (Pickering), quinze

17. Chez les indigènes de l'Amérique et de l'Australie, par exemple. Le professeur Huxley (*Transact. Internat. Congress of Prehist. Arch.*, 1868, p. 105) a signalé que les crânes de beaucoup d'Allemands du Sud et de Suisses sont « aussi courts et aussi larges que ceux des Tartares », etc.

(Bory Saint-Vincent), seize (Desmoulins), vingt-deux (Morton), soixante (Crawfurd), ou soixante-trois, selon Burke[18]. Cette diversité de jugements ne prouve pas que les races humaines ne doivent pas être considérées comme des espèces, mais elle prouve que ces races se confondent les unes avec les autres, de telle façon qu'il est presque impossible de découvrir des caractères distinctifs évidents qui les séparent les unes des autres.

Un naturaliste qui a eu le malheur d'entreprendre la description d'un groupe d'organismes très variables (je parle par expérience) a rencontré des cas précisément anologues à celui de l'homme; s'il est prudent, il finit par réunir en une espèce unique toutes les formes qui se confondent les unes avec les autres, car il ne se reconnaît pas le droit de donner des noms à des organismes qu'il ne peul pas définir. Certaines difficultés de cette nature se présentent dans l'ordre qui comprend l'homme, c'est-à-dire pour certains genres de singes, tandis que, chez d'autres genres, comme le Cercopithèque, la plupart des singes se laissent déterminer avec certitude. Quelques naturalistes affirment que les différentes formes du genre américain Cebus constituent des espèces, d'autres considèrent ces formes comme des races géographiques. Or, si après avoir recueilli de nombreux Cebus dans toutes les parties de l'Amérique du Sud, on constatait que des formes, qui actuellement paraissent spécifiquement distinctes, se confondent les unes avec les autres, on ne manquerait pas de les considérer comme de simples variétés ou de simples races ; c'est ainsi qu'ont agi la plupart des naturalistes pour les races humaines. Il faut avouer cependant qu'il y a, tout au moins dans le règne végétal[19], des formes que nous ne pouvons éviter de qualifier d'espèces, bien qu'elles soient reliées les unes aux autres, en dehors de tout entre-croisement, par d'innombrables gradations.

Quelques naturalistes ont récemment employé le terme « sous-espèce » pour désigner des formes qui possèdent plusieurs caractères qui dénotent ordinairement les espèces véritables, sans mériter cependant un rang aussi élevé. Or, si d'une part les raisons importantes que nous avons énumérées ci-dessus paraissent justifier l'élévation des races humaines à la dignité d'espèces, nous

18. Ce sujet est fort bien discuté dans Waitz (*Introduction à l'Anthropologie*). J'ai emprunté quelques-uns de ces renseignements à H. Tuttle, *Origin and Antiquity of Physical Man*, Boston, 1866, p. 35.

19. Plusieurs cas frappants ont été décrits par le professeur Nägeli dans ses *Botanische Mittheilungen*, vol. II, 1866, p. 294-369. Le professeur Asa Gray a fait des remarques analogues sur quelques formes intermédiaires chez les Composées de l'Amérique du Nord.

rencontrons, d'autre part, d'insurmontables difficultés à définir ces races; il semble donc que, dans ce cas, on pourrait recourir avec avantage à l'emploi du terme « sous-espèce ». Mais la longue habitude fera peut-être toujours préférer le terme « race ». Le choix des termes n'a, d'ailleurs, qu'une importance secondaire, bien qu'il soit à désirer, si faire se peut, que les mêmes termes servent à exprimer les mêmes degrés de différence. Il est malheureusement difficile de réaliser cet objectif, car, dans une même famille, les plus grands genres renferment généralement des formes très voisines entre lesquelles il n'est guère possible d'établir une distinction, tandis que les petits genres comprennent des formes parfaitement distinctes; toutes doivent, cependant, être qualifiées d'espèces. En outre, les espèces d'un même genre considérable n'ont pas entre elles un même degré de ressemblance; bien au contraire, dans la plupart des cas, on peut grouper quelques-unes autour d'autres comme des satellites autour des planètes [20].

Le genre humain se compose-t-il d'une ou de plusieurs espèces? C'est là une question que les anthropologues ont vivement discutée pendant ces dernières années, et, faute de pouvoir se mettre d'accord, ils se sont divisés en deux écoles, les monogénistes et les polygénistes. Ceux qui n'admettent pas le principe de l'évolution doivent considérer les espèces soit comme des créations séparées, soit comme des entités en quelque sorte distinctes; ils doivent, en conséquence, indiquer quelles sont les formes humaines qu'ils considèrent comme des espèces, en se basant sur les règles qui ont fait ordinairement attribuer le rang d'espèces aux autres êtres organisés. Mais la tentative est inutile tant qu'on n'aura pas accepté généralement quelque définition du terme « espèce », définition qui ne doit point renfermer d'élément indéterminé tel qu'un acte de création. C'est comme si on voulait, avant toute définition, décider qu'un certain groupe de maisons doit s'appeler village, ville ou cité. Les interminables discussions sur la question de savoir si l'on doit regarder comme des espèces ou comme des races géographiques les Mammifères, les Oiseaux, les Insectes et les Plantes si nombreux et si voisins, qui se représentent mutuellement dans l'Amérique du Nord et en Europe, nous offrent un exemple pratique de cette difficulté. Il en est de même pour les productions d'un grand nombre d'îles situées à peu de distance des continents.

Les naturalistes, au contraire, qui admettent le principe de l'évolution, et la plupart des jeunes naturalistes partagent cette opinion,

20. *Origine des espèces*, p. 62.

n'éprouvent aucune hésitation à reconnaître que toutes les races humaines descendent d'une souche primitive unique; cela posé, ils leur donnent, selon qu'ils le jugent à propos, le nom de races ou d'espèces distinctes, dans le but d'exprimer la somme de leurs différences[21]. Quand il s'agit de nos animaux domestiques, la question de savoir si les diverses races descendent d'une ou de plusieurs espèces est quelque peu différente. Bien que toutes les races domestiques, ainsi que toutes les espèces naturelles appartenant au même genre, soient, sans aucun doute, issues de la même souche primitive, il est encore utile de discuter si, par exemple, toutes les races domestiques du chien ont acquis les différences qui les séparent aujourd'hui les unes des autres depuis qu'une espèce unique quelconque a été primitivement domestiquée et élevée par l'homme, ou si elles doivent quelques-uns de leurs caractères à d'autres espèces distinctes, qui s'étaient déjà modifiées elles-mêmes à l'état de nature et qui leur auraient transmis ces caractères par hérédité. Cette question ne se présente pas pour le genre humain, car on ne saurait soutenir qu'il ait été domestiqué à une période particulière quelle qu'elle soit.

Lorsque, à une époque extrêmement reculée, les descendants d'un ancêtre commun ont revêtu des caractères distincts pour former les races humaines, les différences entre ces races devaient être insignifiantes et peu nombreuses; en conséquence, ces races, au point de vue des caractères distinctifs, avaient moins de titres au rang d'espèces distinctes que les soi-disant races actuelles. Néanmoins, le terme « espèce » est si arbitraire que quelques naturalistes auraient pu peut-être considérer ces anciennes races comme des espèces distinctes, si leurs différences, bien que très légères, avaient été plus constantes qu'elle ne le sont aujourd'hui, si elles ne se confondaient pas les unes avec les autres.

Toutefois, il est possible, quoique fort peu probable, que les premiers ancêtres de l'homme aient, tout d'abord, revêtu des caractères assez distincts pour se ressembler beaucoup moins que ne le font les races existantes; puis, que plus tard, ainsi que le suggère Vogt, ces dissemblances se soient effacées par un effet de convergence[22]. Lorsque l'homme croise, pour obtenir un but déterminé, les descendants de deux espèces distinctes, il provoque quelquefois, au point de vue de l'aspect général, une convergence qui peut être considérable. C'est ce qui arrive, ainsi que le démontre Von Na-

21. Professeur Huxley, *Fortnigthly Review*, 1865, p. 275.
22. *Leçons sur l'Homme*, p. 498.

thusius[23] chez les races améliorées de porcs qui descendent de deux espèces distinctes; et d'une manière un peu moins sensible pour les races améliorées de bétail. Un célèbre anatomiste, Gratiolet, affirme que les singes anthropomorphes ne forment pas un sous-groupe naturel; il affirme que l'Orang est un Gibbon ou un Semnopithèque très développé, le Chimpanzé un Macaque très développé et le Gorille un Mandrill très développé. Si nous admettons cette conclusion, qui repose presque exclusivement sur les caractères cérébraux, nous avons un exemple de convergence, au moins dans les caractères externes, car les singes anthropomorphes se ressemblent certainement par beaucoup plus de points qu'ils ne ressemblent aux autres singes. On peut considérer toutes les ressemblances analogues, comme celle de la baleine avec le poisson, comme des cas de convergence; mais ce terme n'a jamais été appliqué à des ressemblances superficielles et d'adaptation. Dans la plupart des cas, il serait fort téméraire d'attribuer à la convergence une similitude étroite de plusieurs points de conformation chez les descendants modifiés d'êtres très différents. Les forces moléculaires seules déterminent la forme d'un cristal; il n'y a donc rien d'étonnant à ce que des substances dissemblables puissent parfois revêtir une même forme; mais nous ne devons pas perdre de vue que la forme de chaque être organisé dépend d'une infinité de relations complexes, au nombre desquelles il faut compter des variations provoquées par des causes trop embrouillées pour qu'on puisse les saisir toutes; la nature des variations qui ont été conservées, et cette conservation dépend des conditions physiques ambiantes, et plus encore des organismes environnants avec lesquels chacun d'eux a pu se trouver en concurrence; enfin les caractères héréditaires (élément si peu stable) transmis par d'innombrables ancêtres, dont les formes ont été déterminées par des relations également complexes. Il semble donc inadmissible que les descendants modifiés de deux organismes, différant l'un de l'autre d'une manière sensible, puissent, plus tard, converger à tel point que l'ensemble de leur organisation approche de l'identité. Pour en revenir à l'exemple que nous avons cité tout à l'heure, Von Nathusius constate que, chez les races convergentes de porcs, certains os du crâne ont conservé des caractères qui permettent de prouver qu'elles descendent de deux souches primitives. Si les races humaines descendaient, comme le supposent quelques naturalistes, de deux ou

23. *Die Racen des Schweines*, 1860, p. 16, *Vorstudien für Geschichte*, etc. *Schweineschädel*, 1864, p. 104. Pour le bétail, voir M. de Quatrefages, *Unité de l'espèce humaine*, 1861, p. 119.

de plusieurs espèces distinctes, aussi dissemblables l'une de l'autre que l'Orang l'est du Gorille, il n'est pas douteux que l'on pourrait encore constater chez l'homme, tel qu'il existe aujourd'hui, des différences sensibles dans la conformation de certains os.

Les races humaines actuelles présentent à plusieurs égards de nombreuses différences; ainsi, par exemple, la couleur, les cheveux, la forme du crâne, les proportions du corps, etc., offrent d'infinies variations; cependant, si on les considère au point de vue de l'ensemble de l'organisation, on trouve qu'elles se ressemblent de près par une multitude de points. Un grand nombre de ces points sont si insignifiants ou de nature si singulière qu'il est difficile de supposer qu'ils aient été acquis d'une manière indépendante par des espèces ou par des races primitivement distinctes. La même remarque s'applique avec plus de force encore, quand il s'agit des nombreux points de ressemblance mentale qui existent entre les races humaines les plus distinctes. Les indigènes américains, les Nègres et les Européens, ont des qualités intellectuelles aussi différentes que trois autres races quelconques qu'on pourrait nommer, cependant, tandis que je vivais avec des Fuégiens, à bord du *Beagle*, j'observai chez ces derniers de nombreux petits traits de caractère, qui prouvaient combien leur esprit est semblable au nôtre, je fis la même remarque relativement à un Nègre pur sang avec lequel j'ai été autrefois très lié.

Quiconque lit avec soin les intéressants ouvrages de M. Tylor et de sir J. Lubbock[24] ne peut manquer de remarquer la ressemblance qui existe entre les hommes appartenant à toutes les races, relativement aux goûts, au caractère et aux habitudes. C'est ce que prouve le plaisir qu'ils prennent tous à danser, à exécuter une musique grossière, à se peindre, à se tatouer, ou à s'orner de toutes les façons; c'est ce que prouve aussi le langage par gestes qu'ils comprennent tous, la similitude d'expression de leurs traits, les mêmes cris inarticulés, qu'excitent chez eux les mêmes émotions. Cette similitude, ou plutôt cette identité, est frappante, si on l'oppose à la différence des cris et des expressions qu'on observe chez les espèces distinctes des singes. Il est facile de prouver que l'ancêtre commun de l'humanité n'a pas transmis à ses descendants l'art de tirer avec l'arc et les flèches; cependant, les pointes de flèches en pierre, provenant des parties du globe les plus éloignées les unes des autres, et fabriquées aux époques les plus reculées, sont

24. Tylor, *Early History of Mankind*, 1865. Pour preuves relatives au langage par gestes, voir Lubbock, *Prehistoric Times*, p. 54, 2e édit., 1869.

presque identiques, comme l'ont démontré Westropp et Nilsson[25]. Ce fait ne peut s'expliquer que d'une seule façon, c'est-à-dire que les races diverses possèdent la même puissance inventive ou, autrement dit, des facultés mentales analogues. Les archéologues ont fait la même observation[26] relativement à certains ornements très répandus, comme les zigzags, etc., et par rapport à certaines croyances et à certaines coutumes fort simples, telles que l'usage d'enfouir les morts sous des constructions mégalithiques. Dans l'Amérique du Sud[27], comme dans tant d'autres parties du monde, l'homme a généralement choisi les sommets des hautes collines pour y élever des monceaux de pierres, soit pour rappeler quelque événement mémorable, soit pour honorer les morts.

Or, lorsque les naturalistes remarquent une grande similitude dans de nombreux petits détails portant sur les habitudes, les goûts et les caractères entre deux ou plusieurs races domestiques, ou entre des formes naturelles très voisines, ils voient dans ce fait une preuve que ces races descendent d'un ancêtre commun doué des mêmes qualités; en conséquence, ils les groupent toutes dans une même espèce. Le même argument peut s'appliquer aux races humaines avec bien plus de force encore.

Il est improbable que les nombreux points de ressemblance si insignifiants parfois qui existent entre les différentes races humaines et qui portent aussi bien sur la conformation du corps que sur les facultés mentales (je ne parle pas ici des coutumes semblables) aient tous été acquis d'une manière indépendante; ils doivent donc provenir par hérédité d'ancêtres qui possédaient ces caractères. Cela nous permet d'entrevoir quel était le premier état de l'homme avant qu'il se fût répandu graduellement dans toutes les parties du monde. Il est évident que l'homme alla peupler des régions largement séparées par la mer, avant que des divergences considérables de caractères se soient produites entre les diverses races, car autrement on rencontrerait quelquefois la même race sur des continents distincts, ce qui n'arrive jamais. Sir J. Lubbock, après avoir comparé les arts que pratiquent aujourd'hui les sauvages dans toutes les parties du monde, indique ceux que l'homme ne pouvait pas connaître, lorsqu'il s'est pour la première fois éloigné de sa patrie originelle; car on ne peut admettre qu'une fois acquises

25. H.-M. Westropp, *On analogous forms of implements; Memoirs of Anthrop. Soc.* Nilsson, *The primitive inhabitants of Scandinavia.*
26. Westropp, *On Cromlechs*, etc., *Journal of Ethnological Soc.*, cité dans *Scientific Opinion*, p. 3, juin 1869.
27. *Journ. of Researches; Voyage of the Beagle*, p. 46.

ces connaissances pussent s'oublier[28]. Il prouve ainsi que la « lance, simple développement du couteau, et la massue, qui n'est qu'un long marteau, sont les seules armes que possèdent toutes les races ». Il admet, en outre, que l'homme avait probablement déjà découvert l'art de faire le feu, car cet art est commun à toutes les races existantes, et il était pratiqué par les anciens habitants des cavernes de l'Europe. Peut-être l'homme connaissait-il aussi l'art de construire de grossières embarcations ou des radeaux; mais, comme l'homme existait à une époque très reculée, alors que la terre, en bien des endroits, se trouvait à des niveaux très différents de ceux qu'elle occupe aujourd'hui, on peut supposer qu'il a pu occuper de vastes régions sans l'aide d'embarcations. Sir J. Lubbock fait remarquer, en outre, que probablement nos ancêtres les plus reculés ne savaient pas compter jusqu'à dix, car beaucoup de races actuelles ne savent pas compter au delà de quatre. Quoi qu'il en soit, dès cette antique période, les facultés intellectuelles et sociales de l'homme devaient être à peine inférieures à ce que sont aujourd'hui celles des sauvages les plus grossiers; autrement l'homme primordial n'aurait pas si bien réussi dans la lutte pour l'existence, succès que prouve sa précoce et vaste diffusion.

Quelques philologues ont conclu des différences fondamentales qui existent entre certains langages, que, lorsque l'homme a commencé à se répandre sur la terre, il n'était pas encore doué de la parole; mais on peut supposer que des langages, bien moins parfaits que ceux actuellement en usage et complétés par des gestes, ont pu exister sans cependant avoir laissé de traces sur les langues plus développées qui leur ont succédé. Il paraît douteux que, sans l'usage de quelque langage, si imparfait qu'il fût, l'intelligence de l'homme eût pu s'élever au niveau qu'implique sa position dominante à une époque très reculée.

Nos ancêtres méritaient-ils le nom d'hommes, alors qu'ils ne connaissaient que quelques arts très grossiers, et qu'ils ne possédaient qu'un langage extrêmement imparfait? Cela dépend du sens que nous attribuons au mot homme. Dans une série de formes partant de quelque être à l'apparence simienne et arrivant graduellement à l'homme tel qu'il existe, il serait impossible de fixer le point défini auquel le terme « homme » devrait commencer à s'appliquer. Mais cette question a peu d'importance; il est de même fort indifférent qu'on désigne sous le nom de « races » les diverses variétés humaines, ou qu'en emploie les expressions « espèces »

28. *Prehistoric Times*, 1869, p. 571.

ou « sous-espèces, » bien que cette dernière désignation paraisse la plus convenable. Enfin, nous pouvons conclure que les principes de l'évolution une fois généralement acceptés, ce qui ne tardera plus bien longtemps, la discussion entre les monogénistes et les polygénistes aura vécu.

Il est encore une question qu'il ne faut pas laisser dans l'ombre : chaque sous-espèce ou race humaine descend-elle, comme on l'a quelquefois affirmé, d'un seul couple d'ancêtres? On peut, chez nos animaux domestiques, former aisément une nouvelle race au moyen d'une seule paire présentant quelque caractère particulier, ou même d'un individu unique qui possède ce caractère, en appariant avec soin sa descendance sujette à variation. Toutefois, la plupart de nos races d'animaux domestiques ne descendant pas d'un couple choisi à dessein, elles résultent de la conservation, inconsciente pour ainsi dire, d'un grand nombre d'individus qui ont varié, si légèrement que ce soit, d'une manière avantageuse ou désirable. Si, dans un pays quelconque, on préfère des chevaux forts et lourds, et, dans un autre, des chevaux légers et rapides, on peut être certain qu'il se formera, au bout de quelque temps, deux sous-races distinctes, sans qu'on ait trié ou fait reproduire des paires ou des individus particuliers dans les deux pays. Telle est évidemment l'origine de bien des races, et ce mode de formation ressemble beaucoup à celui des espèces naturelles. On sait aussi que les chevaux importés dans les îles Falkland, sont devenus, après quelques générations, plus petits et plus faibles, tandis que ceux qui ont fait retour à l'état sauvage dans les Pampas ont acquis une tête plus forte et plus commune; il est hors de doute que ces changements ne proviennent pas de ce qu'une paire quelconque a été exposée à certaines conditions, mais de ce que tous les individus ont été exposés à ces mêmes conditions, et peut-être aussi des effets du retour. Les nouvelles sous-races ne descendent, dans aucun de ces cas, d'une paire unique, mais d'un grand nombre d'individus qui ont varié à des degrés différents, mais d'une manière générale; or, nous pouvons conclure que les mêmes principes ont présidé à la formation des races humaines; les modifications qu'elles ont subies sont le résultat direct de l'exposition à des conditions différentes, ou le résultat indirect de quelque forme de sélection. Nous aurons à revenir bientôt sur ce dernier point.

Extinction des races humaines.— L'histoire enregistre l'extinction partielle ou complète de beaucoup de races et de sous-races humaines. Humboldt a vu dans l'Amérique du Sud un perroquet, le seul être vivant qui parlât encore la langue d'une tribu éteinte. Les anciens monuments et les instruments en pierre qu'on trouve dans toutes les parties du monde et sur lesquels les habitants actuels n'ont conservé aucune tradition, témoignent d'une très grande extinction. Quelques petites tribus, restes de races antérieures, survivent encore dans quelques districts isolés et ordinairement montagneux. Les anciennes races qui peuplaient l'Europe étaient, d'après Schaaffhausen[29], « inférieures aux sauvages actuels les plus grossiers », elles devaient donc différer, dans une certaine mesure, des races existantes. Les restes provenant des Eyzies, décrits par le professeur Broca[30], paraissent malheureusement avoir appartenu à une famille unique; ils semblent provenir, cependant, d'une race qui présentait la combinaison la plus singulière de caractères bas et simiens avec d'autres caractères d'un ordre supérieur; cette race diffère « absolument de toute autre race, ancienne ou moderne, que nous connaissions ». Elle différait donc de la race quaternaire des cavernes de la Belgique.

L'homme peut résister longtemps à des conditions physiques qui paraissent extrêmement nuisibles à son existence[31]. Il a habité, pendant de longues périodes, les régions extrêmes du Nord, sans bois pour construire des embarcations ou pour fabriquer d'autres instruments, n'ayant qne de la graisse comme combustible et de la neige fondue comme boisson. A l'extrémité méridionale de l'Amérique du Sud, les Fuégiens n'ont ni vêtements, ni habitations méritant même le nom de huttes, pour se défendre contre les intempéries des saisons. Dans l'Afrique australe, les indigènes errent dans les plaines les plus arides, où abondent les bêtes dangereuses. L'homme supporte l'influence mortelle des Terai au pied de l'Himalaya, et résiste aux effluves pestilentiels des côtes de l'Afrique tropicale.

L'extinction est principalement le résultat de la concurrence qui existe entre les tribus et entre les races. Divers freins, comme nous l'avons indiqué dans un chapitre précédent, sont constamment en action pour limiter le nombre de chaque tribu sauvage : ce sont les famines périodiques, la vie errante des parents, cause de grande mortalité chez les enfants, la durée de l'allaitement, l'enlèvement des femmes, les guerres, les accidents, les maladies, les dérèglements, l'infanticide surtout, et principalement un amoindrissement de fé-

29. Traduit dans *Anthropological Review*, oct. 1868, 431.
30. *Transact. Internat. Congress of Prehistoric Arch.*, 1868, pp. 172-175. Broca, *Anthropological Review*, oct. 1868, p. 410.
31. Docteur Gerland, *Ueber das Aussterben der Naturvölker*, p. 82, 1868.

condité. Si une de ces causes d'arrêt vient à s'amoindrir, même à un faible degré, la tribu ainsi favorisée tend à s'accroître; or, si, de deux tribus voisines, l'une devient plus nombreuse et plus puissante que l'autre, la guerre, les massacres, le cannibalisme, l'esclavage et l'absorption mettent bientôt fin à toute concurrence qui peut exister entre elles. Lors même qu'une tribu plus faible ne disparaît pas, brusquement balayée, pour ainsi dire, par une autre, il suffit qu'elle commence à décroître en nombre, pour continuer généralement à le faire jusqu'à son extinction complète [32].

La lutte entre les nations civilisées et les peuples barbares est très courte, excepté toutefois là où un climat meurtrier vient en aide à la race indigène; mais, parmi les causes qui déterminent la victoire des nations civilisées, il en est qui sont très claires et d'autres fort obscures. Il est facile de comprendre que les défrichements et la mise en culture du sol doivent de toutes les façons porter un coup terrible aux sauvages, qui ne peuvent pas ou ne veulent pas changer leurs habitudes. Les nouvelles maladies et les vices nouveaux que contractent les sauvages au contact de l'homme civilisé constituent une cause puissante de destruction; il paraît qu'une nouvelle maladie provoque une grande mortalité, qui dure jusqu'à ce que ceux qui sont le plus susceptibles à son action malfaisante soient graduellement éliminés [33]. Il en est peut-être de même pour les effets nuisibles des liqueurs spiritueuses, ainsi que du goût invétéré que tant de sauvages ont pour ces produits. Il semble, en outre, si mystérieux que soit le fait, que le contact de peuples distincts et jusqu'alors séparés engendre certaines maladies [34]. M. Sproat a étudié avec beaucoup de soin la question de l'extinction dans l'île de Vancouver; il affirme que le changement des habitudes, qui résulte toujours de l'arrivée des Européens, provoque un grand nombre d'indispositions. Il insiste aussi beaucoup sur une cause en apparence bien insignifiante : le nouveau genre de vie qui entoure les indigènes les effare et les attriste; « ils perdent tous leurs motifs d'efforts, et n'en substituent point de nouveaux à la place [35] ».

Le degré de civilisation constitue un élément très important pour assurer le succès d'une des nations qui entrent en concurrence.

32. Gerland (*op. c.*, p. 12) cite des faits à l'appui.

33. Sir H. Holland fait quelques remarques à ce sujet dans *Medical Notes and Reflections*, 1839, p. 390.

34. Dans mon *Journal of Researches; Voyage of the Beagle*, p. 435, j'ai enregistré plusieurs faits à cet égard; voir aussi Gerland (*op. c.*, p. 8). Pœppig dit que « le souffle de la civilisation est un poison pour les sauvages ».

35. Sproat. *Scenes and studies of savage Life*, 1868, p. 284.

L'Europe, il y a quelques siècles, redoutait les incursions des barbares de l'Orient; une pareille terreur serait aujourd'hui ridicule. Il est un fait plus curieux qu'a remarqué M. Bagehot, c'est que les sauvages ne disparaissaient pas devant les peuples de l'antiquité comme ils le font actuellement devant les peuples modernes civilisés; s'il en avait été ainsi, les vieux moralistes n'auraient pas manqué de méditer cette question, mais on ne trouve, dans aucun auteur de cette période, aucune remarque sur l'extinction des peuples barbares[36].

Les causes d'extinction les plus énergiques semblent être, dans bien des cas, l'amoindrissement de la fécondité et l'état maladif des enfants; ces deux causes résultent du changement des conditions d'existence, bien que les nouvelles conditions n'aient en elles-mêmes rien de nuisible. M. H.-H. Howorth a bien voulu appeler mon attention sur ce point et me fournir de nombreux renseignements. Il convient de citer quelques exemples à cet égard.

Au moment de la colonisation de la Tasmanie, certains voyageurs estimaient à 7,000, d'autres à 20,000, le nombre des indigènes. En tout cas, et quel qu'ait pu être le chiffre de la population, le nombre des indigènes diminua bientôt, en conséquence de luttes perpétuelles, soit avec les Anglais, soit les uns avec les autres. Après la fameuse chasse au sauvage à laquelle prirent part tous les colons, il ne restait plus que 120 Tasmaniens qui firent leur soumission entre les mains des autorités anglaises et à qui on voulut bien accorder la vie [37]. En 1832, on transporta ces 120 individus dans l'île Flinders. Cette île, située entre la Tasmanie et l'Australie, a 64 kilomètres de longueur sur une largeur qui varie entre 19 et 22 kilomètres; le climat est sain et les nouveaux habitants furent bien traités. Quoi qu'il en soit, leur santé reçut une rude atteinte. En 1834, on comptait (Bonwick, p. 250) 47 hommes adultes, 48 femmes adultes, et 16 enfants; en tout 111 individus; en 1835, ils n'étaient plus que 100. Comme ils continuaient à diminuer rapidement en nombre et qu'ils étaient persuadés qu'ils ne mourraient pas si rapidement dans une autre localité, on les transporta, en 1847, dans la baie d'Oyster, située dans la partie méridionale de la Tasmanie. La peuplade se composait alors, 20 décembre 1847, de 14 hommes, 22 femmes et 10 enfants[38]. Ce changement de ré-

36. Bagehot, *Physics and Politics; Fortnightly Review*, 1er avril 1868, p. 455.
37. J'emprunte tous ces détails à l'ouvrage de J. Bonwick, *The last of the Tasmanians*, 1870.
38. Ces chiffres sont empruntés au rapport du gouverneur de la Tasmanie, sir W. Denison, *Varieties of Vice-Regal Life*, 1870, vol. I, p. 67.

sidence n'amena aucun résultat. La maladie et la mort poursuivaient encore ces malheureux et, en 1864, il ne restait plus qu'un homme (qui mourut en 1869) et trois femmes adultes. La perte de la fécondité chez la femme est un fait encore plus remarquable que la tendance à la maladie et à la mort. A l'époque où il ne restait plus que 9 femmes à la baie d'Oyster, elles dirent à M. Bonwick (p. 386) que deux d'entre elles seulement avaient eu des enfants et, entre elles deux, elles n'avaient donné le jour qu'à trois enfants !

Le Dr Story cherche à approfondir les causes de cet état de choses; il fait remarquer que les efforts tentés pour civiliser les sauvages amènent invariablement leur mort. « Si on les avait laissés errer à loisir comme ils en avaient l'habitude, ils auraient élevé plus d'enfants et on aurait constaté chez eux une mortalité moins grande. » M. Davis, qui a aussi étudié avec beaucoup de soin les habitudes des sauvages, fait de son côté les remarques suivantes : « Les naissances ont été fort restreintes et les décès nombreux. Cet état de choses a dû provenir en grande partie du changement apporté à leur mode de vie et à la nature de leur alimentation; mais, plus encore, du premier changement de résidence qu'on leur a imposé et des regrets profonds qui ont dû en être la conséquence. » (Bonwick, pp. 338, 390.)

On a observé des faits analogues dans deux parties très différentes de l'Australie. M. Gregory, le célèbre explorateur, a affirmé à M. Bonwick que, dans la colonie de Queensland, « on constate, même dans les parties les plus récemment colonisées, une diminution des naissances chez les indigènes et qu'en conséquence le nombre de ces derniers décroîtra bientôt dans de vastes proportions ». Douze indigènes sur treize, originaires de la baie du Requin, qui vinrent s'établir sur les bords du fleuve Murchison, moururent de la poitrine pendant les premiers trois mois [39].

M. Fenton, dans un admirable rapport auquel, sauf une exception, j'emprunte tous les faits qui vont suivre, a étudié avec soin la progression et les causes de la diminution des Maories de la Nouvelle-Zélande [40]. Tous les observateurs, y compris les indigènes eux-mêmes, admettent que, depuis 1830, les Maories diminuent en nombre et que cette diminution s'accentue chaque jour. Bien qu'on n'ait pu jusqu'à présent procéder au recensement exact des indi-

39. Bonwick, *Daily Life of the Tasmanians*, 1870, p. 90; *The last of the Tasmanians*, 1870, p. 386.
40. *Observations on the Aboriginal inhabitants of New Zealand;* publié par ordre du gouvernement, 1859.

gènes, le nombre des familles a été évalué avec soin par les personnes habitant plusieurs districts, et il semble qu'on puisse se fier à cette évaluation. Les chiffres obtenus prouvent que, pendant les quatorze années qui ont précédé 1858, la diminution s'est élevée à 19.42 p. 100. Quelques tribus sur lesquelles ont porté les observations les plus parfaites habitaient des régions séparées par des centaines de kilomètres, les unes sur le bord de la mer, les autres bien loin dans l'intérieur des terres; les moyens de subsistance et les habitudes différaient donc dans une grande mesure (p. 28). En 1858, on évaluait le nombre total des Maories à 53,700; en 1872, après un autre intervalle de quatorze ans, on n'en trouve plus que 36,359, soit une diminution de 32.29 p. 100 [41] ! Après avoir démontré que les causes ordinairement invoquées, telles que les nouvelles maladies, le dérèglement des femmes, l'ivrognerie, les guerres, etc., ne sauraient suffire à expliquer cette diminution extraordinaire, M. Fenton, qui s'est livré à une étude approfondie du sujet, croit pouvoir l'attribuer à la stérilité des femmes, et à la mortalité extraordinaire des jeunes enfants (pp. 31, 34). Comme preuve à l'appui, il indique (p. 33) qu'on comptait, en 1844, un enfant pour 2.57 adultes, tandis qu'en 1853, on ne comptait plus qu'un enfant pour 3.27 adultes. La mortalité des adultes est aussi considérable. M. Fenton invoque encore comme une autre cause de la diminution la disproportion numérique entre les hommes et les femmes; il naît, en effet, moins de filles que de garçons. Je reviendrai, dans un chapitre subséquent, sur cette dernière assertion qui dépend peut-être d'une raison entièrement différente. M. Fenton insiste avec un certain étonnement sur la diminution de la population dans la Nouvelle-Zélande et sur son augmentation en Irlande, deux pays dont le climat se ressemble beaucoup et dont les habitants ont à peu près aujourd'hui les mêmes habitudes. Les Maories eux-mêmes (p. 35) « attribuent, dans une certaine mesure, leur diminution à l'introduction d'une nouvelle alimentation, à l'usage des vêtements, et aux changements d'habitudes qui en ont été la conséquence »; nous verrons, en étudiant l'influence que le changement des conditions d'existence a sur la fécondité, qu'ils ont probablement raison. La diminution de la population a commencé entre 1830 et 1840; or, M. Fenton démontre (p. 40) qu'ils ont découvert vers 1830 l'art de préparer les tiges du maïs en les faisant longtemps séjourner dans l'eau et qu'ils s'adonnèrent beaucoup à cette préparation; ceci indique qu'un changement d'habitudes se

41. Alex. Kennedy, *New Zealand*, 1873, p. 47.

produisait chez les indigènes, alors même qu'il y avait très peu d'Européens à la Nouvelle-Zélande. Quand je visitai la Baie des Iles, en 1835, le costume et le mode d'alimentation des indigènes s'étaient déjà considérablement modifiés; ils cultivaient des pommes de terre, du maïs, et quelques autres produits agricoles qu'ils échangeaient avec les Anglais contre du tabac et des produits manufacturés.

Il ressort de plusieurs notes publiées dans l'histoire de la vie de l'évêque Patteson[42] que les indigènes des Nouvelles-Hébrides et de plusieurs archipels voisins succombèrent en grand nombre quand on les transporta à la Nouvelle-Zélande, à l'île Norfolk et dans d'autres stations salubres pour les y élever comme missionnaires.

On sait que la population indigène des îles Sandwich diminue aussi rapidement que celle de la Nouvelle-Zélande. Les voyageurs les plus autorisés évaluaient à environ 300,000 habitants la population des îles Sandwich lors du premier voyage de Cook en 1779. D'après un recensement imparfait opéré en 1823, le nombre des indigènes s'élevait alors à 142,050. En 1832, et depuis à diverses périodes, on a procédé à un recensement officiel ; je n'ai pu malheureusement me procurer que les renseignements suivants :

ANNÉES.	POPULATION INDIGÈNE (En 1832 et en 1836 les quelques étrangers habitant les îles sont compris dans les chiffres ci-dessous.)	Proportion annuelle de la diminution pour 100, en admettant que cette diminution ait été uniforme dans l'intervalle des différents recensements qui ont été faits à des intervalles irréguliers.
1832	130.313	4.46 (1832–1836)
1836	108.579	2.47 (1836–1853)
1853	71.019	0.81 (1853–1860)
1860	67.084	2.18 (1860–1866)
1866	58.765	2.17 (1866–1872)
1872	51.531	

Il résulte de ces chiffres que, pendant un intervalle de quarante ans, de 1832 à 1872, la population indigène a diminué de 68 p. 100! La plupart des savants ont attribué cette diminution à la mauvaise conduite des femmes, aux guerres meurtrières, au travail forcé imposé aux tribus vaincues, à de nouvelles maladies introduites par les

42. C.-M. Younge, *Life of J.-C. Patteson*, 1874; voir surtout vol. I, p. 530.

Européens, lesquelles, dans quelques cas, ont provoqué de véritables épidémies. Sans doute, ces causes et d'autres faits analogues peuvent expliquer dans une certaine mesure le décroissement extraordinaire de population que l'on observe entre les années 1832 et 1836 ; mais nous croyons que la cause la plus puissante est l'amoindrissement de la fécondité des indigènes. Le docteur Ruschenberger, de la marine des États-Unis, qui a visité les îles Sandwich entre 1835 et 1837, affirme que, dans un district de l'île Hawaï, 25 hommes sur 1134 et, dans un autre district de la même île, 10 seulement sur 637 avaient 3 enfants; sur 80 femmes mariées, 39 seulement avaient eu des enfants; un rapport officiel remontant à cette époque n'indique que 1 demi-enfant pour chaque couple marié comme la moyenne des naissances dans l'île entière. Cette moyenne est presque identique à celle des Tasmaniens à la crique d'Oyster. Jarver, qui a publié en 1843 une histoire des îles Sandwich, dit que « les familles qui ont trois enfants sont exonérées de tout impôt; on concède des terres et on accorde d'autres encouragements à celles qui ont quatre enfants ou davantage ». Ces dispositions extraordinaires du gouvernement suffiraient à prouver combien cette race est devenue peu féconde. Le révérend A. Bishop, dans un article publié par le *Spectator* d'Hawaï en 1839, constate que beaucoup d'enfants mouraient alors en bas âge et l'évêque Staley m'apprend qu'il en est toujours ainsi. On a attribué cette mortalité au peu de soin des femmes pour les enfants, mais je pense qu'il convient de l'attribuer surtout à une faiblesse innée de constitution chez les enfants, conséquence de l'amoindrissement de la fécondité chez les parents. On peut constater, en outre, une nouvelle ressemblance entre les indigènes des îles Sandwich et ceux de la nouvelle Zélande ; nous faisons allusion au grand excès des garçons sur les filles; le recensementde 1872 indique, en effet, 31,650 mâles contre 25,257 femelles de tout âge, c'est à dire 125.36 mâles pour 100 femelles, alors que, dans tous les pays civilisés, le nombre des femmes excède celui des hommes. Sans aucun doute, la conduite dévergondée des femmes peut en partie expliquer l'amoindrissement de leur fécondité, mais la cause principale de cet amoindrissement est, sans contredit, le changement des habitudes d'existence, cause qui explique en même temps l'augmentation de la mortalité surtout chez les enfants. Cook visita les îles Sandwich en 1779; Vancouver y débarqua en 1794, et elles reçurent ensuite les visites de nombreux baleiniers. Les missionnaires arrivèrent en 1819; le roi avait déjà aboli l'idolâtrie et effectué d'autres réformes. Dès cette époque, il se produisit un changement rapide dans presque toutes les habitudes des indigènes, et on put bientôt les considérer à juste titre comme les plus civilisés de tous les Polynésiens. M. Coan, né dans les îles Sandwich, m'a fait remarquer avec raison que, dans le cours de cinquante ans, les indigènes ont été soumis à un plus grand changement des habitudes d'existence que les Anglais pendant une période de mille ans. L'évêque Staley affirme, il est vrai, que l'alimentation des classes pauvres n'a pas beaucoup changé, bien qu'on ait introduit dans les îles beaucoup d'espèces nouvelles de fruits, surtout la canne à sucre. Il faut ajouter que, désireux d'imiter les Européens, les indigènes changèrent presque immédiatement leur manière de se vêtir et s'adonnèrent généralement à l'usage des boissons alcooliques. Bien que ces changements ne paraissent pas avoir grande importance, je crois, si l'on en juge par ce qui se passe chez les animaux, qu'ils ont dû tendre à amoindrir la fécondité des indigènes[43].

Enfin, M. Macnamara[44] constate que les habitants si dégradés des îles Andaman, dans la partie orientale du golfe du Bengale, sont très sensibles à un changement de climat; « si on les enlève à leur patrie, on les condamne à une mort presque certaine, et cela indépendamment d'un changement d'alimentation ou de toute autre circonstance ». Il affirme, en outre, que les habitants de la vallée du Népaul qui est extrêmement chaude en été, ainsi que les habitants des régions montagneuses de l'Inde, souffrent de la fièvre et de la dysenterie quand ils descendent dans les plaines, et meurent certainement s'ils essayent d'y passer toute l'année.

Il résulte de ces remarques que la santé des races humaines les plus sauvages est profondément atteinte, quand on essaye de les soumettre à de nouvelles conditions d'existence ou à de nouvelles habitudes, sans qu'il soit nécessaire de les transporter sous un nouveau climat. De simples changements d'habitude, bien qu'ils ne semblent avoir aucune importance, ont ce même effet qui, d'ordinaire, se produit chez les enfants. On a souvent affirmé, comme le fait remarquer M. Macnamara, que l'homme peut supporter avec impunité les plus grandes différences de climat et résister à des changements considérables des conditions d'existence, mais cette remarque est

43. J'ai emprunté les divers faits cités dans ce paragraphe aux ouvrages suivants : Jarves, *History of the Hawaïian Islands*, 1843, pp. 400-407. Cheever, *Life in the Sandwich Islands*, 1851, p. 277. Bonwick, *Last of the Tasmanians*, 1870, p. 378, cite Ruschenberger. Sir L. Belcher, *Voyage round the world*, 1843, vol. I, p. 272. M. Coan et le Dr Youmans de New-York ont bien voulu me communiquer les recensements que j'ai cités. Dans la plupart des cas, j'ai comparé les chiffres du Dr Youmans avec ceux indiqués dans les divers ouvrages que je viens de citer. Je ne me suis pas servi du recensement de 1850, les chiffres ne me paraissant pas exacts.

44. *The Indian Medical Gazette*, 1er nov. 1871, p. 240.

seulement vraie quand elle s'applique aux races civilisées. L'homme à l'état sauvage semble sous ce rapport presque aussi sensible que ses plus proches voisins, les singes anthropoïdes, qui n'ont jamais survécu longtemps quand on les a exilés de leur pays natal.

La diminution de la fécondité résultant du changement des conditions d'existence, comme nous venons de le voir chez les Tasmaniens, chez les Maories, chez les Havaïens, et probablement aussi chez les Australiens, présente encore plus d'intérêt que leur extrême susceptibilité à la maladie et à la mort; en effet, la moindre diminution de fécondité combinée à ces autres causes tend à arrêter l'accroissement de la population et conduit tôt ou tard à l'extinction. On peut, dans quelques cas, expliquer la diminution de la fécondité par la mauvaise conduite des femmes, chez les Tahitiens, par exemple, mais M. Fenton a démontré que cette explication ne saurait suffire, quand il s'agit des Nouveaux-Zélandais ou des Tasmaniens.

M. Macnamara, dans le mémoire que nous avons cité plus haut, s'efforce de démontrer que les habitants des régions pestilentielles sont ordinairement peu féconds; mais cette remarque ne peut s'appliquer dans plusieurs des cas que nous avons cités. Quelques savants ont suggéré que les habitants des îles deviennent peu féconds et contractent de nombreuses maladies par suite de croisements consanguins très répétés; mais la perte de la fécondité, dans les cas que nous venons de citer, a coïncidé trop étroitement avec l'arrivée des Européens pour que nous puissions admettre cette explication. D'ailleurs, dans l'état actuel de la science, nous n'avons aucune raison de croire que l'homme soit très sensible aux effets déplorables des unions consanguines, surtout dans des régions aussi étendues que la Nouvelle-Zélande et que l'archipel des Sandwich qui présentent de nombreuses différences de climat. On sait, au contraire, que les habitants actuels de l'île Norfolk, de même que les Todas dans l'Inde et les habitants de quelques îles sur la côte occidentale de l'Écosse, sont presque tous cousins ou proches parents, et rien ne prouve que la fécondité de ces tribus ne soit amoindrie[45].

L'exemple des animaux inférieurs nous fournit une explication bien plus probable. On peut démontrer que le changement des conditions d'existence influe à un point extraordinaire sur le sys-

45. Sur les rapports étroits de parenté entre les habitants des îles Norfolk, voir sir W. Denison, *Varieties of Vice Regal Life*, vol. I, 1870, p. 410. Pour les Todas, voir l'ouvrage du colonel Marshall, 1873, p. 110. Pour les îles situées sur la côte occidentale de l'Écosse, Dr Mitchell, *Edinburgh Medical Journal*, mars à juin 1863.

tème reproducteur, sans que nous puissions, d'ailleurs, indiquer les raisons de cette action; cette influence amène, selon les cas, des résultats avantageux ou nuisibles. J'ai cité à ce sujet un grand nombre de faits dans le chapitre XVIII de la *Variation des animaux et des plantes à l'état domestique;* je me bornerai donc à rappeler ici quelques exemples et à renvoyer ceux que ce sujet peut intéresser à l'ouvrage que je viens d'indiquer. Des changements de condition très minimes ont pour effet d'augmenter la santé, la vigueur et la fécondité de la plupart des êtres organisés; d'autres changements, au contraire, ont pour effet de rendre stériles un grand nombre d'animaux. Un des exemples les plus connus est celui des éléphants apprivoisés qui ne reproduisent pas dans l'Inde, tandis qu'ils se reproduisent souvent à Ava où on permet aux femelles d'errer dans une certaine mesure dans les forêts et que l'on replace ainsi dans des conditions plus naturelles.

On a élevé en captivité, dans leur pays natal, divers singes américains mâles et femelles, et, cependant, ils se sont très rarement reproduits; cet exemple est plus important encore pour le sujet qui nous occupe à cause de la parenté de ces singes avec l'homme. Le moindre changement des conditions d'existence suffit parfois pour provoquer la stérilité chez un animal sauvage réduit en captivité, ce qui est d'autant plus étrange que nos animaux domestiques sont devenus plus féconds qu'ils ne l'étaient à l'état de nature, et que certains d'entre eux peuvent résister à des changements extraordinaires des conditions sans qu'il en résulte une diminution de fécondité[46]. La captivité affecte, à ce point de vue, certains groupes d'animaux beaucoup plus que d'autres et ordinairement toutes les espèces faisant partie du groupe sont affectées de la même manière. Parfois aussi, une seule espèce d'un groupe devient stérile, tandis que les autres conservent leur fécondité; d'un autre côté, une seule espèce peut conserver sa fécondité, tandis que les autres espèces deviennent stériles. Les mâles et les femelles de certaines espèces réduits en captivité ou privés d'une certaine dose de liberté dans leur pays natal ne s'accouplent jamais; d'autres, placés dans les mêmes conditions, s'accouplent souvent, mais sans jamais produire de petits; d'autres enfin ont des petits, mais en moins grand nombre qu'à l'état naturel. Il faut remarquer, en outre, et cette remarque s'applique tout particulièrement à l'homme, que les petits produits dans ces conditions sont ordinairement faibles, maladifs ou difformes et périssent de bonne heure.

46. Voir *la Variation des animaux,* etc., vol. II, (Paris, Reinwald).

Je suis disposé à croire que cette loi générale de l'influence des changements des conditions d'existence sur le système reproducteur qui s'applique à nos proches alliés, les Quadrumanes, s'applique aussi à l'homme dans son état primitif. Il en résulte que, si on modifie soudainement les conditions d'existence des sauvages appartenant à quelque race que ce soit, ils deviennent de plus en plus stériles et leurs enfants maladifs périssent de bonne heure; de même qu'il arrive pour l'éléphant et le léopard dans l'Inde, pour beaucoup de singes en Amérique et pour une foule d'animaux de toute sorte, dès qu'on modifie les conditions naturelles de leur existence.

Ces remarques nous permettent de comprendre pourquoi les habitants indigènes des îles, qui, depuis longtemps, ont dû être soumis à des conditions presque uniformes d'existence, sont évidemment sensibles au moindre changement apporté à ces conditions. Il est certain que les hommes appartenant aux races civilisées résistent infiniment mieux que les sauvages à des changements de toute sorte; sous ce rapport, les hommes civilisés ressemblent aux animaux domestiques, qui, bien que sensibles quelquefois à des changements de conditions, les chiens européens dans l'Inde, par exemple, sont rarement devenus stériles [47]. Cette immunité des races civilisées et des animaux domestiques provient probablement de ce qu'ils ont subi de plus nombreuses variations des conditions d'existence et qu'ils s'y sont accoutumés dans une certaine mesure; de ce qu'ils ont, en outre, changé fréquemment de pays et que les sous-races se sont croisées. Il semble, d'ailleurs, qu'un croisement avec les races civilisées prémunisse immédiatement une race aborigène contre les déplorables conséquences qui résultent d'un changement des conditions. Ainsi, les descendants croisés des Tahitiens et des Anglais établis à l'île Pitcairn se multiplièrent si rapidement que l'île fut bientôt trop petite pour les contenir et, en conséquence, on les transporta en juin 1856 à l'île Norfolk. La tribu se composait alors de 60 personnes mariées et de 134 enfants, soit en total, 194 personnes. Ils continuèrent à se multiplier si rapidement à l'île Norfolk que, en janvier 1868, elle comptait 300 habitants, bien que 16 personnes fussent retournées en 1859 à l'île Pitcairn; on comptait à peu près autant d'hommes que de femmes.

Quel contraste étonnant avec les Tasmaniens! Le nombre des habitants de l'île Norfolk s'accrut, en douze ans et demi seulement, de 194 à 300, tandis que, en quinze ans, le nombre des Tasmaniens

47. *La Variation des animaux*, etc. vol. II, p. 16.

décrut de 120 à 46 et ce dernier nombre ne comprenait que 10 enfants[48].

De même, dans l'intervalle qui s'est écoulé entre le recensement de 1866 et celui de 1872, le nombre des indigènes pur sang aux îles Sandwich diminua de 8,081, tandis que le nombre des demi-castes augmenta de 847; mais je ne saurais dire si ce dernier nombre comprend les enfants des demi-castes ou seulement les demi-castes de la première génération.

Les faits que je viens de citer se rapportent tous à des aborigènes qui ont été soumis à de nouvelles conditions d'existence, par suite de l'arrivée d'hommes civilisés. Il est probable, cependant, que, si les sauvages étaient forcés par toute autre cause, l'invasion d'une tribu conquérante par exemple, à déserter leurs demeures et à changer leurs habitudes, la mauvaise santé et la stérilité n'en résulteraient pas moins pour eux. Il est intéressant de constater que le principal obstacle à la domestication des animaux sauvages, ce qui implique pour eux la faculté de se reproduire dès qu'ils sont réduits en captivité, est le même qui empêche les sauvages placés en contact avec la civilisation de survivre pour former à leur tour une race civilisée, c'est-à-dire, la stérilité résultant du changement des conditions d'existence.

Enfin, bien que le décroissement graduel et l'extinction finale des races humaines constitue un problème très complexe, nous pouvons affirmer qu'il dépend de bien des causes différentes suivant les lieux et les époques. Ce problème est, en somme, analogue à celui que présente l'extinction de l'un des animaux les plus élevés, — le cheval fossile, par exemple, qui a disparu de l'Amérique du Sud, pour être, bientôt après, remplacé dans les mêmes régions par d'innombrables troupeaux de chevaux espagnols. Le Nouveau-Zélandais semble avoir conscience de ce parallélisme, car il compare son sort futur à celui du rat indigène qui a été presque entièrement exterminé par le rat européen. Si insoluble qu'il nous paraisse, surtout si nous voulons pénétrer les causes précises et le mode d'action de l'extinction, ce problème n'a rien après tout qui doive nous étonner. En effet, l'accroissement de chaque espèce et de chaque race est constamment tenu en échec par divers freins, de sorte que, s'il s'en ajoute un nouveau, ou s'il survient une cause de destruction, si faible qu'elle soit, la race diminue certai-

48. Voir, pour les détails, Lady Belcher : *The Mutineers of the Bounty*, 1870; *Pitcairn Island*, publié par ordre de la Chambre des communes, 29 mai 1863. J'emprunte les renseignements suivants sur les habitants des îles Sandwich à M. Coan et à la *Honolulu Gazette*.

nement en nombre; or; l'amoindrissement numérique entraîne tôt ou tard l'extinction, d'autant que les invasions des tribus conquérantes viennent, dans la plupart des cas, précipiter l'événement.

Formation des races humaines. — Le croisement de races distinctes a, dans quelques cas, amené la formation d'une race nouvelle. Les Européens et les Hindous diffèrent considérablement au point de vue physique, et, cependant, ils appartiennent à la même souche aryenne et parlent un langage qui est fondamentalement le même, tandis que les Européens ressemblent beaucoup aux Juifs qui appartiennent à la souche sémitique et parlent un langage absolument différent. Broca [49] explique ce fait singulier par les nombreux croisements que, pendant leurs immenses migrations, certaines branches aryennes ont contractés avec diverses tribus indigènes. Lorsque deux races qui se trouvent en contact immédiat viennent à se croiser, il en résulte d'abord un mélange hétérogène; M. Hunter, par exemple, fait observer qu'on peut retrouver chez les Santalis ou tribus des collines de l'Inde des centaines de gradations imperceptibles « entre les tribus noires et trapues des montagnes et le Brahmane grand et olivâtre, intelligent, aux yeux calmes et à la tête haute, mais étroite »; de telle sorte que, dans les tribunaux, il est indispensable de demander aux témoins s'ils sont Santalis ou Hindous [50].

Nous ne savons pas encore si une population hétérogène, telle que celles de certaines îles polynésiennes, provenant du croisement de deux races distinctes, dont il ne reste plus que peu ou point de membres purs, peut jamais devenir homogène. On parvient, chez les animaux domestiques, à fixer une race croisée et à la rendre uniforme en quelques générations, grâce à la sélection pratiquée avec soin [51]; il y a donc tout lieu de croire que l'entre-croisement libre et prolongé d'un mélange hétérogène pendant un grand nombre de générations doit suppléer à la sélection et surmonter toute tendance au retour, de telle sorte qu'une race croisée finit par devenir homogène, bien qu'elle ne participe pas à un degré égal aux caractères de deux races parentes.

De toutes les différences qui distinguent les races humaines, la couleur de la peau est une des plus apparentes et des plus accusées. On croyait autrefois pouvoir expliquer les différences de ce genre par un long séjour sous différents climats, mais Pallas a

49. *Sur l'Anthropologie* (trad. dans *Antropological Review*, janv. 1868, p. 38).
50. *The Annals of Rural Bengal*, 1868, p. 134.
51. *La Variation*, etc.. vol. II, p. 182.

démontré, le premier, que cette opinion n'est pas fondée, et la plupart des anthropologues [52] ont adopté ses opinions. On a surtout rejeté cette hypothèse parce que la distribution des diverses races colorées, dont la plupart habitent depuis très longtemps le même pays, ne coïncide pas avec les différences correspondantes du climat. Certains autres faits qui ne manquent pas d'importance viennent à l'appui de la même conclusion ; les familles hollandaises, par exemple, qui, d'après une excellente autorité [53], n'ont pas éprouvé le moindre changement de couleur malgré une résidence de trois siècles dans l'Afrique australe. Les Bohémiens et les Juifs, habitant diverses parties du monde se ressemblent étrangement, bien qu'on ait quelque peu exagéré l'uniformité de ces derniers [54]; c'est encore là un argument dans le même sens. On a supposé qu'une grande humidité ou une grande sécheresse de l'atmosphère exerçaient une influence plus considérable que la chaleur seule sur la couleur de la peau; mais d'Orbigny, dans l'Amérique du Sud, et Livingstone, en Afrique, en sont arrivés à des conclusions directement contraires par rapport à l'humidité et à la sécheresse; en conséquence, toute conclusion sur ce point est encore extrêmement douteuse [55].

Divers faits, que j'ai cités ailleurs, prouvent que la couleur de la peau et celle des poils ont quelquefois une corrélation surprenante avec une immunité complète contre l'action de certains poisons végétaux, et les attaques de certains parasites. Cette remarque m'avait conduit à supposer que la coloration des nègres et des autres races foncées provenait peut-être de ce que les individus les plus noirs avaient mieux résisté, pendant une longue série de générations, à l'action délétère des miasmes pestilentiels des pays qu'ils habitent.

J'appris ensuite que le docteur Wells [56] avait déjà autrefois émis la même idée. On sait depuis longtemps [57] que les Nègres, et

52. Pallas, *Act. Acad. Saint-Petersbourg*, 1780, part. II, p. 69. Il fut suivi par Rudolphi, dans son *Beiträge zur Anthropologie*, 1882. On trouve un excellent résumé des preuves dans l'ouvrage de Godron, *de l'Espèce*, 1859, vol. II, p. 246, etc.

53. Sir Andrew Smith, cité par Knox, *Races of Man*, 1850, p. 473.

54. De Quatrefages, *Revue des Cours scientifiques*, 17 oct., 1868, p. 731.

55. Livingstone, *Travels and Researches in S. Africa*, 1857, pp. 329, 338. D'Orbigny, cité par Godron, *de l'Espèce*, vol. II, p. 266.

56. Voir son travail, lu à la Société royale en 1813, et publié en 1818 dans ses Essais. J'ai donné le résumé des idées du Dr Wells dans l'Esquisse historique de l'*Origine des espèces*. J'ai cité, *Variation des animaux*, etc., vol. II, pp. 240, 357, divers cas de corrélation entre la couleur et certaines particularités constitutionnelles.

57. Nott et Gliddon, *Types of Mankind* (p. 68).

même les mulâtres, échappent presque complètement aux atteintes de la fièvre jaune qui est si meurtrière dans l'Amérique tropicale. Ils résistent également dans une grande mesure aux terribles fièvres intermittentes qui règnent sur plus de 4,000 kilomètres le long des côtes d'Afrique, et qui entraînent la mort annuelle d'un cinquième des blancs nouvellement établis, et obligent un autre cinquième des colons à rentrer infirmes dans leur pays [58]. Cette immunité du Nègre paraît être en partie inhérente à la race et semble dépendre de quelque particularité inconnue de constitution; elle est aussi en partie le résultat de l'acclimatation. Pouchet [59] constate que les régiments nègres recrutés dans le Soudan, et prêtés par le vice-roi d'Egypte pour la guerre du Mexique, échappèrent à la fièvre jaune presque aussi bien que les Nègres importés depuis longtemps des diverses parties de l'Afrique, et accoutumés au climat des Indes occidentales. Beaucoup de Nègres, après avoir résidé quelque temps sous un climat plus froid, deviennent, jusqu'à un certain point, sujets aux fièvres tropicales, ce qui prouve que l'acclimatation joue aussi un rôle considérable [60]. La nature du climat sous lequel les races blanches ont longtemps résidé exerce également quelque influence sur elles; pendant l'épouvantable épidémie de fièvre jaune de Demerara, en 1837, le docteur Blair constata, en effet, que la mortalité des immigrants était proportionnelle à la latitude du pays qu'ils avaient habité à l'origine. Pour le Nègre, l'immunité, en tant qu'elle résulte de l'acclimatation, implique une longueur de temps immense; les indigènes de l'Amérique tropicale, qui résident depuis un temps immémorial dans ces régions, ne sont pas, en effet, exempts de la fièvre jaune. Le Rév. B. Tristram affirme, en outre, que les habitants indigènes sont forcés pendant certaines saisons de quitter quelques districts de l'Afrique du Nord, bien que les Negres puissent continuer à y résider en toute sécurité.

On a affirmé qu'il existe une certaine corrélation entre l'immunité du Nègre pour quelques maladies et la couleur de sa peau; mais ce n'est là qu'une simple conjecture; cette immunité pourrait aussi bien résulter de quelque différence dans le sang, dans le système nerveux ou dans les autres tissus. Néanmoins, les faits que nous venons de citer et le rapport qui existe certainement entre le teint

58. Dans une communication lue à la Société de satistique par le major Tulloch et publiée dans l'*Athenæum*, 1840, p. 353.

59. *La Pluralité des races humaines*, 1864.

60. De Quatrefages, *Unité de l'espèce humaine*, 1861, p. 205. Waitz, *Introd. to Anthropology*, 1863 (trad. anglaise, I, p. 124). Livingstone signale des cas analogues dans ses *Voyages*.

et la tendance à la phthisie sembleraient prouver que cette conjecture n'est pas sans quelques fondements. J'ai, par conséquent, cherché, mais avec peu de succès[61], à constater ce qu'il pouvait en être. Feu le docteur Daniell, qui a longtemps habité la côte occidentale d'Afrique, m'a affirmé qu'il ne croyait à aucun rapport de cette nature. Bien que très blond, il a lui-même supporté admirablement le climat. Lorsqu'il arriva sur la côte, encore tout jeune, un vieux chef nègre expérimenté lui avait prédit, d'après son apparence, qu'il en serait ainsi. Le docteur Nicholson, d'Antigua, après avoir approfondi cette question, m'a écrit qu'il ne croyait pas que les Européens bruns échappassent mieux à la fièvre jaune que les blonds. M. J.-M. Harris[62] nie complètement que les Européens à cheveux bruns supportent mieux que les autres un climat chaud; l'expérience lui a au contraire appris à choisir des hommes à cheveux rouges pour le service sur la côte d'Afrique. Autant qu'on peut en juger par ces quelques observations, on peut conclure, ce

61. Au printemps de 1862, j'avais obtenu du Directeur général du département médical de l'armée la permission de remettre un questionnaire aux chirurgiens des divers régiments en service dans les colonies, mais aucun ne m'est revenu. Voici les remarques que portaient ce questionnaire : « Divers cas bien constatés chez nos animaux domestiques établissent qu'il existe un rapport entre la coloration des appendices dermiques et la constitution; il est, en outre notoire qu'il existe quelques rapports entre la couleur des races humaines et le climat qu'elles habitent; les questions suivantes sont dignes d'être prises en considération. Y a-t-il chez les Européens quelque rapport entre la couleur des cheveux et leur aptitude à contracter les maladies des pays tropicaux? Les chirurgiens des régiments stationnés dans les régions tropicales insalubres pourraient s'assurer d'abord, comme terme de comparaison, du nombre des hommes bruns ou blonds ou de teinte intermédiaire et douteuse. En même temps, on constaterait quelle est la couleur des cheveux des hommes qui ont eu la fièvre jaune ou la dysenterie; dès que ces tableaux comprendraient quelques milliers d'individus, il serait aisé de constater s'il existe quelque rapport entre la couleur des cheveux et une disposition à contracter les maladies tropicales. On ne découvrirait peut-être aucun rapport de ce genre, mais il est bon de s'en assurer. Si on obtenait un résultat positif, il aurait quelque utilité pratique en indiquant le choix à faire dans les hommes destinés à un service particulier. Théoriquement, le résultat aurait un haut intérêt, car il indiquerait comment une race d'hommes, habitant dès une époque reculée un climat tropical malsain, aurait pu acquérir une couleur de plus en plus foncée par la conservation des individus à cheveux ou au teint brun ou noir pendant une longue succession de générations. »

62. *Anthropological Review*, janv. 1866, p. 21. Le Dr Sharpe dit aussi par rapport aux Indes (*Man a special creation*, 1873, p. 118) que quelques médecins ont remarqué que « les Européens à cheveux blonds et à teint clair sont moins exposés aux maladies des climats tropicaux que les personnes à cheveux bruns et à teint foncé; cette remarque, je crois, est basée sur les faits ». D'autre part, M. Heddle, de la Sierra Leone « qui a vu mourir auprès de lui une si grande quantité de commis », tués par le climat de la côte occidentale d'Afrique, (W. Reade, *African Sketch book*, vol. II, p. 522) a une opinion toute contraire que partage le capitaine Burton.

nous semble, que l'hypothèse, en vertu de laquelle la couleur des races noires résulte de ce que des individus de plus en plus foncés ont survécu en plus grand nombre au milieu des miasmes pestilentiels de leur pays, ne repose sur aucun fondement sérieux, bien qu'elles soit acceptée par plusieurs savants.

Le docteur Sharpe[63] fait remarquer que le soleil des tropiques, qui brûle la peau des Européens au point d'amener des ampoules, n'a aucun effet sur la peau des Nègres; il ajoute que ce n'est pas un effet de l'habitude, car il a vu des enfants de six ou huit mois exposés tout nus au soleil, sans qu'ils soient affectés en aucune façon. Un médecin m'a assuré que, il y a quelques années, ses mains se couvraient par places pendant l'été, mais non pas pendant l'hiver, de taches brunes ressemblant à des taches de rousseur, mais plus grandes. Ces parties tachetées n'étaient pas affectées par les rayons du soleil, alors que les parties blanches de la peau furent dans plusieurs occasions couvertes d'ampoules. Les animaux inférieurs sont aussi sujets à des différences constitutionnelles au point de vue de l'action du soleil sur les parties recouvertes de poils blancs et sur celles qui sont garnies de poils d'autres couleurs[64]. Je ne saurais dire si la défense de la peau contre l'action des rayons du soleil a une importance suffisante pour que la sélection naturelle ait donné à l'homme une peau foncée. Si l'on admet cette hypothèse, il faut admettre aussi que les indigènes de l'Amérique tropicale ont habité ce pays bien moins longtemps que les Nègres n'ont habité l'Afrique ou les Papous les parties méridionales de l'archipel Malais, de même que les Hindous à peau claire ont habité les parties centrales et méridionales de la péninsule beaucoup moins longtemps que les indigènes à peau plus foncée.

Bien que nos connaissances actuelles ne nous permettent pas d'expliquer les différences de couleur chez les races humaines par un avantage quelconque qui résulterait pour eux de cette couleur, ou par l'action directe du climat, nous ne devons pas, cependant, négliger complètement ce dernier agent, car il y a de bonnes raisons pour croire qu'on peut lui attribuer certains effets héréditaires[65].

63. *Man a special creation*, 1873, p. 119.

64. *Variation des plantes et des animaux*, etc., vol. II. pp. 336, 337. (Paris, Reinwald.)

65. Voir de Quatrefages (*Revue des cours scient.*, 10 oct. 1868, p. 724). *Sur les effets de la résidence en Abyssinie et en Arabie, et autres cas analogues.* Le docteur Rolle (*Der Mensh, seine Abstammung*, etc., 1865, p. 99) constate, sur l'autorité de Khanikof, que la plupart des familles allemandes établies en Géorgie ont acquis, dans le cours de deux générations, des cheveux et des yeux noirs. M. D. Forbes m'informe que, suivant la position des vallées qu'habitent les Quichuas, dans les Andes, ils varient beaucoup de couleur.

Nous avons vu dans le second chapitre que les conditions d'existence affectent directement le développement de la charpente du corps et produisent des résultats transmissibles par hérédité. Ainsi, on admet généralement que les Européens établis aux États-Unis subissent des modifications physiques très légères, mais extraordinairement rapides. Le corps et les membres s'allongent. Le colonel Bernys m'apprend que ce fait a été démontré absolument de façon assez plaisante, d'ailleurs, pendant la dernière guerre : les Allemands nouvellement débarqués, incorporés dans l'armée, avaient reçu de l'intendance des vêtements faits à l'avance pour les soldats américains, et les Allemands avaient un aspect ridicule dans ces vêtements trop longs. On sait aussi, et les preuves abondent à cet égard, que, au bout de trois générations, les esclaves des États du Sud occupés aux travaux intérieurs de l'habitation présentent une apparence très différente de celle des esclaves occupés aux travaux des champs [66].

Toutefois, si nous considérons les races humaines au point de vue de leur distribution dans le monde, nous devons conclure que les différences caractéristiques qu'elles présentent ne peuvent pas s'expliquer par l'action directe des diverses conditions d'existence, en admettant même que ces conditions aient été les mêmes pendant une énorme période. Les Esquimaux se nourrissent exclusivement de matières animales; ils se couvrent d'épaisses fourrures, et sont exposés à des froids intenses et à une obscurité prolongée; ils ne diffèrent, cependant, pas à un degré extrême des habitants de la Chine méridionale, qui ne se nourrissent que de matières végétales, et sont exposés presque nus à un climat très chaud. Les Fuégiens, qui ne portent aucun vêtement, n'ont pour se nourrir que les productions marines de leurs plages inhospitalières; les Botocudos du Brésil errent dans les chaudes forêts de l'intérieur, et se nourrissent principalement de produits végétaux; cependant, ces tribus se ressemblent au point que des Brésiliens ont pris pour des Botocudos les Fuégiens, qui étaient à bord du *Beagle*. En outre, les Botocudos, aussi bien que les autres habitants de l'Amérique tropicale, ne ressemblent en aucune façon aux Nègres, qui occupent les côtes opposées de l'Atlantique; ils sont pourtant exposés à un climat presque semblable, et suivent à peu près le même genre de vie.

Les différences entre les races humaines ne peuvent pas non plus, sauf dans une très petite mesure, s'expliquer par les effets

66. Harlan, *Medical Researches*, p. 532. De Quatrefages a recueilli beaucoup de preuves à cet égard, *Unité de l'Espèce humaine*, 1861, p. 128.

héréditaires résultant de l'augmentation ou du défaut d'usage des parties. Les hommes qui vivent toujours dans des embarcations ont, il est vrai, les jambes un peu rabougries; ceux qui habitent à une haute altitude ont la poitrine plus développée; et ceux qui emploient constamment certains organes des sens peuvent avoir les cavités qui les contiennent un peu augmentées, et leurs traits, par conséquent, un peu modifiés. La diminution de la grandeur des mâchoires par suite d'une diminution d'usage, le jeu habituel des divers muscles servant à exprimer les différentes émotions, et l'augmentation du volume du cerveau par suite d'une plus grande activité intellectuelle, sont, cependant, autant de points qui, dans leur ensemble, ont produit un effet considérable sur l'aspect général des peuples civilisés comparativement à celui des sauvages [67]. Il est possible aussi que l'augmentation du corps, sans accroissement correspondant dans le volume du cerveau, ait produit chez quelques races (à en juger par les cas signalés chez les lapins) un crâne allongé du type dolichocéphale.

Enfin, la corrélation de développement, si peu connus que soient ses effets, a dû certainement jouer un rôle actif; on sait, par exemple, qu'un puissant développement musculaire est accompagné d'une forte projection des arcades sourcilières. Il est certain qu'il existe un rapport intime entre la couleur de la peau et celle des cheveux, de même qu'entre la structure des cheveux et leur couleur chez les Mandans de l'Amérique du Nord [68]. Il existe également un rapport entre la couleur de la peau et l'odeur qu'elle émet. Chez les moutons, le nombre des poils compris dans un espace déterminé et celui des pores excrétoires ont quelques rapports réciproques [69]. Si nous pouvons en juger par analogie avec nos animaux domestiques, il y a probablement beaucoup de modifications de structure qui, chez l'homme, se rattachent aussi à la corrélation de croissance.

Il résulte des faits que nous venons d'exposer que les différences caractéristiques externes qui distinguent les races humaines ne peuvent s'expliquer d'une manière satisfaisante, ni par l'action

67. Professeur Schaaffhausen, traduit dans *Anthropological Review*, oct. 1868, p. 429.

68. M. Catlin (*North American Indians*, 3e édit., vol. I, p. 49) constate que, dans toute la tribu des Mandans, il y a environ un individu sur dix ou douze de tout âge et des deux sexes qui a des cheveux gris argenté héréditaires. Ces cheveux sont gros et aussi durs que les poils de la crinière d'un cheval, tandis que ceux qui sont autrement colorés sont fins et doux.

69. Sur l'odeur de la peau, voir Godron, *De l'Espèce*, vol. II, p. 217. Sur les pores de la peau, docteur Wilckens, *Die Aufgaben der landwirth. Zootechnick*, 1869, p. 7.

directe des conditions d'existence, ni par les effets de l'usage continu des parties, ni par le principe de la corrélation. Nous sommes donc amenés à nous demander si l'action de la sélection naturelle n'a pas suffi pour assurer la conservation des légères différences individuelles auxquelles l'homme est si éminemment sujet, et pour contribuer à leur augmentation, pendant une longue série de générations. On nous objectera, sans doute, que les variations avantageuses peuvent seules se conserver ainsi ; or, autant que nous en pouvons juger (bien que nous puissions facilement nous tromper à cet égard), aucune des différences externes qui distinguent les races humaines ne rendent à l'homme aucun service direct ou spécial. Nous devons, cela va sans dire, excepter de cette remarque les facultés intellectuelles, morales et sociales. La grande variabilité de tous les différents caractères que nous avons passés en revue indique également que ces caractères n'ont pas une grande importance, car, autrement, ils seraient depuis longtemps conservés et fixés, ou éliminés. Sous ce rapport, l'homme ressemble à ces formes que les naturalistes ont désignées sous le nom de protéennes ou polymorphique, formes qui sont restées extrêmement variables, ce qui paraît tenir à ce que leurs variations ont une nature insignifiante et ont, par conséquent, échappé à l'action de la sélection naturelle.

Jusqu'ici, nous n'avons pas réussi à expliquer les différences qui existent entre les races humaines, mais il reste un agent important, la sélection sexuelle, qui paraît avoir agi puissamment sur l'homme ainsi que sur beaucoup d'autres animaux. Je ne prétends pas affirmer que l'action de la sélection sexuelle suffise pour expliquer toutes les différences qu'on remarque entre les races. Il reste un reliquat non expliqué : dans notre ignorance, nous devons nous borner à dire, au sujet de ce reliquat, que, puisqu'il naît constamment des individus ayant, par exemple, la tête un peu plus ronde ou un peu plus étroite, et le nez un peu plus long ou un peu plus court, ces légères différences pourraient devenir fixes et uniformes, si les agents inconnus qui les ont produites venaient à exercer une action plus constante, avec l'aide d'un entre-croisement longtemps continué. Ce sont des modifications de ce genre qui constituent la classe provisoire dont j'ai parlé dans le second chapitre, et auxquelles, faute d'un terme meilleur, on a donné le nom de variations spontanées. Je ne prétends pas non plus qu'on puisse indiquer avec une précision scientifique les effets de la sélection sexuelle, mais on peut démontrer qu'il serait inexplicable que l'homme n'ait pas été modifié par cette influence, qui a exercé une action si puissante sur d'innombrables animaux. On peut démontrer, en outre, que les différences entre les races humaines, portant sur la couleur, sur les cheveux, sur la forme des traits, etc., sont de nature telles qu'elles donnent probablement prise à la sélection sexuelle. Mais, pour traiter ce sujet d'une manière convenable, j'ai compris qu'il était nécessaire de passer tout le règne animal en revue; aussi je lui consacre la seconde partie de cet ouvrage. Je reviendrai alors à l'homme, et, après avoir essayé de prouver jusqu'à quel point l'action de la sélection sexuelle a contribué à le modifier, je terminerai mon ouvrage par un bref résumé des chapitres de cette première partie.

Note sur les ressemblances et les différences de la structure et du développement du cerveau chez l'homme et chez les singes, par le professeur Huxley F. R. S.

La controverse relative à la nature et à l'étendue des différences de structure du cerveau chez l'homme et chez les singes, controverse qui a commencé il y a environ quinze ans, n'est pas encore terminée, bien que le point sur lequel portait la querelle soit aujourd'hui tout autre qu'il était d'abord. Dans le principe, on a affirmé et réaffirmé avec une insistance singulière que le cerveau de tous les singes, même des plus élevés, diffère de celui de l'homme en ce qu'il ne possède pas certaines conformations importantes, telles que les lobes postérieurs des hémisphères cérébraux, y compris la corne postérieure du ventricule latéral et l'*hippocampus minor* que l'on trouve toujours dans ces lobes chez l'homme.

Or, la vérité est que ces trois structures sont aussi bien développées dans le cerveau du singe que dans celui de l'homme, si même elles ne le sont pas mieux; en outre, il est prouvé aujourd'hui, autant qu'une proposition d'anatomie comparée peut l'être, que le développement complet de ces parties est un caractère absolu de tous les Primates, exception faite des Lémuriens. En effet, tous les anatomistes qui, pendant ces dernières années, se sont occupés particulièrement de la disposition des scissures et des circonvolutions si nombreuses et si complexes qui découpent la surface des hémisphères cérébraux chez l'homme et chez les singes les plus élevés, admettent aujourd'hui que ces conformations sont disposées d'après un même plan chez l'homme et chez les singes. Chaque scissure ou chaque circonvolution principale existant dans le cerveau d'un Chimpanzé existe aussi dans le cerveau de l'homme, de sorte que la terminologie qui s'applique à l'un s'applique aussi à l'autre. Sur ce point, il n'y a plus aucune différence d'opinion. Il y a quelques années, le professeur Bischoff a publié un mémoire [70] sur les circonvolutions cérébrales de l'homme et des singes; or, comme le but que se proposait mon savant collègue n'était certainement pas d'atténuer l'importance des différences qui existent sous ce rapport entre l'homme et les singes, je suis heureux de lui emprunter un passage :

« On doit admettre, car c'est un fait bien connu de tous les anatomistes, « que les singes, et surtout l'Orang, le Chimpanzé et le Gorille, se rapprochent « beaucoup de l'homme au point de vue de leur organisation, beaucoup plus

70. *Die Grosshirn-Windungen des Menschen; Abhandlungen der K. Bayerischen Akademie*, vol. X, 1868.

« même qu'ils ne se rapprochent d'aucun autre animal. Si l'on se place, pour « étudier cette question, au point de vue de l'organisation seule, il est probable « qu'on n'aurait jamais songé à discuter l'opinion de Linné qui plaçait « l'homme simplement comme une espèce particulière à la tête des Mammifères « et de ces singes. Les organes de l'homme et des singes dont nous venons de « parler ont une telle affinité qu'il faut les recherches anatomiques les plus « exactes pour démontrer les différences qui existent réellement entre eux. Il en « est de même du cerveau. Le cerveau de l'homme, celui de l'Orang, du Chim- « panzé et du Gorille, en dépit des différences importantes qu'ils présentent, « se rapprochent beaucoup les uns des autres. » (*Loc. cit.*, p. 101.)

Il n'y a donc plus à discuter la ressemblance qui existe entre les caractères principaux du cerveau de l'homme et de celui du singe; il n'y a plus à discuter non plus la similitude étonnante que l'on observe même dans les détails des dispositions des fissures et des circonvolutions des hémisphères cérébraux chez le Chimpanzé, l'Orang et l'Homme. On ne saurait admettre non plus qu'on puisse discuter sérieusement la nature et l'étendue des différences qui existent entre le cerveau des singes les plus élevés et celui de l'homme. On admet que les hémisphères cérébraux de l'homme sont absolument et relativement plus grands que ceux de l'Orang et du Chimpanzé; que ses lobes frontaux sont moins excavés par l'enfoncement supérieur du toit des orbites; que les fissures et les circonvolutions du cerveau de l'homme sont, en règle générale, disposées avec moins de symétrie et présentent un plus grand nombre de plis secondaires. On admet, en outre, que, en règle générale, la fissure temporo-occipitale ou fissure perpendiculaire extérieure, qui constitue ordinairement un caractère si marqué du cerveau du singe, tend à disparaître chez l'homme. Mais il est évident qu'aucune de ces différences ne constitue une ligne de démarcation bien nette entre le cerveau de l'homme et celui du singe. Le professeur Turner [71] fait les remarques suivantes relativement à la fissure perpendiculaire extérieure de Gratiolet dans le cerveau humain:

« Cette fissure, chez quelques cerveaux, constitue simplement un affaissement « du bord de l'hémisphère; mais, chez d'autres, elle s'étend à une certaine « distance plus ou moins transversalement. Chez un cerveau de femme que j'ai « eu occasion d'observer, elle s'étendait sur l'hémisphère droit à plus de 5 cen- « timètres; chez un autre cerveau, elle s'étendait aussi à la surface de l'hémi- « sphère droit de 10 millimètres, puis se prolongeait en descendant jusqu'au « bord inférieur de la surface extérieure de l'hémisphère. La définition impar- « faite de cette fissure, dans la majorité des cerveaux humains, comparative- « ment à sa netteté remarquable dans le cerveau de la plupart des Quadrumanes, « provient de la présence chez l'homme de certaines circonvolutions superfi- « cielles bien tranchées qui passent par-dessus cette fissure et relient le lobe « pariétal au lobe occipital. La fissure pariéto-occipitale extérieure est d'autant « plus courte que la première de ces circonvolutions se rapproche davantage « de la fissure longitudinale. » (*Loc. cit.*, p. 12.)

L'oblitération de la fissure perpendiculaire extérieure de Gratiolet n'est donc pas un caractère constant du cerveau humain. D'autre part, le développement complet de cette fissure n'est pas davantage un caractère constant du cerveau des singes anthropoïdes, car le professeur Rolleston, M. Marshall, M. Broca et le professeur Turner ont observé, à bien des reprises, chez le Chimpanzé, des oblitérations plus ou moins étendues de cette fissure par des circonvolutions. Le professeur Turner dit à la conclusion d'un mémoire qu'il consacre à ce sujet [72] :

« Les trois cerveaux de Chimpanzé, que nous venons de décrire, prouvent que « la règle générale que Gratiolet a essayé de tirer de l'absence complète de « la première circonvolution et de l'effacement de la seconde, ce qui, d'après

71. *Convolutions of the human cerebrum topographically considered*, 1866, p. 12.

72. Notes portant surtout sur la circonvolution du cerveau du Chimpanzé, *Proceedings of the Royal Society of Edinburgh*, 1865-66.

« lui, constitue un caractère spécial du cerveau de cet animal, ne s'applique « certes pas toujours. Un seul de ces cerveaux, sous ce rapport, suit la loi émise « par Gratiolet. Quant à la présence de la circonvolution supérieure qui relie « les deux lobes, je suis disposé à penser qu'elle a existé dans un hémisphère « au moins dans la majorité des cerveaux de cet animal, qui, jusqu'à présent « ont été décrits ou figurés. La position superficielle de la seconde circonvolu- « tion est évidemment moins fréquente, et, jusqu'à présent, on ne l'a observée, « je crois, que dans le cerveau A décrit dans ce mémoire. Ces trois cerveaux « démontrent en même temps la disposition asymétrique des circonvolutions « des deux hémisphères à laquelle d'autres observateurs ont déjà fait allusion « dans leurs descriptions. » (pp. 8, 9.)

En admettant même que la présence de la fissure temporo-occipitale ou fissure perpendiculaire extérieure constitue un caractère distinctif entre les singes anthropoïdes et l'homme, la structure du cerveau chez les singes platyrrhinins rendrait très douteuse la valeur de ce caractère. En effet, tandis que la fissure temporo-occipitale est une des fissures les plus constantes chez les singes catarrhinins ou singes de l'ancien monde, elle n'est jamais très développée chez les singes du nouveau monde; elle fait complètement défaut chez les petits platyrrhinins; elle est rudimentaire chez le *Pithecia* [73], et elle est plus ou moins oblitérée par des circonvolutions chez l'*Ateles*.

Un caractère aussi variable dans les limites d'un même groupe ne peut avoir une grande valeur taxinomique.

On sait, en outre, que le degré d'asymétrie des circonvolutions des deux côtés du cerveau humain est sujet à beaucoup de variations individuelles, que chez les cerveaux bosjesmans, qui ont été examinés, les fissures et les circonvolutions des deux hémisphères sont beaucoup moins compliquées et beaucoup plus symétriques que dans le cerveau humain, tandis que, chez quelques Chimpanzés, la complexité et la symétrie des circonvolutions et des fissures devient remarquable. Tel est particulièrement le cas pour le cerveau d'un jeune Chimpanzé mâle figuré par M. Broca. (*L'Ordre des Primates*, p. 165, fig. 11.)

Quant à la question du volume absolu, il est établi que la différence qui existe entre le cerveau humain le plus grand et le cerveau le plus petit, à condition qu'ils soient sains tous deux, est plus considérable que la différence qui existe entre le cerveau humain le plus petit et le plus grand cerveau de Chimpanzé ou d'Orang.

Il est, en outre, un point par lequel le cerveau de l'Orang ou celui du Chimpanzé ressemble à celui de l'homme, mais par lequel il diffère des singes inférieurs, c'est-à-dire par la présence de deux *corpora candicantia*, le *Cynomorpha* n'en ayant qu'un.

En présence de ces faits, je n'hésite pas, en 1874, à répéter la proposition que j'ai énoncée en 1863, et à insister sur cette proposition [74] :

« Par conséquent, en tant qu'il s'agit de la structure cérébrale, il est évident « que l'homme diffère moins du Chimpanzé ou de l'Orang que ces derniers ne « diffèrent des autres singes; il est évident aussi que la différence qui existe « entre le cerveau du Chimpanzé et celui de l'homme est presque insignifiante, « comparativement à la différence qui existe entre le cerveau du Chimpanzé et « celui d'un Lémurien. »

Dans le mémoire que j'ai déjà cité, le professeur Bischoff ne cherche pas à nier la seconde partie de cette proposition, mais il fait d'abord la remarque, bien inutile d'ailleurs, qu'il n'y a rien d'étonnant à ce que le cerveau d'un Orang diffère beaucoup de celui d'un Lémurien; en second lieu, il ajoute : « Si nous « comparons successivement le cerveau d'un homme avec celui d'un Orang; « puis le cerveau d'un Orang avec celui d'un Chimpanzé; puis le cerveau de ce « dernier avec celui d'un Gorille et ainsi de suite avec celui d'un *Hylobates*, d'un

73. Flower, *On the Anatomy of Pithecia monacus; Proceedings of the Zoological Society* 1862.

74. *Man's place in Nature*, p. 102.

« *Semnopithecus*, d'un *Cynocephalus*, d'un *Cercopithecus*, d'un *Macacus*, d'un *Ce-* « *bus*, d'un *Callithrix*, d'un *Lemur*, d'un *Stenops*, d'un *Hapale*, nous n'observons « pas une différence plus grande, ou même aussi grande, dans le degré de dé- « veloppement des circonvolutions que celle qui existe entre le cerveau d'un « homme et celui d'un Orang ou d'un Chimpanzé.»

Je me permettrai de répondre que cette assertion, qu'elle soit fausse ou non, n'a rien à faire avec la proposition énoncée dans mon ouvrage sur la place de l'Homme dans la nature, proposition qui a trait, non pas au développement des circonvolutions seules, mais à la structure du cerveau tout entier. Si le professeur Bischoff avait pris la peine de lire avec soin la page 96 de l'ouvrage qu'il critique, il y aurait remarqué le passage suivant: « Il importe de constater « un fait remarquable: c'est que, bien qu'il existe, autant toutefois que nos con- « naissances actuelles nous permettent d'en juger, une véritable rupture struc- « turale dans la série des formes des cerveaux simiens, cet hiatus ne se trouve « pas entre l'homme et les singes anthropoïdes, mais entre les singes inférieurs « et les singes les plus infimes, ou, en d'autres termes, entre les singes de « l'ancien et du nouveau monde et les Lémuriens. Chez tous les Lémuriens qu'on « a examinés jusqu'à présent, le cervelet est partiellement visible d'en haut, et « le lobe postérieur, ainsi que la corne postérieure et l'*hippocampus minor* qu'il « contient, sont plus ou moins rudimentaires. Au contraire, tous les marmousets, « tous les singes américains, tous les singes de l'ancien monde, les babouins « ou les singes anthropoïdes ont le cervelet entièrement caché par les lobes « cérébraux postérieurs et possèdent une grande corne postérieure, ainsi qu'un « *hippocampus minor* bien développé. »

Cette assertion était l'expression absolument exacte de l'état de la science au moment où elle a été faite; il ne me semble pas, d'ailleurs, qu'il y ait lieu de la modifier à cause de la découverte subséquente du développement relativement faible des lobes postérieurs chez le singe siameng et chez le singe hurleur. Malgré la brièveté exceptionnelle des lobes postérieurs chez ces deux espèces, personne ne saurait soutenir que leur cerveau se rapproche le moins du monde de celui des Lémuriens. Or, si, au lieu de placer l'*Hapale* en dehors de sa situation naturelle, comme le professeur Bischoff le fait sans aucune raison, nous rétablissons comme suit la série des animaux qu'il a cités: *Homo*, *Pithecus*, *Troglodytes*, *Hylobates*, *Semnopithecus*, *Cynocephalus*, *Cercopithecus*, *Macacus*, *Cebus*, *Callithrix*, *Hapale*, *Lemur*, *Stenops*, je me crois en droit d'affirmer que la grande rupture dans cette série se trouve entre l'*Hapale* et le *Lemur* et que cette rupture est beaucoup plus grande que celle qui existe entre deux autres termes, quels qu'ils soient, de cette série. Le professeur Bischoff ignore sans doute que, longtemps avant lui, Gratiolet avait suggéré la séparation des Lémuriens des autres Primates, tout justement à cause de la différence qui existe dans leurs caractères cérébraux, et que le professeur Flower avait fait les observations suivantes en décrivant le cerveau du Loris de Java [75]:

« Il est surtout remarquable que, dans le développement des lobes postérieurs du cerveau, on ne remarque chez les singes qui se rapprochent de la famille des Lémuriens sous d'autres rapports, c'est-à-dire chez les membres inférieurs, ou groupe platyrrhinin, aucune ressemblance avec le cerveau court et arrondi des Lémuriens. »

Les progrès considérables qu'ont fait faire à la science, pendant les dernières dix années, les recherches de tant de savants, justifient donc les faits que j'ai constatés en 1863 relativement à la structure du cerveau adulte. On objecte toutefois que, en admettant la similitude du cerveau adulte de l'homme et des singes, ces organes n'en sont pas moins, en réalité, très différents parce que l'on observe des différences fondamentales dans le mode de leur développement. Personne plus que moi ne serait disposé à admettre la force de cet argument, si ces différences fondamentales de développement existaient réellement, ce que je nie complètement; je soutiens, au contraire, que l'on peut observer

75. *Transactions of the Zoological Society*, vol. V, p. 1862.

une concordance fondamentale dans le développement du cerveau chez l'homme et chez les singes.

Gratiolet a prétendu qu'il existe une différence fondamentale dans le développement du cerveau de l'Homme et de celui des singes et que cette différence consiste en ceci : que, chez les singes, les plis qui paraissent d'abord sont situés sur la région postérieure des hémisphères cérébraux, tandis que, dans le fœtus humain, les plis paraissent d'abord sur les lobes frontaux [76].

Cette assertion générale est basée sur deux observations, l'une d'un Gibbon tout prêt à naître, chez lequel les circonvolutions postérieures étaient « bien développées », tandis que celles des lobes frontaux étaient à « peine indiquées » (*loc. cit.*, p. 39), et l'autre d'un fœtus humain à la vingt-deuxième ou la vingt-troisième semaine de gestation chez lequel Gratiolet remarque que l'insula était découvert, mais où, néanmoins, « des incisures sèment le lobe antérieur. une scissure peu profonde indique la séparation du lobe occipital, très réduit d'ailleurs, dès cette époque. Le reste de la surface cérébrale est encore absolument lisse[77] ».

On trouve dans la planche 11, fig. 1, 2, 3 de l'ouvrage que nous venons d'indiquer trois vues de ce cerveau, représentant la partie supérieure, la partie latérale et la partie inférieure des hémisphères, mais non pas le côté intérieur. Il est à remarquer que la figure ne correspond pas à la description de Gratiolet en ce que la fissure (antéro-temporale) sur la moitié postérieure de la face de l'hémisphère est plus nettement indiquée qu'aucune de celles qui se trouvent sur la moitié antérieure. En conséquence, si la figure a été correctement dessinée, elle ne justifie en aucune façon la conclusion de Gratiolet: « Il y a donc entre ces cerveaux (celui d'un Callithrix et celui d'un Gibbon) et celui du fœtus humain une différence fondamentale. Chez celui-ci, longtemps avant que les plis temporaux apparaissent, les plis frontaux *essayent* d'exister. »

D'ailleurs, depuis l'époque de Gratiolet, le développement des circonvolutions et des plis du cerveau a fait le sujet de nouvelles recherches auxquelles se sont livrés Schmidt, Bischoff, Pansch [78], et plus particulièrement Ecker [79], dont l'ouvrage est non-seulement le plus récent, mais le plus complet à cet égard.

On peut résumer, comme suit, les travaux de ces savants:

1° Chez le fœtus humain la fissure sylvienne se forme dans le cours du troisième mois de la gestation utérine. Pendant ce mois et pendant le quatrième mois, les hémisphères cérébraux sont lisses et arrondis (à l'exception de la dépression sylvienne), et ils se projettent en arrière bien au-delà du cervelet.

76. « Chez tous les singes, les plis postérieurs se développent les premiers; les plis antérieurs se développent plus tard; aussi la vertèbre occipitale et la pariétale sont-elles relativement très grandes chez le fœtus. L'homme présente une exception remarquable, quant à l'époque de l'apparition des plis frontaux qui sont les premiers indiqués; mais le développement général du lobe frontal, envisagé seulement par rapport à son volume, suit les mêmes lois que dans les singes. » Gratiolet, *Mémoires sur les plis cérébraux de l'Homme et des Primates*, p. 39, tab. IV, fig. 3.

77. Voici les termes mêmes dont s'est servi Gratiolet : « Dans le fœtus dont il s'agit, les plis cérébraux postérieurs sont bien développés, tandis que les plis du lobe frontal sont à peine indiqués. » Toutefois la figure (pl. 4, fig. 3) indique la fissure de Rolando et un des plis frontaux. Néanmoins, M. Alix, *Notice sur les travaux anthropologiques de Gratiolet* (*Mémoires de la Société d'Anthropologie de Paris*, 1868, p. 32), s'exprime ainsi : « Gratiolet a eu entre les mains le cerveau d'un fœtus de Gibbon, singe éminemment supérieur et tellement rapproché de l'Orang, que des naturalistes très compétents l'ont rangé parmi les anthropoïdes. M. Huxley, par exemple, n'hésite pas sur ce point. Eh bien ! c'est sur le cerveau d'un fœtus de Gibbon que Gratiolet a vu *les circonvolutions du lobe temporo-sphénoïdal déjà développées, lorsqu'il n'existe pas encore de plis sur le lobe frontal.* Il était donc bien autorisé à dire que, chez l'homme, les circonvolutions apparaissent d'α et ω, tandis que, chez les singes, elles se développent d'ω et α. »

78. *Ueber die typische Anordnung der Furchen und Windungen auf den Grosshirn-Hemisphären des Menschen und der Affen* (*Archiv. für Anthropologie*, vol. III, 1868).

79. *Zur Entwickelungs Geschichte der Furchen und Windungen des Grosshirn-Hemispharen im Fœtus des Menschen* (*Archiv. für Anthropologie*, vol. III 1868).

2° Les plis proprement dits commencent à apparaître dans l'intervalle qui s'écoule entre la fin du quatrième mois et le commencement du sixième mois de la vie fœtale; mais Ecker a soin de faire remarquer que, non seulement l'époque, mais aussi l'ordre de leur apparition sont sujets à des variations individuelles considérables. En aucun cas, cependant, les plis frontaux ou temporaux ne paraissent les premiers.

Le premier à paraître se trouve même sur la surface intérieure de l'hémisphère (d'où il résulte sans doute qu'il a échappé à Gratiolet qui ne semble pas avoir examiné cette face dans le fœtus qu'il possédait) et est, soit le pli perpendiculaire antérieur (occipito-pariétal), soit le pli calcarin, qui sont situés très près l'un de l'autre et qui même se confondent l'un avec l'autre. En règle générale, le pli occipito-pariétal paraît le premier.

3° Pendant la dernière partie de cette période, on voit paraître un autre pli, le pli postéro-pariétal ou fissure de Rolando, qui est suivi pendant le cours du sixième mois par les autres plis principaux des lobes frontaux, pariétaux, temporaux, occipitaux. Toutefois, il n'est pas démontré qu'un de ces plis paraisse certainement avant l'autre; il est à remarquer, en outre, que, dans le cerveau âgé de six mois décrit et figuré par Ecker (*loc. cit.*, pp. 212-213, pl. 11. fig. 1, 2, 3, 4), le pli antéro-temporal (scissure parallèle), si caractéristique du cerveau du singe, est aussi bien, sinon mieux, développé que la fissure de Rolando et est plus nettement indiqué que les plis frontaux.

Il me semble, si l'on envisage l'ensemble de ces faits, que l'ordre de l'apparition des plis et des circonvolutions dans le cerveau fœtal humain concorde parfaitement avec la doctrine générale de l'évolution et avec l'hypothèse que l'Homme procède de quelque forme ressemblant au singe, bien qu'on ne puisse douter que cette forme, sous bien des rapports, était différente de tous les Primates actuellement vivants.

Von Baer nous a enseigné, il y a cinquante ans, que, dans le cours de leur développement, les animaux alliés revêtent d'abord les caractères des groupes étendus auxquels ils appartiennent, puis revêtent par degrés les caractères qui les renferment dans les limites d'une famille, d'un genre et d'une espèce; il a prouvé en même temps qu'aucune phase du développement d'un animal élevé n'est précisément semblable à la condition adulte d'un animal inférieur.

Il est parfaitement correct de dire qu'une grenouille passe par la condition de poisson; car, à une période de son existence, le têtard a tous les caractères d'un poisson et, s'il ne se développait pas subséquemment, devrait être classé parmi les poissons; mais il est également vrai que le têtard diffère beaucoup de tous les poissons connus.

De même on peut dire que le cerveau d'un fœtus humain, pendant le cinquième mois de son existence, ressemble non seulement au cerveau d'un singe, mais à celui d'un marmouset ou singe arctopithécin; car ses hémisphères, avec leurs deux grandes cornes postérieures et sans aucun pli si ce n'est le pli sylvien et le pli calcarin, présentent tous les caractères trouvés seulement dans le groupe des Primates arctopithécins. Mais il est également vrai, comme le fait remarquer Gratiolet, que, par sa fissure sylvienne largement ouverte, ce cerveau diffère de celui de tous les marmousets actuels. Sans doute, il ressemblerait beaucoup plus au cerveau d'un fœtus avancé de marmouset; mais nous ignorons complètement quel est le mode de développement du cerveau chez les marmousets.

Dans le groupe Platyrrhinin proprement dit, la seule observation que je connaisse a été faite par Pansch qui a trouvé dans le cerveau du fœtus d'un *Cébus apella*, outre la fissure sylvienne et la profonde scissure calcarine, seulement une fissure antéro-temporale (scissure parallèle de Gratiolet) très peu profonde.

Or, ce fait, rapproché de la circonstance que la fissure antéro-temporale est présente chez certains Platyrrhinins, tels que les *saimiri*, qui possèdent de simples traces de fissure sur la moitié antérieure de l'extérieur des hémisphères cérébraux, ou qui n'en possèdent pas du tout, vient évidemment à l'appui de l'hypothèse de Gratiolet en vertu de laquelle les plis postérieurs apparaissent avant les plis antérieurs dans le cerveau des Platyrrhinins.

Mais il ne s'ensuit en aucune façon que la règle qui s'applique aux Platyrrhinins s'applique aussi aux Catarrhinins. Nous n'avons aucun renseignement relativement au développement du cerveau chez les Cynomorphes; quant aux Anthropomorphes, nous ne possédons qu'une seule observation, celle faite sur le cerveau du Gibbon, quelque temps avant la naissance, dont nous avons déjà parlé. Nous ne possédons donc actuellement aucun témoignage qui permette de déclarer que les plis du cerveau d'un Chimpanzé ou d'un Orang ne paraissent pas dans le même ordre que les plis du cerveau de l'Homme.

Gratiolet commence sa préface par l'aphorisme : « Il est dangereux dans les sciences de conclure trop vite. » Je crains qu'il n'ait oublié cette excellente maxime au moment où, dans le corps de son ouvrage, il aborde la discussion des différences qui existent entre l'Homme et les singes. Sans aucun doute, l'éminent auteur d'un des travaux les plus remarquables relativement au cerveau des Mammifères aurait été le premier à admettre l'insuffisance de ses données, s'il avait vécu assez longtemps pour profiter des recherches nombreuses faites de toutes parts. Il faut donc infiniment regretter que ces conclusions aient été employées par certaines personnes, inaptes à apprécier les bases sur lesquelles elles reposent, comme des arguments en faveur de l'obscurantisme[80].

En tous cas, que l'hypothèse de Gratiolet sur l'ordre relatif de l'apparition des plis temporaux et frontaux soit fondée ou non, il est important de remarquer qu'un fait reste patent : avant l'apparition des plis temporaux ou frontaux, le cerveau du fœtus humain présente des caractères qu'on trouve seulement dans le groupe inférieur des Primates (à l'exception des Lémurs) ; or, c'est exactement ce qui devait arriver si l'Homme procède des modifications graduelles de la même forme que celle d'où sont sortis les autres Primates.

80. M. l'abbé Lecomte, par exemple, dans un terrible pamphlet, *le Darwinisme et l'origine de l'Homme*, 1873.

TABLE DES MATIÈRES

PREMIÈRE PARTIE

LA DESCENDANCE OU L'ORIGINE DE L'HOMME

655389 - Mai 2016
Achevé d'imprimer par
1livre.com
du rêve à la réalité !

Made in the USA
Monee, IL
05 November 2026

67808180R00151